치주학

저자 최성호 · 윤정호 · 이중석 · 임현창 · 김란영 · 김일신 · 김지영
김희경 · 문원숙 · 박보람 · 박소영 · 복혜정 · 엄 숙 · 유은미
이동은 · 이명주 · 이수옥 · 이영수 · 정임희 · 최미숙 · 황혜림

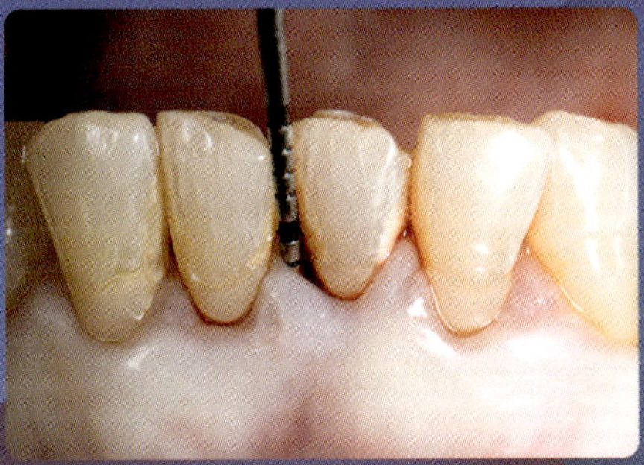

Periodontology for Dental Hygienist

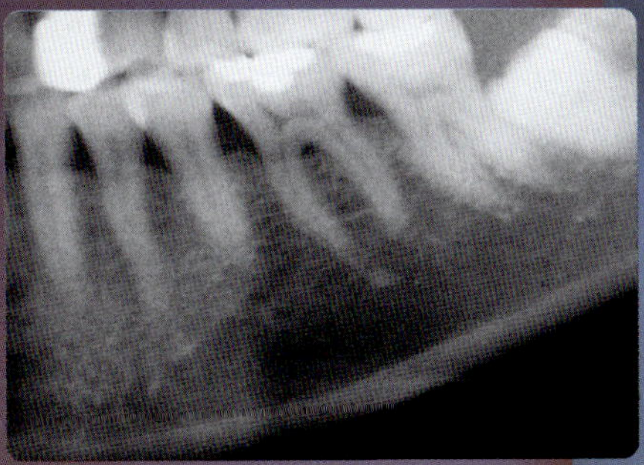

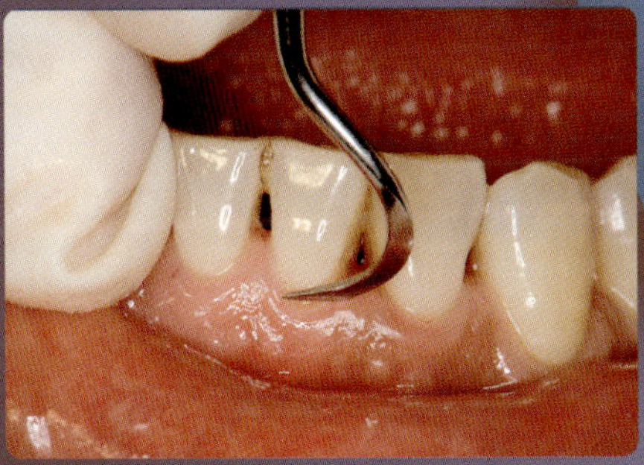

의학교육

머리말

고령화 사회가 진행됨에 따라 일반인들의 구강건강에 대한 관심과 치료 요구가 날로 증대되고 있으며 이에 동반해서 치과위생사의 업무 영역도 점차 확대되고 있다. 이러한 변화 속에서 교육에서 요구되는 내용도 변화되어 이에 부응할 수 있는 교육의 필요성이 절실히 요구되고 있다.

치주학은 치과학의 한 분야로서 치주조직에 발생하는 병변 및 그 치료와 예방법을 강구하는 학문이다. 치주질환의 발병에는 많은 위험인자가 관여하고 있으며 이들 위험인자에 대한 적절한 지도는 치주질환의 발병 및 악화를 억제하고 치주치료 효과를 증대시킬 수 있다.

치과위생사는 치주치료가 시행되는 전 기간 동안 환자지도 및 치주치료 과정에 필요한 업무들을 담당한다. 따라서 치주학은 치위생(학)과 학생들에게 매우 중요한 학문이라고 할 수 있다.

본서는 치위생(학)과 학생들이 치주학을 더욱 효율적으로 공부할 수 있도록 많은 사진과 그림을 실어 이해를 도왔다.

구성은 Ⅰ편과 Ⅱ편으로 나누어, Ⅰ편에서는 치주질환의 배경에 관한 기초 치주학을, Ⅱ편에서는 치주질환의 분류, 검사 및 다양한 치주치료 등 임상 치주학에 관한 내용을 다루었다.

본서가 지식습득 및 임상훈련 과정에서 치위생(학)과 학생들에게 큰 도움이 되기를 간절히 바라는 바이다.

좋은 치주학 교재 출간을 위해 소중한 시간들을 할애하여 힘써주신 모든 교수님들과 의학교육출판사 임직원 여러분께 다시 한번 감사를 드린다.

저자 일동

목차

Part 01 기초 치주학

Part 01
기초 치주학

PERIODONTOLOGY FOR DENTAL HYGIENIST

Chapter 01

치주조직의 구조와 기능

학습목표

1. 치주조직의 구성요소를 열거할 수 있다.
2. 구강점막을 분류할 수 있다.
3. 정상 치은의 특징을 설명할 수 있다.
4. 치은의 종류 및 기능을 설명할 수 있다.
5. 치은상피의 종류 및 기능을 설명할 수 있다.
6. 치주인대의 종류 및 기능을 설명할 수 있다.
7. 치조골의 종류 및 기능을 설명할 수 있다.
8. 백악질의 종류 및 기능을 설명할 수 있다.
9. 치주조직의 기능에 대해서 설명할 수 있다.
10. 연령증가에 따른 치주조직의 변화에 대해서 설명할 수 있다.

I 치주조직의 구조와 기능

치주조직(periodontium)은 치아의 주위에서 치아를 지지하고 있는 조직으로 치은, 치주인대, 치조골, 백악질을 구성된다(그림 1–1). 상아질로 구성된 치근은 얇은 백악질층으로 덮여 있고 치주인대와 연결되어 치조골 속에 고정되어 있다. 치은은 치조골 및 치경부 주위를 덮고 있으며, 치은치조점막경계(muco–gingival junction, MGJ)를 넘어 치조점막, 그리고 구강점막으로 이어진다(그림 1–2).

치주조직은 치아를 치조와 내로 고정시키고 교합력에 견딜 수 있는 역할을 하고 있다. 각각의 조직은 하나로 결합되어 외부의 힘이나 자극에 대한 방어기전과 수복 · 재생능력을 가지고 있다. 따라서 치주조직은 복수의 조직으로부터 1개의 단위로 구성된 기능체라고 할 수 있다.

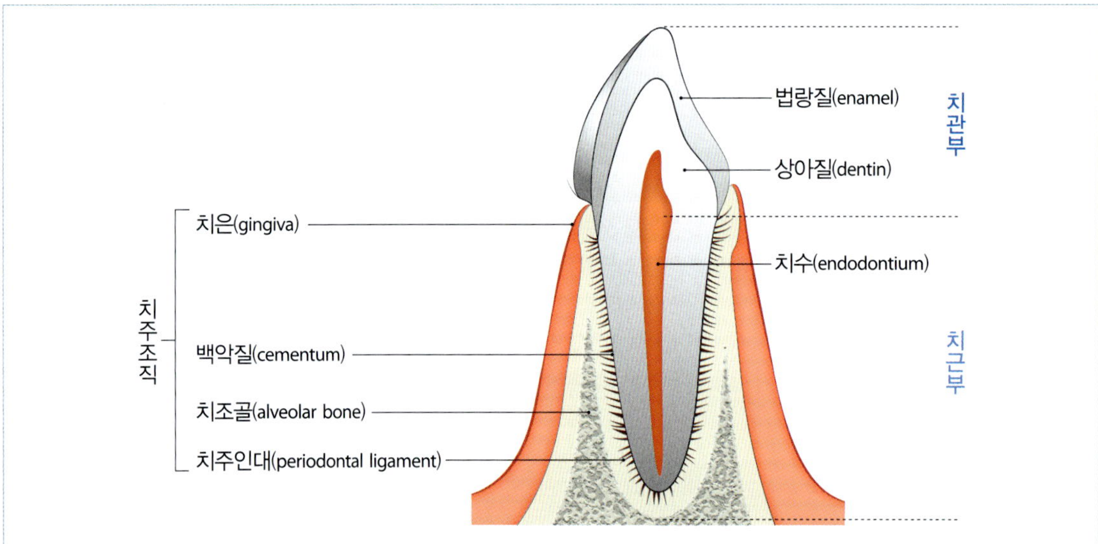

그림 1–1 치아와 치주조직

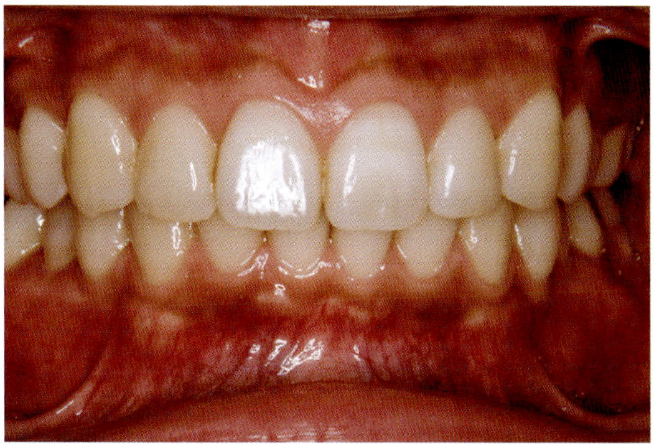

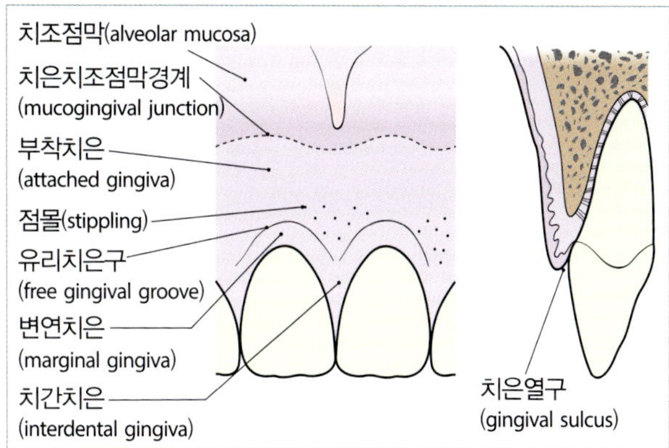

그림 1-2 치은과 치조점막

1 치은(Gingiva)

1) 치은의 구조

치은은 구강점막의 일부로서 해부학적으로 변연치은, 부착치은, 치간유두로 구분된다(그림 1-3). 치은은 조직학적으로 상피조직(구강상피, 접합상피, 열구상피)과 그 아래층의 결합조직으로 구성되어 있다. 정상적인 치은은 일반적으로 옅은 분홍색을 띠고 있지만 상피의 두께, 각화의 정도, 그리고 혈관의 양에 따라 그 색조가 달라진다. 치은상피는 중층편평상피로 이루어지며, 치은결합조직은 저작이나 마찰 등 외부의 힘에 저항하기 때문에 콜라겐 섬유를 풍부하게 함유하여 탄력성과 긴장도를 유지하고 있다. 특히, 치은결합조직 중에 존재하는 치은섬유는 치경부 근처의 백악질 또는 치조골부터 치은고유층에 들어가 치은을 치아나 치조골에 고정하고 있다(그림 1-4, 표 1-1).

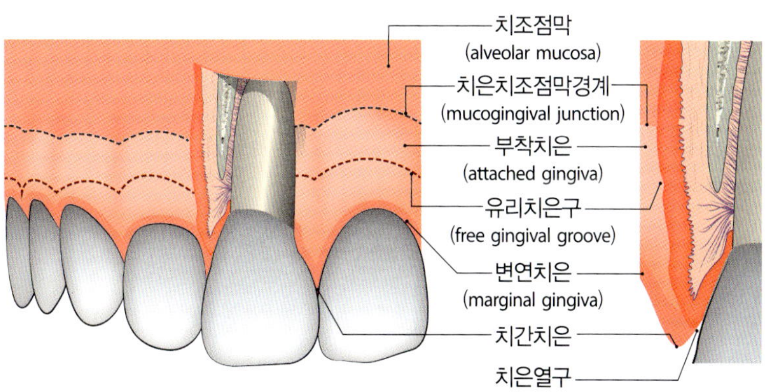

그림 1-3 치은의 형태학적 구조

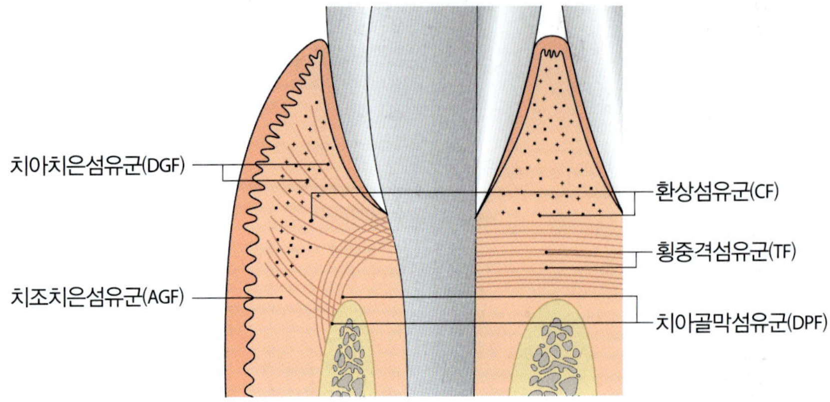

그림 1-4 치은섬유군

표 1-1 치은섬유의 종류와 기능

치은섬유	기능
치아치은섬유 (dento-gingival fiber, DGF)	치은열구의 기저부 백악질에서 유리치은 쪽을 향해 부채꼴 모양으로 주행하는 섬유군이며 치은을 부착시킨다.
치조치은섬유 (alveolar-gingival fiber, AGF)	치조정에서 유리치은으로 방사형태를 이루며 치조골에 치은을 부착시킨다.
환상섬유 (circular fiber, CF)	치아를 둘러싸듯이 치경부 주위를 주행하고 있다.
치아골막섬유 (dento-periosteal fiber, DPF)	백악-법랑경계 근처의 백악질에서 시작되어 치조정을 지나 근단쪽으로 구부러져 협설측 골막까지 주행하는 섬유군으로 치아를 골에 단단히 고정시키며 치주인대를 보호한다.
횡중격섬유 (transseptal fiber, TF)	치조중격 상방을 가로지르며 백악질에 매립되는 섬유군으로 치아사이의 간격을 유지시킨다.

(1) 변연치은(Marginal gingiva)

변연치은은 의복의 칼라와 같이 치아 주위를 둘러싸고 있는 좁은 부분으로 치아와는 부착되어 있지 않기 때문에 유리치은 또는 비부착치은이라고도 한다. 변연치은과 치아 사이에는 치은열구(gingival sulcus, 치은구)라고 불리는 공간이 존재한다. 또 변연치은은 바깥쪽에서 보면 유리치은구에 의해 부착치은과 구별되는데 유리치은구는 염증이 있으면 소실되기 때문에 성인의 치은에서는 약 50%밖에 보이지 않는다(그림 1-2).

(2) 부착치은(Attached gingiva)

백악질이나 치조골에 강하게 결합되어 있는 치은부를 부착치은이라고 하며, 변연치은이나 치조점막에 비해 단단하고 탄력성이 있다. 각화 · 착각화 중층편평상피(4개의 층; 기저층, 유극층, 과립층, 각화층)의 구강상피조직으로 이루어져 있으며, 하부 결합조직과 파상으로 연결되어 상피돌기(rete peg, rete ridge)가 형성되어 있다. 부착치은의 폭은 1~9mm로 치아마다 다양하나 치근의 안정적 유지와 심미성을 고려하면 적절한 부착치은은 반드시 필요하다. 건강한 치은의 부착치은 중앙부에는 결합조직 중의 치은섬유가 상피를 끌어당겨 귤껍질 같은 작은 함몰부분이 형성되어 있는데 이것을 점몰(stippling)이라고 한다.

(3) 치간치은(Interproximal gingiva, Interdental gingiva)

치간치은(치간유두)은 치아 사이의 공간을 채우고 있는 치은을 말한다. 형태적으로는 입술(혀)쪽에서 보면 피라미드 모양을 나타내고 근원심측(인접면 방향)에서 보면 말안장 모양을 나타낸다. 치아 접촉점 바로 아래의 치은은 콜(Col)이라고 부르는데 비각화 중층편평상피로 이루어져 있다(그림 1-5, 1-6).

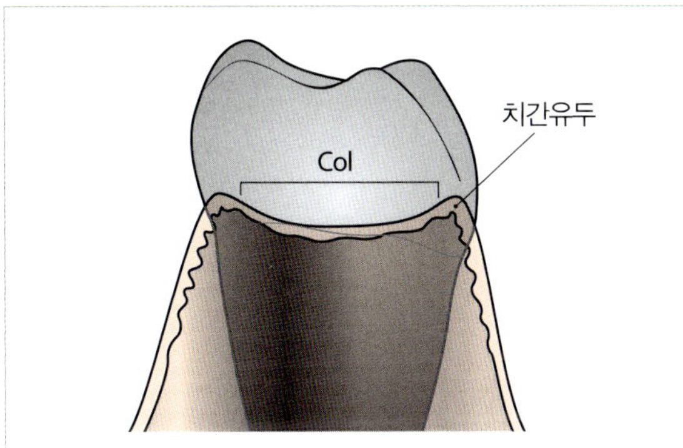

그림 1-5 콜(Col)

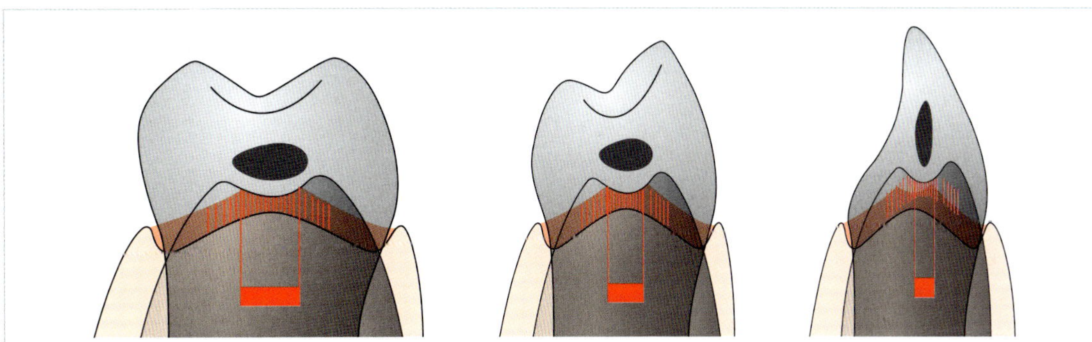

그림 1-6 정상적인 치은의 콜(Col) 형태

(4) 치조점막(Alveolar mucosa)

치조점막은 치은치조점막경계의 치근단부에서 각화되지 않은 상피로 덮여 있으며, 골막에 부착되어 있지 않은 유동성 조직으로 부착치은보다 혈관이 풍부하게 분포되어 있다.

Tip ▶ 정상 치은의 특징

- 색상(color) : 정상적인 치은의 색은 연분홍 또는 산호색으로 색의 변화는 혈액공급과 상피각화층과 결합 조직의 두께, 각화 정도 및 색소의 존재 등에 의해 다소 차이가 있다. 치은의 색이 붉은색으로 변하는 것은 혈액공급이 증가하고 각화가 충분하지 않으며, 교원섬유의 조직화가 완전하지 않기 때문이다. 멜라닌 색소의 침착은 정상으로 보며, 흑인의 구강 내에서는 색소침착이 뚜렷하게 나타나는 경우가 있다.
- 외형(contour) : 치은의 외형은 치아의 형태, 크기, 접촉면의 위치에 의해 영향을 받는다. 치은은 부종 또는 증식이 없어야 건강하며, 치간유두는 치간공극을 채우고 있어야 한다.
- 위치(position) : 완전히 맹출한 건강한 치아의 치은연 위치는 백악법랑경계부에서 치관부 쪽으로 약 0.5~2mm 되는 곳에 위치한다.
- 표면구조(surface texture) : 변연치은의 표면은 매끄러우며 부착치은과 치간유두부의 중심에 점몰 (stippling)이 나타난다. 치은에 염증이 생기면 점몰이 없어지며, 치료 후에 염증이 소실되면 다시 나타난다.
- 견고도(consistency) : 건강한 치은은 견고하고 탄력성이 있어야 하며, 변연치은을 제외하고는 기저골에 단단히 부착되어 있다.
- 열구깊이(sulcus depth) : 정상적인 열구의 깊이는 1~3mm이며 가벼운 탐침 시 출혈이 없어야 한다. 하지만 치주탐침을 이용하여 임상적으로 측정한 열구깊이는 조직학적 깊이와 차이가 있을 수 있다. 즉, 탐침 삽입 시의 압력, 탐침 판독의 정확성, 탐침 끝부분의 조직관통력에 따라 차이가 있을 수 있다.

2) 치은의 기능

(1) 치아의 지지기능

치경부 주변에서 치아에 직접 부착하여 지지하고 있으며, 그 부착양식에는 상피성 부착과 결합조직성 부착이 있다(그림 1-7).

① 상피성 부착

치아-치은 경계부에는 치은열구가 존재하는데 치아와의 부착 여부에 따라 열구상피와 접합상피(부착상피)로 나누어진다. 열구상피는 치아와는 떨어져 존재하지만 접합상피는 치면과 부착되어 있고, 상피의 기저판과 치면과는 헤미데스모좀(hemidesmosome, 반접착반)에 의해 결합되어 있다. 이 접합상피와 치면과의 부착양식을 상피성 부착이라고 한다.

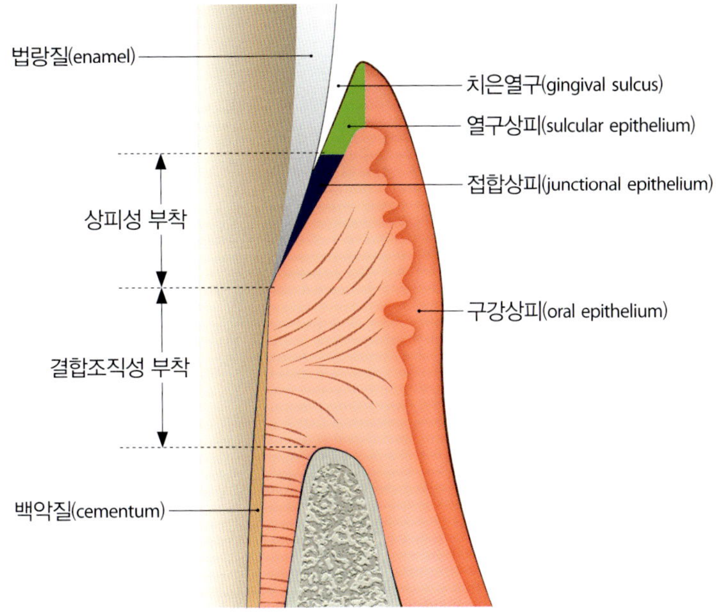

그림 1-7 **치은과 치아의 부착양식**

② 결합조직성 부착

상피성 부착의 근단부에서 보이는 치아-치은결합조직과의 부착양식으로, 백악질에서 치은결합조직으로 주행하는 치은섬유에 의해 치근과 강하게 결합되어 있다.

(2) 치주조직의 방어기능 - 치은상피조직 (그림 1-8)

구강 내는 전신의 다른 부위에서는 볼 수 없는 특수한 구조를 나타내고 있다. 정상적인 신체의 표면은 피부로 덮여 있으며 경조직(hard tissue)이 외부로 노출되는 일은 없는 데 반해, 구내 경조직인 치아는 일부가 연조직인 치은으로 덮여 있으나 외부로 노출되어 있다. 따라서 치은은 그 표면과 치아와의 경계부에 특수한 방어기전을 가지게 되었다(표 1-2).

① 구강상피(oral epithelium)

구강에서 직접 관찰되는 상피조직으로 변연치은과 부착치은의 표면을 덮고 있는 구강상피는, 고도로 각화된 중층편평상피로 이루어져 있으며 세포공간이 좁아 다양한 기계적 · 화학적 자극이 결합조직 내로 침입하는 것을 방어하고 있다. 또한 표층의 각화층이 비늘같이 떨어짐으로써 외부자극으로부터 받은 상처를 신속하게 치유시킨다. 또 상피 아래에 존재하는 결합조직도 콜라겐대사의 회전이 빨라 창상치유 능력이 우수하다.

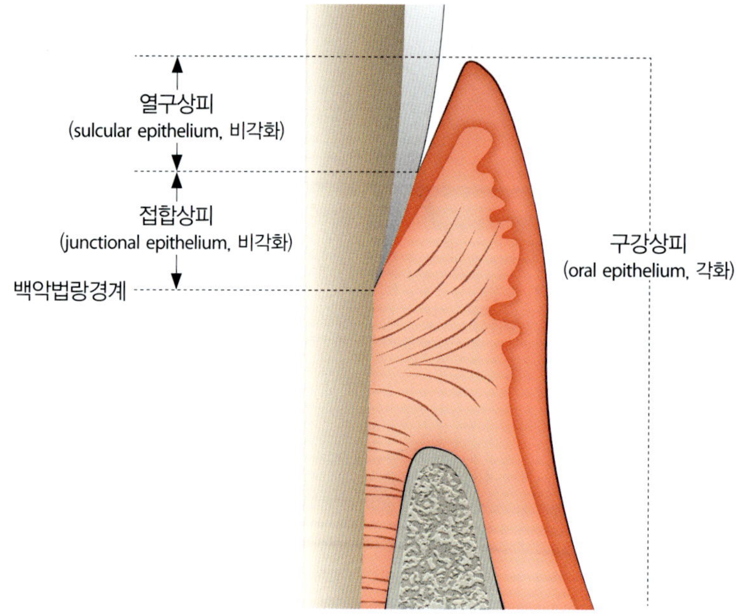

그림 1-8 **치은상피조직**

② 열구상피(sulcular epithelium)

치아표면에 부착되지 않은 채 치은열구에 접해 있는 열구상피는 구강상피와 마찬가지로 세포공간이 좁아 물질을 통과시키기 어렵기 때문에 병원성 물질을 차단한다. 한편, 각화는 거의 이루어지지 않기 때문에 기계적 자극에는 취약하지만 치은 내면에서 나오는 조직액을 치은열구로 침투시키는 반투막과 같은 중요한 작용을 하는데 이것을 생리학적 투과성 관문이라고 한다. 다양한 물질이 치은열구로 삼출되는데 이 삼출액을 치은열구액이라고 하며, 염증이 있거나 자극이 있게 되면 그 양이 증가하여 치주질환을 평가하는 기준이 되기도 하는데, 조직액과 혈액에서 오는 혈청이 주된 성분으로 다음과 같은 기능이 있다.

Tip ▶ **치은열구액의 기능**

- 치은열구에서 오는 물질을 씻어내는 자정작용을 한다.
- 삼출액에 함유된 혈장단백질에 의해 접합상피(junctional epithelium)와 치면과의 상피부착을 촉진한다.
- 항균성이 있다.
- 항체에 의한 면역반응이 일어난다.
- 치은연하 치면세균막 성숙에 필요한 영양분을 제공하는 역할을 하기도 한다.

③ 접합상피(junctional epithelium)

열구상피 바로 아래부위에서 백악법랑경계부까지 분포된 상피조직으로, 반부착반(hemidesmosome) 결합에 의해 치면과 상피성 부착을 이루고 있다. 그 아래의 결합조직에 의해 지지를 받고 있기 때문에 치아-치은접합부에서 가장 강한 물리적 방어기전이라고 할 수 있다. 또한, 다른 상피조직에 비해 투과성이 좋아 열구액, 세포들의 이동이 용이하며, 건강한 상태인 경우 다형핵 백혈구가 치은열구로 들어와 방어역할을 하기도 한다.

표 1-2 **치은상피의 방어기전**

치은상피의 종류	각화	세포대사(turnover)	방어기전
구강상피	각화/착각화	6~13일	• 각화 혹은 착각화되어 있는 두꺼운 상피층이 방어벽이 된다. • 창상치유가 빠르다.
열구상피	비각화	10일	• 생리학적 투과성 관문이 존재하고 있다. • 치은열구삼출액이 배출된다.
접합상피	비각화	6일	• 치아와 반부착반(hemidesmosome)결합을 하고 있다. • 세포대사가 빠르다.

(3) 치주조직의 수복 및 재생기능

구강 내의 상피는 끊임없이 재생되고 있다. 상피의 두께는 기저층(basal layer)과 유극층(spinous layer)에서의 세포신생과 표층의 세포낙설과의 균형에 따라 결정된다. 이러한 세포대사를 회전(turnover)이라고 하는데 그 기간은 부위에 따라 다르며 외부자극을 받을 기회가 많은 상피일수록 짧고 활발한 작용을 한다. 따라서 치은 중에서도 접합상피는 정기적으로 수복기전이 작용하고 있으며 세포의 대사빈도도 높다.

(4) 심미성의 유지기능

입 주위의 아름다움이 손상을 받으면 환자에게 정신적 스트레스를 준다. 건강한 치주조직 상태를 이해하고 심미적인 구강 내를 목표로 치료를 실시해서 심미성을 유지, 향상시키는 것은 환자의 삶의 질을 향상시키는 데 있어서도 중요하다. 구강의 심미에는 다양한 요소가 있는데 그중에서도 미소지을 때의 입술의 위치(미소선)(그림 1-9)와 그때 보이는 상악전치부가 하나의 기준으로 생각되고 있는데, 해부학적인 치아 그 자체의 형태뿐만 아니라 변연치은이나 치간부치은의 형태 등을 포함한다. 그러나 치주질환으로 치은퇴축이 발생될 경우 치아가 길어 보이거나 치간부 빈 공간이 노출되는 등 치아 및 치은 형태에 변화가 생겨 비심미적이 된다(그림 1-10). 따라서 심미적인 상태 유지를 위해서도 치주조직의 유지와 관리는 중요하다.

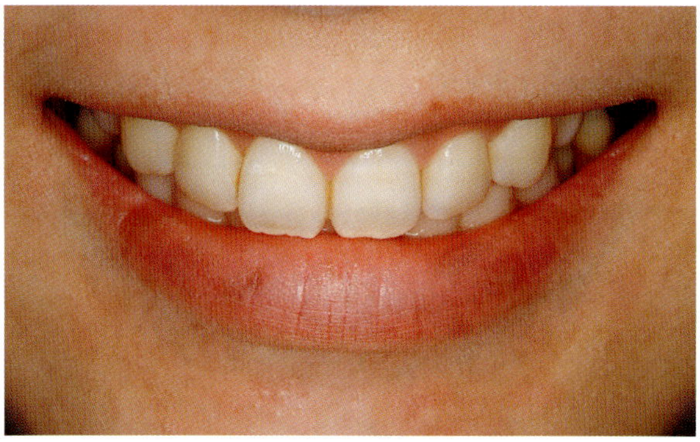

그림 1-9 미소선(smile line)

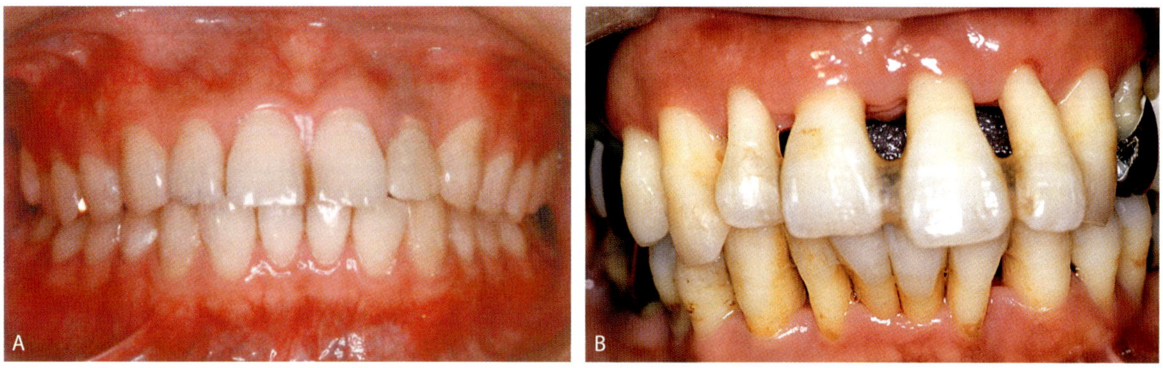

그림 1-10 A : 심미적인 건강한 치주조직 B : 치주질환으로 인한 비심미적인 치주상태

2 치주인대(Periodontal ligament)

1) 치주인대의 구조

치주인대는 치근 주위를 둘러싼 혈관구조와 신경을 포함한 섬유로 이루어진 결합조직으로 그 폭은 약 0.2mm이다. 주로 콜라겐섬유로 구성되며 기저물질 사이에 혈관, 신경, 림프구, 세포들이 존재하고 있어 치근막이라고도 한다. 샤피섬유(sharpey's fiber)로서 한쪽은 치근 주위 백악질에, 다른 한쪽은 치조골에 매입되어 치아를 치조와(dental socket)에 연결시킨다.

치주인대는 교원섬유들이 다발(principal fiber, 주섬유)을 이루면서 배열되어 있다. 주섬유의 한쪽 끝은 백악질에, 다른 한쪽 끝은 치조골에 매몰되어 있으며, 주행방향에 따라 다음과 같이 6개의 군으로 분류된다(그림 1-11).

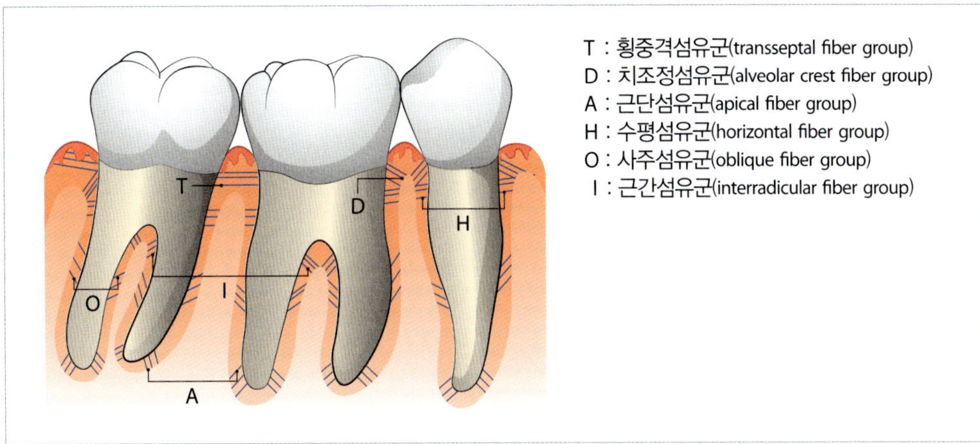

그림 1-11 치주인대섬유의 배열

① 횡중격섬유군(transseptal fiber group)

치아와 치아 사이에 치조골 상부를 가로로 주행하는 섬유군으로 치아 사이의 간격을 유지시키는 기능을 한다.

② 치조정섬유군(alveolar crest fiber group)

치조골정과 부착상피 직하부 백악질을 연결하는 섬유군으로 치주인대섬유군 중 가장 적다. 측방압에 저항하여 치아를 치조와 내에 안정시키고 심부 치주인대를 보호하는 기능을 한다.

③ 수평섬유군(horizontal fiber group)

치아와 치조골 사이에서 치축과 수직으로 주행하는 섬유군으로 치관측 10~15% 정도에 부착하며, 치아를 지지하고 측방운동에 저항한다.

④ 사주섬유군(oblique fiber group)

치근 백악질 표면의 80~85%를 차지하는 가장 수된 섬유군으로 치조골과 백악질 사이에서 치아를 매달 듯이 근단 방향으로 비스듬히 주행한다. 수직 교합압에 저항하여 대부분의 교합력을 흡수한다.

⑤ 근단섬유군(apical fiber group)

근단부 백악질에서 치조골로 방사상으로 주행하는 섬유군으로 치아의 기울어짐과 탈락을 방지하고 치수에 공급되는 신경과 혈관을 보호하는 기능을 한다. 치근단이 완성된 후에 만들어진다.

⑥ 근간섬유군(interradicular fiber group)

다근치의 분지부에 존재하며 분지부 백악질에서 치조골 쪽으로 방사상으로 주행한다. 치아의 기울어짐과 회전, 탈락에 저항한다.

이들 주섬유군들은 항상 원칙대로 주행하는 것은 아니며, 여러 종류의 섬유들이 약간 빗나가고 서로 얽혀져 주행하면서 섬유 간 지지력을 강화시킨다.

2) 치주인대의 기능

(1) 치아의 지지기능

치주인대는 섬유에 의해 치아를 뼈에 부착시키는 기능을 가지고 있다.

(2) 치주조직의 수복 및 재생기능

치주인대의 가장 중요한 기능은 수복기능이다. 치주인대에는 섬유모세포 이외에 미분화간엽(mesenchyme)계 세포, 백악모세포와 골모세포 등이 존재하며 치주인대뿐만 아니라 치조골이나 백악질을 만들어내는 기능을 가지고 있다. 따라서 치주인대의 수복은 물론 주위조직(백악질이나 치조골)의 항상성을 유지시키는 기능이 있다.

(3) 교합력의 완충기능

치아에 전해지는 교합력은 주로 치주인대에 의해 완충된다. 교합의 충격은 가장 먼저 치조정섬유나 수평섬유가 막고, 다음으로 사주섬유가 막으며 마지막으로 근단섬유가 막는다. 이들 치주인대의 작용에 의해 교합력이 치조골로 직접 전해지는 것을 방어할 수 있다. 단 이들 치주인대는 수직적인 교합력에 작용하기 때문에 측방력에 대해서는 약하다. 따라서 강한 측방압이 주어졌을 경우 교합성 외상을 받기 쉽다.

이를 위해 치주인대는 교합력의 크기에 따라 스스로를 변화시켜 대응한다. 따라서 대합치의 상실 등에 의해 교합에 의한 자극이 전달되지 않게 되면 그 두께가 감소되고 반대로 강한 교합력이 지속되면 두께가 증가한다. 치아에 수평방향 또는 비스듬한 방향의 힘이 가해졌을 때 힘이 가해지는 방향, 즉 압박을 받는 쪽에서는 치주인대섬유가 압축되고 뼈가 뒤틀리며 그 부위에 골흡수가 일어난다. 반대로 견인되는 쪽에서는 긴장상태가 되어 그것을 보상하기 위해서 골첨가가 일어난다(그림 1-12). 그러나 손상된 치주조직은 이러한 완충 및 보완기능들을 제대로 수행할 수 없으므로 치주조직과 교합은 중요한 관련성을 가지고 있다.

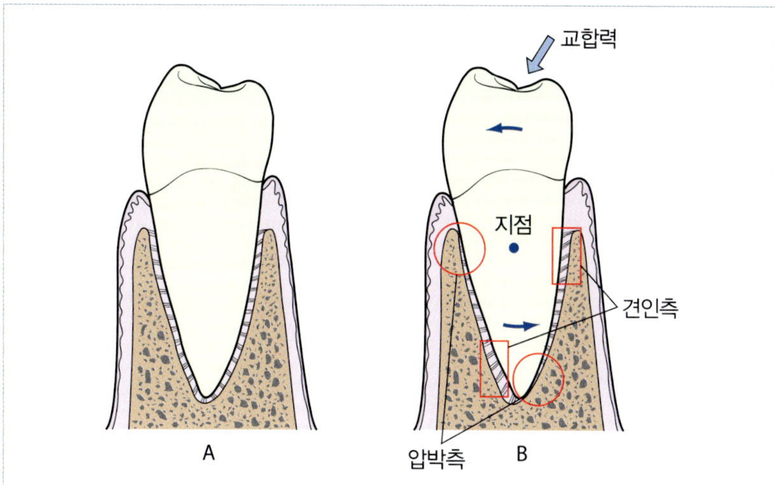

그림 1-12 **교합력이 전해지는 방향**

A : 안정 시 B : 교합 시

(4) 영양공급 및 감각기능

치주인대는 혈관으로부터 백악질이나 치은에 영양을 공급한다. 또 치주인대에는 촉각, 압각, 통각 등의 감각신경섬유가 풍부하게 존재한다.

3 백악질(Cementum)

1) 백악질의 구조

치근 주위를 덮는 두께 약 20~50㎛의 황백색 골양조직(osteoid tissue)으로 신경이 없어 감각을 느끼지 못하며 혈관과 림프관이 없다.

2) 백악질의 종류

백악질은 무세포성과 유세포성의 2종류가 존재하는데, 무세포성 백악질(1차 백악질)은 치근면 전체를 덮고 있으며, 세포성 백악질(2차 백악질)은 치아 맹출 후에 형성되어 근단측 1/3에서 무세포성 백악질을 덮고 있다(표 1-3, 그림 1-13, 1-14). 백악질은 연령이 증가할수록 폭이 증가하고 실활치에서도 두꺼워지는 경향이 있으며 교합력이 과도한 경우 과백악질증(hypercementosis)이 발생되기도 한다.

표 1-3 **무세포성 백악질과 세포성 백악질의 비교**

무세포성 백악질(1차성 백악질)	세포성 백악질(2차성 백악질)
• 무섬유성, 분명한 구조가 존재 • 층판으로 배열된 발육선이 분명함 • 치근 장축에 평행 • 대부분이 샤피(Sharpey)섬유로 구성 • 주로 치경부(치관부 1/2)에 위치 • 교체율(turnover rate)이 느림 • 치아맹출 전 생성 • 치아를 지지하는 역할	• 낭 내에 백악질세포가 존재 • 발육선이 덜 확실함 • 치근 장축에 평행 • 불규칙하게 배열된 교원섬유로 구성 • 주로 치근단 1/2에 위치 • 교체율(turnover rate)이 더 빠름 • 치아 맹출 후 기능에 따라 생성 • 치근을 보호하는 역할

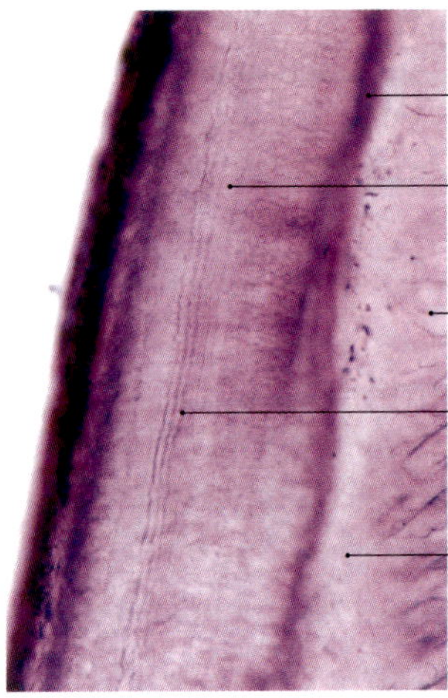

그림 1-13 **무세포성 백악질**

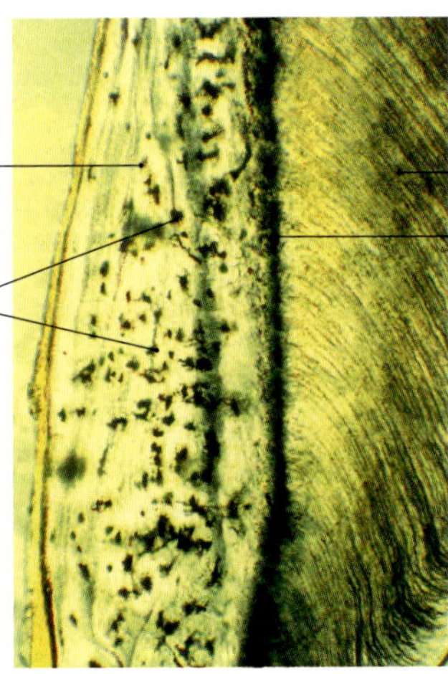

그림 1-14 **세포성 백악질**

3) 백악질의 기능

(1) 치주조직의 수복 및 재생기능

세포성 백악질은 다양한 자극에 대한 방어기전으로 일생에 걸쳐 증가한다. 이렇게 함으로써 교모 등에 의해 치아의 장경이 감소되는 것을 보상하고 있다고 추정된다. 교합력 등의 자극에 의해 흡수가 일어나기도 하지만 이것은 매우 드문 일이다.

(2) 치아의 고정

무세포성 백악질은 치아를 치조와에 고정시키는 역할을 한다.

4) 백악질의 병리학적 양상

(1) 과백악질증(Hypercementosis)

백악질이 지나치게 두꺼워지는 현상으로 치근단 1/3~1/2 부위에서 발생하며, 하나의 치아에 국소적으로 나타나는 경우도 있고 전체 치아에 나타나는 경우도 있다.

정확한 발생원인은 밝혀지지 않았는데 일반적으로 교정장치 사용에 의한 과다한 교정력이나 교합력 등에 의해 발생한다.

(2) 백악질석(Cementicle)

치근표면이나 치주인대 내에 원형의 덩어리로 나타난다.

(3) 백악질종(Cementoma)

백악질의 증식으로 인해 발생하며 치근에 부착되어 있거나 떨어져 있다. 하악 치아에 많이 발생하며 여성에게서 많이 발생한다.

(4) 유착(Ankylosis)

치주인대가 소실되고 백악질과 치조골이 융합되는 현상을 말한다.

(5) 백악질 흡수(Cementum resorption)

백악질 흡수는 맹출된 치아에서뿐만 아니라 미맹출 치아에서도 나타날 수 있다.

원인으로는 국소적 원인과 전신적 원인이 있는데 국소적 원인으로는 외상성 교합, 강한 교정력, 종양에 의한 압력, 치근단 병소 치주질환, 이식 및 재식 치아 등이 있으며 전신적 원인으로는 결핵, 폐렴, 칼슘부족, 비타민 A,D의 결핍, 선천성 골위축증 등이 있다.

5) 백악질과 법랑질의 연결상태 (그림 1-15)

백악질과 법랑질의 연결 상태는 다음의 세 가지로 분류할 수 있다.

- 백악질과 법랑질이 만나지 못해 상아질이 노출되는 경우(5~10%) :
  냉온 자극에 과민반응을 보일 수 있다.
- 백악질과 법랑질이 맞닿아 있는 경우(30%)
- 백악질이 법랑질을 덮고 있는 경우(60~65%)

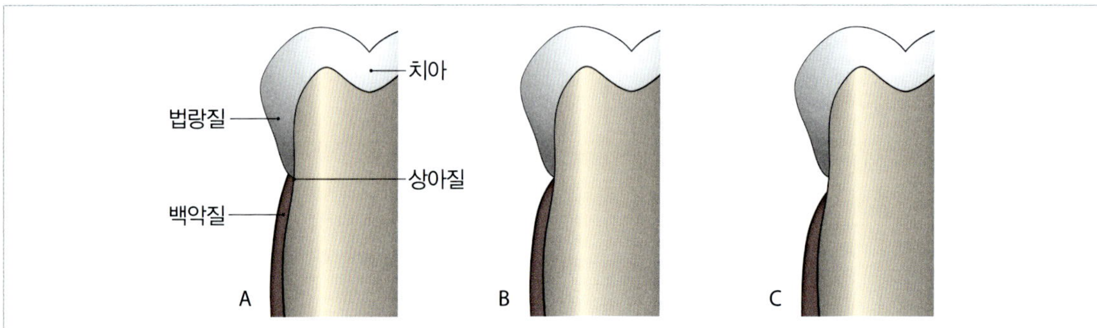

그림 1-15 **백악질과 법랑질의 연결상태**

A : 백악질이 법랑질을 덮고 있는 경우(60~65%) B : 서로 맞닿아 있는 경우(30%) C : 만나지 못하여 상아질이 노출되는 경우(5~10%)

4 치조골(Alveolar bone)

1) 치조골의 구조

치주인대를 통해 치아를 지지하고 있는 악골의 일부로 상악 및 하악의 치조돌기를 말한다. 치조골은 치근을 둘러싼 얇은 층 모양의 뼈인 고유치조골과 그 고유치조골을 지지하는 지지치조골로 분류할 수 있다.

(1) 고유치조골 (그림 1-16)

치조와를 에워싸고 있는 치밀골형의 치조골부를 말하며, 방사선 사진에서 하얀 띠를 형성하므로 치조백선(lamina dura), 또는 치아와 치주인대에 혈관, 신경, 림프관 등을 분포시킬 수 있도록 구멍이 형성되어 있으므로 사상판(cribriform plate)이라고 불리기도 한다. 더불어 다발골 형태로 치주인대섬유가 고유치조골에 매입된 채 석회화되어 샤피섬유(sharpey's fibers)로 구성되어 있다.

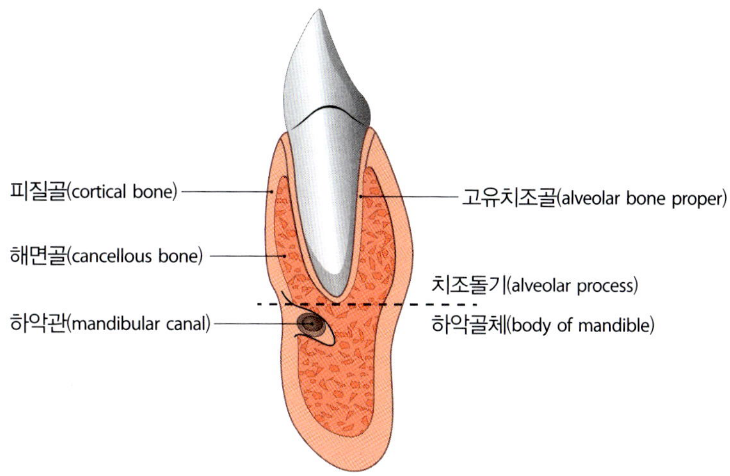

그림 1-16 **하악골의 횡단면(cross section of the mandible)**

(2) 지지치조골

치밀골(compact bone)과 해면골(cancellous bone, spongy bone, 망상골), 두 부분으로 구성되어 있다. 치밀골은 협측과 설측에 분포하여 고유치조골과 연결되며 해면골은 그 사이를 채우고 있다. 치밀골은 주로 상악보다 하악, 설면보다 순면이 두껍고 해면골은 하악보다 상악에서 많이 관찰된다.

2) 치조골의 기능

(1) 치아의 지지기능

치조골은 치조와 내에 치아를 매식하고 지지하는 기반이 된다. 고유치조골은 치주인대를 통해 치아를 직접 지지하고, 그 고유치조골을 다시 지지치조골이 지지하고 있다.

(2) 치주조직의 수복 및 재생기능

골 조직은 끊임없이 대사되고 있으며 치조골도 마찬가지이다. 골모세포와 파골세포에 의해 골의 흡수와 첨가가 항상 균형을 이루며 일어나고 있다.

3) 치조골의 병리학적 양상

(1) 열개(Dehiscence)

치조골이 흡수되는 형태에 따라 치근이 노출된 상태를 말하는데 치경부부터 골흡수가 시작되어 내려가면서 파인 형태로 치근이 노출된다. 주로 치근이 순측으로 경사진 치아에서 발생한다.

(2) 천공(Fenestration)

치조골의 치밀골판에 구멍이 뚫린 형태로 골흡수가 나타나는 것을 말한다. 주로 견치나 소구치 부위에 많이 나타난다. 원인은 명확하지 않으나 교합성 외상, 돌출된 치근, 치아의 위치이상 등에 의해 발생할 수 있다.

Ⅱ 연령증가에 따른 치주조직의 변화

1) 치은(Gingiva)의 변화

연령증가에 따른 치은상피의 변화에 관한 소견은 다양하게 나타난다. 일반적으로 연령증가에 동반해서 염증의 발병빈도가 증가하기 때문에 이것이 연령증가에 따른 변화를 판별하는 데 장애가 된다.

치은상피는 노화에 따라 얇아지지만 염증이나 물리적 자극에 따른 변화와 구별하기가 어렵다. 상피 아래의 섬유모세포나 모세혈관이 감소하고 교원섬유가 증가해 위축되고 탄력성이 떨어진다. 건강한 부착치은에서 보이는 점몰(stippling)도 소실된다(그림 1-17).

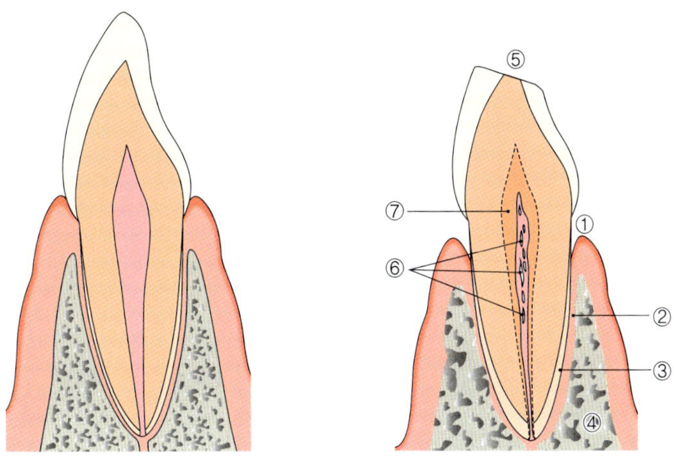

그림 1-17 연령증가에 따른 치주조직의 변화

① 치은의 퇴축 ② 치주인대의 협착 ③ 백악질의 증식 ④ 치조골의 흡수 및 다공화 ⑤ 마모 ⑥ 치수의 석회화 ⑦ 삼차 상아질 형성

2) 치주인대(Periodontal ligament)의 변화

치주인대는 주위의 관련 조직의 변화에 영향을 받을 뿐만 아니라 교합력의 정도나 치주염으로부터도 직접 영향을 받기 때문에 오직 연령증가로 인한 영향만을 판단하기는 어렵다. 일반적으로 연령증가에 따라 치주인대세포의 증식능력이 저하되어 세포수가 감소한다. 치주인대 섬유다발도 기능적 배열이 불규칙해지고 혈관도 적어지는 한편, 치주인대조직의 유리화나 석회화와 함께 탄성섬유가 증가한다.

치주인대의 폭은 나이가 들면서 좁아지는데 치아의 기능상태나 염증으로 인한 기능저하에 기인한다.

치주인대 속에 잔존하는 Malassez 상피잔사(Malassez' epithelial rests)는 치아형성 조직의 잔류물질로 치근단치주염(apical periodontitis) 등에 의해 증식되지만 연령이 증가함에 따라 세포수와 세포활성이 감소된다.

3) 백악질(Cementum)의 변화

백악질은 평생 첨가가 지속되기 때문에 연령증가에 따라 비대해진다. 첨가는 치경부보다 치근단측에서 발생하지만 교합상태에 따라서도 영향을 받는다. 나이가 들면서 치근단 부위의 지속적인 백악질 침착은 치근단 관을 막기도 한다. 백악질은 세포성 백악질과 무세포성 백악질로 구성되는데, 동심원 모양의 구조를 보이는 세포성 백악질이 증가한다.

4) 법랑질(Enamel)의 변화

법랑질은 약 96%의 무기질로 구성되어 인체에서 가장 단단한 경조직이며 맹출 시에는 투명한 백색이지만 노화에 따라 투명성이 저하되면서 황색을 띠게 되고 경도가 증가한다.

이것은 법랑질의 소주초(rod sheath), 소주간질에 외래성 색소가 석회염과 결합해서 침착하여 석회화가 진행되기 때문이다. 또 연령이 증가함에 따라 수분과 유기질이 감소하며 누적된 사용으로 두께 감소 및 치아마모가 발생한다.

5) 상아질(Dentin)의 변화

법랑질과 달리 치아맹출 후에도 경조직의 첨가는 평생 계속되고, 관간 상아질(intertubular dentin)의 석회화 항진 등에 의한 경조직의 경화성 변화로 투과성이 저하되며 상아질세관(dentinal tubule)의 협소화 또는 폐쇄가 발생한다. 또 이차 · 삼차 상아질의 첨가로 치수강(pulp cavity, 치수공간)이 좁아진다.

6) 치조골(Alveolar bone)의 변화

치조골도 뼈와 같이 성숙된 후에도 늘 첨가와 흡수가 반복되고 있다. 치아의 교모에 의해 인접면의 접촉영역(contact area)에 평탄화가 일어나고 치아는 더욱 근심으로 이동한다. 이에 동반해서 치조골은 첨가와 흡수를 반복한다. 이러한 치조골의 재형성 현상의 정도는 15세경부터 서서히 저하된다. 이것은 연령증가와 함께 골형성에 관여하는 미성숙 세포가 감소하기 때문에 흡수가 우위를 점하게 되기 때문이다.

치조골은 치주인대를 통해 교합력의 영향을 받기 때문에 영구치를 발치하면 치조돌기를 포함한 주변 조직의 위축 및 소실을 야기한다.

7) 치수(Pulp)의 변화

치수는 다른 결합조직과 마찬가지로 퇴행성 병변을 보인다. 이차 · 삼차 상아질의 첨가에 의해 치수강(pulp cavity, 치수공간)이 좁아지고, 혈관을 통과하는 치근단공(치아뿌리끝구멍)도 좁아지기 때문에 순환장애가 발생하기 쉽다. 치수신경은 성글게 분포되고 위축, 변성, 섬유화도 나타나 감각반응이 저하된다. 따라서 연령증가에 따라 재생능력이나 치유기전 등의 치수기능은 저하된다.

Chapter 02

치주질환의 역학

학습목표

1. 치주질환 역학조사의 목적을 설명할 수 있다.
2. 치주질환지수를 설명할 수 있다.
3. 치은염지수와 치면세균막지수를 설명할 수 있다.
4. 간이구강위생지수를 설명할 수 있다.
5. 치은열구출혈지수를 설명할 수 있다.
6. 지역사회 치주치료요구지수를 설명할 수 있다.

역학(epidemiology)이란 어느 지역이나 집단 속에서 나타나는 건강과 관련된 문제나 질병의 빈도, 분포 및 여기에 영향을 주는 요인을 밝혀내서 유효한 대책을 세우는 데 도움을 주는 과학이라고 정의할 수 있다.

따라서 치주질환 역학조사의 목적은 어느 지역이나 집단을 둘러싼 환경이나 영양상태, 유전적 배경 등이 치주질환의 발생과 어떤 관련이 있는지를 파악하여 치주질환 집단의 질병 원인을 파악하고, 이를 근거로 근본적이고 효과적인 예방대책을 세우는 것이다.

1 구강환경지수

1) 구강위생지수(Oral hygiene index, OHI : Green & Vermilion, 1964), 간이구강위생지수(Oral hygiene index-simplified, OHI-S)

구강위생지수는 환자의 구강위생상태를 수량으로 표시하기 위한 지표로 치면에 붙어 있는 음식물잔사 및 치석을 각각 잔사지수와 치석지수로 나타내 총합을 구한다. 현존하는 모든 치아의 협(순)면과 설면을 치은부, 중간부, 절단부로 각각 3등분하고, 음식물잔사부착도 및 치석부착도를 다음의 기준에 따라 점수를 매기고 평점을 구한 후, 치아의 수로 나누어 잔사지수 및 치석지수를 구한다. 한 개의 치아에서 두 개의 치면을 검사하고 평점하므로, 한 개 치아에 대한 잔사지수와 치석지수의 최고 평점은 각각 6점이며, 구강위생지수는 12점이다(그림 2-1).

그러나 구내 모든 치면에 대해 검사하는 과정은 시간과 노력이 많이 소요되므로, 더욱 간편하게 적은 수효의 치면만을 검사하더라도 같은 결과를 얻을 수 있는 구강위생지수의 단순화모델을 개발하였다. 그림 2-2와 같이 6개의 치아에서 6개의 치면만을 검사하도록 하고, 간이구강위생지수라고 하였다. 상악 좌우측 제1대구치에 대해서는 협면만을, 하악 좌우측 제1대구치에 대해서는 설면만을, 상악 우측 중절치와 하악 좌측 중절치는 순면만을 검사한다(그림 2-2). 해당 치면의 음식물잔사 및 치석 부착 정도를 평점하는 기준은 앞에 기술한 구강위생지수와 동일하게 시행한다. 단, 각 치아에서 한 개 치면만을 조사하므로 한 개 치아에 대한 간이구강위생지수의 최고 평점은 6점이다(표 2-1).

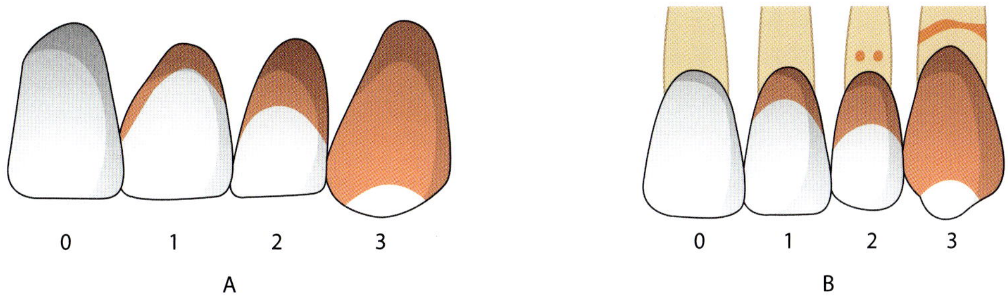

그림 2-1 구강위생지수 및 간이구강위생지수의 평가기준

A : 잔사지수 B : 치석지수

구강위생지수(OHI)
= 잔사지수(DI) + 치석지수(CI)
= 각 치아의 잔사점수의 합/검사 치아 수 + 각 치아의 치석점수의 합/검사 치아 수

간이구강위생지수(OHI-S)
= 간이잔사지수(DI-S) + 간이치석지수(CI-S)
= 간이잔사점수의 합/검사 치아 수 + 간이치석점수의 합/검사 치아 수

16(buccal)	11(labial)	26(buccal)
46(lingual)	31(labial)	36(lingual)

그림 2-2 간이구강위생지수의 검사치면

표 2-1 **구강위생지수 및 간이구강위생지수의 평가기준**

지수	점수	구강위생상태	구강위생지수	임상적 평가
잔사지수 (Debris index)	0	잔사 또는 착색물이 없음	0 ~ 1.2	우수
	1	부드러운 잔사가 치면 1/3 이하를 피개		
	2	부드러운 잔사가 치면 1/3 이상, 2/3 이하를 피개	1.3 ~ 3.0	불량
	3	부드러운 잔사가 치면 2/3 이상을 피개	3.1 ~ 6.0	매우 불량
치석지수 (Calculus index)	0	치석 없음	0 ~ 1.2	우수
	1	치면 1/3 이하를 덮는 치은연상 치석		

표 2-1 **구강위생지수 및 간이구강위생지수의 평가기준** (계속)

지수	점수	구강위생상태	구강위생지수	임상적 평가
치석지수 (Calculus index)	2	치면 1/3 이상, 2/3 이하를 덮는 치은연상 치석 또는 치은연하의 점상 치석	1.3 ~ 3.0	불량
	3	치면 2/3 이상을 덮는 치은연상 치석 또는 치은연하의 띠 모양의 환상 치석	3.1 ~ 6.0	매우 불량

2) 치면세균막지수(Plaque index, PI : Löe & Silness, 1964)

치면세균막 축적의 양을 나타내는 지수로, 염색액을 사용하지 않고 치면세균막의 육안적 두께를 기준으로 지수를 계산한다. 구강 내 모든 치아를 4부위(근심, 협측, 원심, 설측)로 구분해서, 다음의 기준으로 0점에서 3점까지 평가 후 총합을 검사한 치면 수로 나누어 산출한다(그림 2-3, 표 2-2). Löe & Silness의 치은지수(gingival index)와 대응하는 성분으로 개발되었으며, 주로 역학연구와 임상연구에 사용된다.

치면세균막지수(PI) = 각 치면 점수의 합 / 검사 치면 수

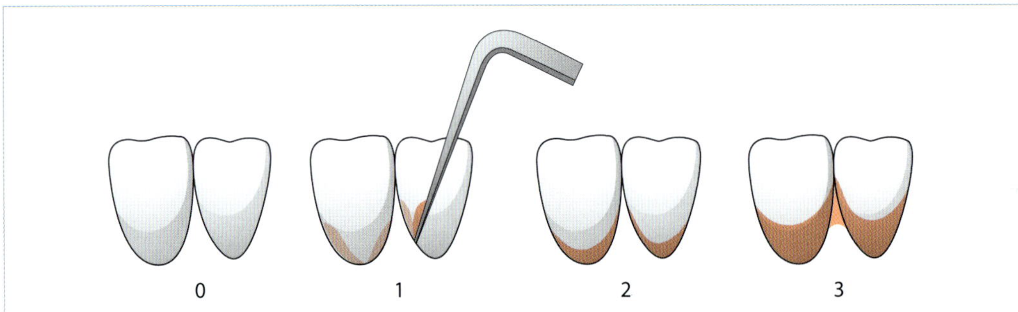

그림 2-3 **치면세균막지수(PI)**

표 2-2 **치면세균막지수의 평가기준**

점수	치면세균막의 침착 정도
0	치면세균막이 부착되어 있지 않은 상태
1	치아와 유리치은 변연에 부착된 치면세균막으로, 탐침기를 이용하여 치면을 긁어보아 확인할 수 있는 엷은 상태
2	육안으로 확인할 수 있을 정도의 과량의 치면세균막이 치은낭과 치은변연을 따라 부착되어 있는 상태 (치간 부위에는 없는 상태)
3	치은변연과 치면뿐 아니라 치간 부위에도 치면세균막이 두껍게 축적된 상태

3) 치면세균막관리지수(Plaque control record, PCR : O'leary et al., 1972)

치면세균막지수를 단순화시킨 구강위생지수로 O'leary index라고도 한다.

염색제로 치면세균막을 착색시킨 후, 구강 내 모든 치아를 4부위(근심, 협측, 원심, 설측)로 구분해서, 각 치면의 착색 여부에 따라 점수를 산출한다. 착색 부위가 있으면 1점, 착색 부위가 없으면 0점을 부여하여, 치면 점수의 총합을 검사한 치면 수로 나누어 퍼센트로 계산한다(표 2-3).

치면세균막관리지수(PCR) = (각 치면 점수의 합 / 검사 치면 수) x 100

표 2-3 **치면세균막관리지수의 평가기준**

점수	각 치면의 치면세균막 착색 유무
0	치면세균막 착색 부위 없음
1	치면세균막 착색 부위 있음

4) 구강위생관리능력지수(Patient hygiene performance index, PHP index : Podshadley Haley, 1968)

환자의 구강위생관리능력을 평가하기 위한 지수로, 각각의 치면을 근심부, 중앙부, 원심부로 3등분한 후 중앙부를 치은측, 중앙, 교합면측으로 다시 3등분하여 총 5개 부위로 분할하여 검사한다(그림 2-4). 검사대상 치아는 상악 좌우측 제1대구치의 협면, 상악 우측 중절치 순면, 하악 좌우측 제1대구치의 설면, 하악 좌측 중절치의 순면이며, 염색제로 치면세균막을 착색시킨 후 각 분할 부위에 착색된 부위가 남아 있으면 1점, 없으면 0점으로 평가한다. 1개 치아의 5개 부위에 모두 착색되면 5점, 전혀 착색되지 않으면 0점을 부여한다. 대상 치아가 6개이므로 모두 착색되면 합계는 30점이며, 이를 6개 치아로 나누면 구강위생관리능력지수의 최고치는 5점, 최저치는 0점이 된다(표 2-4).

구강위생관리능력지수(PHP index) = 각 분할 치면 점수의 합 / 검사 치면 수

16(buccal)	11(labial)	26(buccal)
46(lingual)	31(labial)	36(lingual)

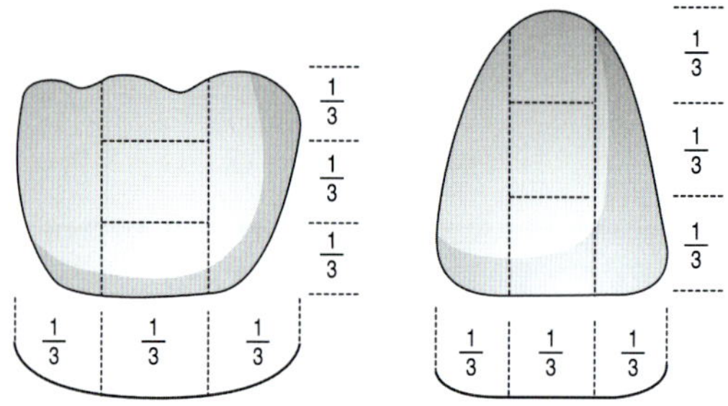

그림 2-4 구강위생관리능력지수 산출 시의 검사 치면 및 치면 분할

표 2-4 구강위생관리능력지수의 평가기준

점수	각 분할 치면의 치면세균막 착색 유무
0	치면세균막 착색 부위 없음
1	치면세균막 착색 부위 있음

2 치은염증지수

1) 유두변연부착치은지수(Papillary marginal attached gingival index, PMA index : Schour & Massler, 1948)

치은염을 수량적으로 평가하는 지수로, 상하악 6전치의 치간유두를 중심으로 치은염을 평가하는 방법이다. 치간유두를 중심으로 하는 10개의 단위 치은을, 치간유두(interdental papilla, P), 변연치은(marginal gingiva, M), 부착치은(attached gingiva, A)의 세 부위로 나누어 염증의 유무를 검사한 후, 염증이 있으면 1점, 염증이 없으면 0점으로 기록한다.

세 부위의 점수를 각각 집계하여 합쳐서 산출하며, 0~30점으로 산출된다(그림 2-5). 상하악 전치부 순면의 치은염 유무로만 해당 환자의 치주건강 상태를 파악하므로 간단한 구강보건지수가 되지만, 심도 측정에 있어 주관적인 요소가 많이 작용하며 실제적 염증부위를 반영하지 못할 수 있다는 단점이 있다.

유두변연부착치은지수(PMA index) = 각 단위 치은의 P + M + A 점수의 합

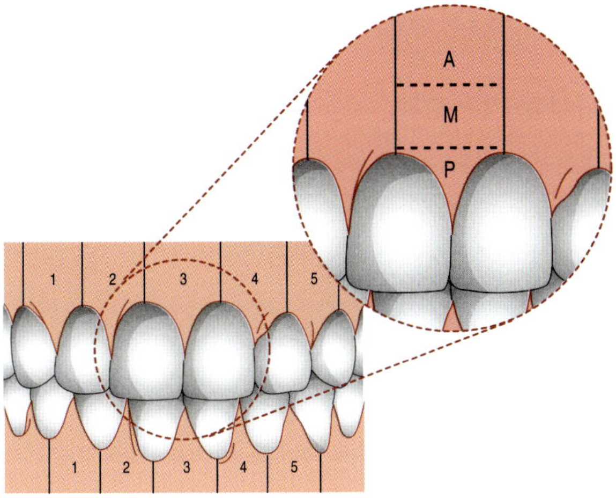

점수	각 치은부(PMA gingival)의 염증 유무
0	염증 없음
1	염증 있음

그림 2-5 유두변연부착치은지수의 단위 치은 및 평가기준

2) 치은출혈지수(Bleeding index, BI)

(1) 치은열구출혈지수(Sulcus bleeding index, SBI : Mühlemann & Son, 1971)

치아의 치간유두 부위와 열구를 탐색하여 출혈 여부와 변색, 부종, 궤양 등을 관찰해서 치은염증을 평가하는 방법이다. 치은연하의 염증을 나타내는 첫 번째 변화를 탐침 시 출혈이라 보고 치은열구출혈지수를 고안하였다. 치은열구출혈지수를 조사할 때에는 치주탐침(periodontal probe)을 치은열구 내에 삽입하여 힘을 가하지 않은 상태로 각 치아 주위를 연속해서 탐침하고 30초가 지난 뒤에 관찰하여 출혈된 양상을 점검해 본다(그림 2-6). 상악 우측과 하악 좌측은 협면을, 그리고 하악 우측과 상악 좌측은 설면을 검사하며 그 평가기준은 표 2-5와 같다.

치은열구출혈지수(SBI) = 각 치면 점수의 합 / 검사 치면 수

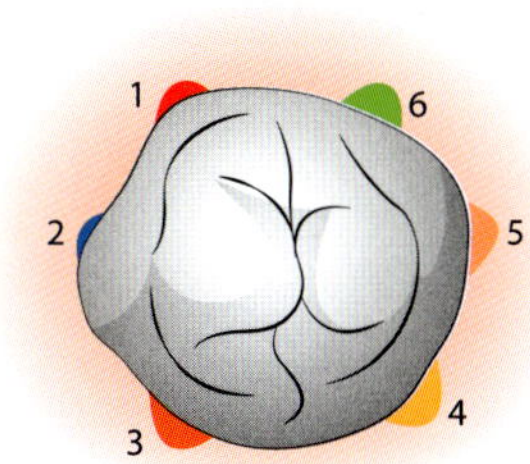

그림 2-6 치은열구출혈지수 산출 시의 탐침부위

표 2-5 **치은열구출혈지수의 평가기준**

점수	치은열구의 출혈상태
0	탐침 후에도 치은에 출혈이 없는 경우(건강한 치은)
1	탐침 후 치은에 출혈은 있으나 변색과 부종이 없는 경우
2	탐침 후 치은에 출혈이 있고 치은 변색을 보이나 부종이 없는 경우
3	탐침 후 치은에 출혈이 있고 변색과 약간의 부종이 있는 경우
4	탐침 후 치은에 출혈이 있고 변색, 부종 및 궤양을 수반한 경우
5	자발적 치은 출혈을 보이며 변색과 현저한 부종 및 궤양을 수반한 경우

(2) 치간유두출혈지수(Papillary bleeding index, PBI : Saxer & Mühlemann, 1975)

치주낭 측정기로 치간유두의 근심면과 원심면을 탐침한 후, 출혈의 유무와 양에 따라 평가하는 지수로, 임상에서 고도의 훈련 없이 사용하기 쉬운 지수이다. 대개는 전악을 모두 평가하나, 단순화시켜 상악 우측과 하악 좌측은 협면을, 그리고 하악 우측과 상악 좌측은 설면만을 평가하기도 한다(표 2-6, 그림 2-7).

치간유두출혈지수(PBI) = 각 치면 점수의 합 / 검사 치면 수

표 2-6 **치간유두출혈지수의 평가기준**

점수	치간유두의 출혈상태
Grade 0	탐침 후에도 치간유두에 출혈이 없는 경우
Grade 1	탐침 후 20~30초 내에 치간유두에 점상의 출혈이 보이는 경우
Grade 2	탐침 후 치간유두에 선상의 출혈이 보이는 경우
Grade 3	탐침 후 치간 유두 끝에서 확산되는 출혈이 있는 경우
Grade 4	탐침 후 치간 유두 전체에 출혈이 확산되는 경우

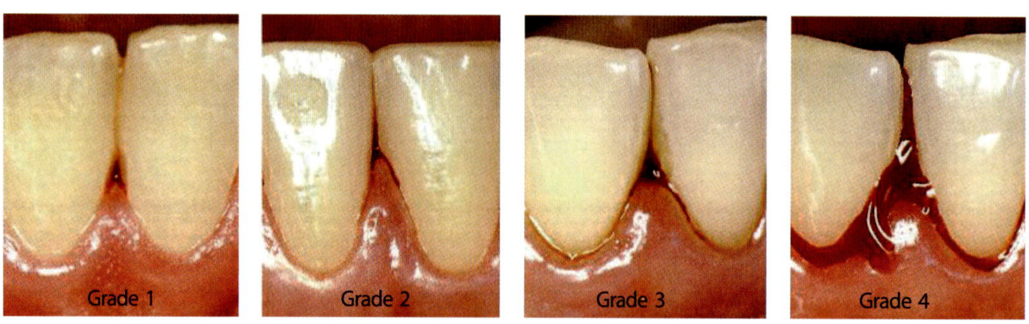

그림 2-7 **치간유두출혈지수의 평가기준**

3) 치은지수(Gingival index, GI : Löe & Silness, 1963)

치은염증을 관찰하는 데 가장 많이 사용되는 지수로, 각 치아의 치은염증 정도를 근심, 원심, 협면, 설면으로 구분하여 검사한 후 각 부위마다 0점에서 3점까지 부여한다.

치주낭 깊이나 골소실 정도를 측정하지는 않으며, 각 치면의 치은 점수를 구하고, 그 평균으로 개인의 치은지수를 산출한다(표 2-7).

치은지수(GI) = 각 치면 점수의 합 / 검사 치면 수

표 2-7 **치은지수의 평가기준**

점수	치은상태	치은지수	임상적 평가
0	정상 치은, 염증 없음	0	염증 없음(정상 치은)
1	경미한 색조변화와 약간 종창되어 있으나, 가벼운 자극으로는 출혈되지 않는 가벼운 염증	0.1 ~ 1.0	경도 치은염증
2	발적과 부종이 나타나고, 가벼운 자극(탐침)으로 출혈이 발생하는 중등도 염증	1.1 ~ 2.0	중등도 치은염증
3	현저한 발적과 부종이 있고 궤양이 있을 수 있으며, 자발적 출혈도 발생할 수 있을 정도로 진행된 심한 염증	2.1 ~ 3.0	중증 치은염증

3 치주염증지수

1) 치주지수(Periodontal index, PI : Russell, 1956)

유두변연부착치은지수가 치은염만을 평가하므로, 진행된 치주질환을 분별해 낼 수 없다는 결점을 보완한 방법으로, 치은염증, 치주낭 깊이, 치아동요도, 치조골 파괴 등을 측정하여 치주질환의 진행 정도를 포괄적으로 평가할 수 있다. 훈련을 통해 쉽고 빠르게 평가할 수 있어, 역학 조사에서 많이 이용된다. 모든 치아를 다음과 같은 기준에 의해 0~8점으로 평가하고, 각 치아의 점수를 더한 후, 검사한 치아 수로 나누어 산출한다(표 2-8).

표 2-8 **치주지수 평가기준**

점수	임상적 치주상태	방사선학적 치주상태	PI	치주조직상태
0	염증성 변화가 전혀 없는 건강한 치은	정상	0	정상 치주조직
1	염증증상이 일부 치은에 국한(치아를 완전히 둘러싸고 있지 않음)되어 있음	정상	0.0 ~ 0.2	
2	염증증상이 치아를 완전히 둘러싼 치은 (부착상피 소실은 없음)	정상	0.3 ~ 0.9	단순 치은염
4		치조골 상방의 초기 골파괴	1.0 ~ 1.9	초기 치주조직염
6	염증증상이 치아를 완전히 둘러싸고 있으며, 치주낭이 형성되어 있으나 치아 동요가 없는 치은	치근 길이 1/2 미만의 치조골 소실	2.0 ~ 4.9	진행성 치주조직염
8	염증이 많이 진행되어 현저한 치조골 소실이 보이고, 치아의 병적이동이 동반된 치은	치근 길이 1/2 이상의 치조골 소실 및 치주인대 비후를 동반한 골연하낭 형성, 치근단 병소 존재	5.0 ~ 8.0	파괴적 치주조직염, 발치 요망

2) 치주질환지수(Periodontal disease index, PDI : Ramfjord, 1959)

치은의 염증상태와 부착소실(CEJ-치주낭 기저부까지의 거리)을 측정하여 치은부와 치주조직부의 질환 여부를 동시에 평가할 수 있다. 검사대상 치아는 상악 우측 제1대구치, 상악 좌측 중절치, 상악 좌측 제1소구치, 하악 좌측 제1대구치, 하악 우측 중절치, 하악 우측 제1소구치이며 이들 치아가 결손된 경우는 후방 치아를 측정한다(그림 2-8).

선택된 6개 치아의 점수를 합산한 후, 검사된 치아 수로 나누어 산출한다. PI와 더불어 치주질환과 관련된 정보가 한 숫자로 압축되어 개인 및 집단의 전반적인 상태를 평가할 수 있으므로 역학조사에 많이 이용되며, 높은 재현성을 얻기 위해서는 많은 훈련과 고도의 기술을 필요로 한다(표 2-9).

치주질환지수(PDI) = 치아 점수의 합 / 검사 치아 수

(17)16	21(22)	24(25)
(45)44	(42)41	36(37)

그림 2-8 **치주질환지수 검사치아**

표 2-9 **치주질환지수 평가기준**

점수	치은부 상태	점수	치주조직부 상태
0	염증 없음	0	부착소실 없음
1	경도와 중등도의 염증증상이 있으나 치아주위로 확산되지 않음	4	부착소실 < 3mm
2	치아주위로 확산된 경도~중등도의 치은염	5	부착소실 = 3~6mm
3	현저한 발적과 종창, 부종, 출혈, 궤양을 수반하는 심한 치은염	6	부착소실 > 6mm

4 치주치료요구지수

1) 지역사회 치주치료요구지수(Community periodontal index of treatment needs, CPITN : WHO, 1978)

지역사회나 특정 집단의 치주상태를 평가하고 필요한 치주치료요구도를 조사하기 위해 개발된 지수로, 구강건강수준을 평가하는 역학연구에서 중요한 수단으로 사용되고 있다.

탐침 시 출혈 여부, 치은연하치석 유무 및 치주낭 유무를 판단하여 산출한다.

측정방법은 구강을 6분악으로 나누고 10개의 지정된 치아를 대상으로 한다. 지정된 치아는 상악은 우측 제1, 2대구치, 우측 중절치, 좌측 제1, 2대구치이고 하악은 우측 제1, 2대구치, 좌측 중절치, 좌측 제1, 2대구치이다. 검사는 탐침 끝에 직경 0.5mm의 원구가 있으며, 중간 3.5~5.5mm 부위가 검은색으로 채색된 WHO 치주낭 측정기(그림 2-9)를 사용하여 측정한다(그림 2-10, 표 2-10).

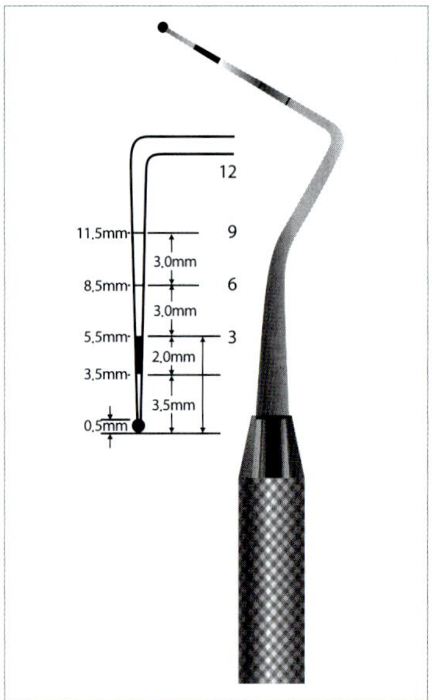

그림 2-9 WHO 치주낭 측정기

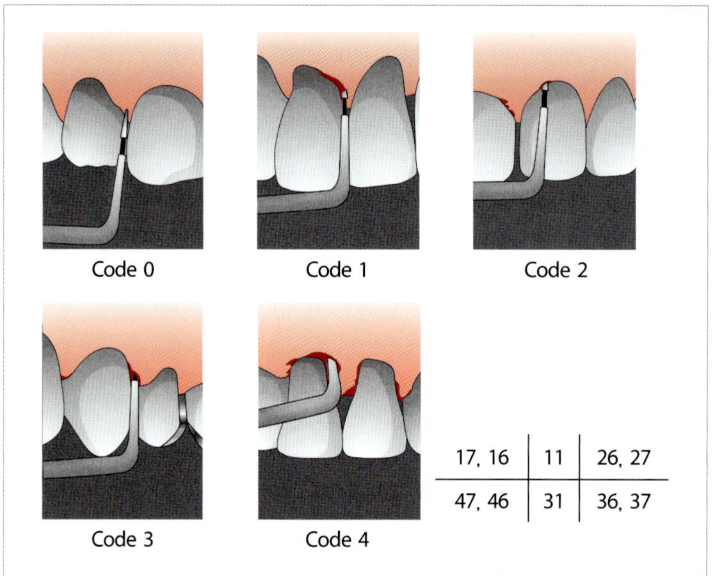

그림 2-10 지역사회 치주치료요구지수의 평가기준

표 2-10 **지역사회 치주치료요구지수의 평가기준**

점수	치주상태	분류	필요치료
Code 0	정상 치주조직	0	치주치료 불필요, 자가 관리
Code 1	탐침 시 출혈	I	구강위생교육
Code 2	치은연상이나 치은연하치석 존재	II	I + 전문적 치석제거술
Code 3	4.0~5.5mm 사이의 병적 치주낭 존재	II	I + 전문적 치석제거술
Code 4	6mm 이상의 병적 치주낭 존재	III	I + II + 복합치주치료

2) 치주검사기록지수[Periodontal Screening and Recording, PSR : American Academy of Periodontology(AAP) and the American Dental Association(ADA), 1992]

지역사회 치주치료요구지수(CPITN)를 단순화시킨 지수로, 미국 치주학회 및 치과협회에서 개발하였다. CPITN과 동일하게 WHO 치주낭 측정기를 사용하며, 탐침 시 출혈 및 치주낭 형성 여부를 통해 치주상태를 평가하고 필요한 치주치료 및 추가적인 심도있는 검사의 필요 여부에 대한 정보를 알 수 있다(표 2-11). 해당 분악에서 가장 불량한 치아의 점수를 그 분악의 지수로 정하고 이를 기초로 하여 치주치료의 처치 필요도를 평가한다.

표 2-11 **치주검사기록지수의 평가기준**

점수	치주상태	분류	필요치료
Code 0	• 출혈 및 치석이 존재하지 않음 • WHO probe의 검정 띠가 100% 보임	0	예방적 치료
Code 1	• 탐침 시 출혈 • 치석 또는 수복물 변연의 결손이 없음 • WHO probe의 검정 띠가 100% 보임	1	구강위생교육 및 치면세균막 제거
Code 2	• 탐침 후 치은 출혈 존재 • 치석 존재 • WHO probe의 검정 띠가 100% 보임	2	• 구강위생교육 • 치은연하치면세균막 및 치석 제거
Code 3	• WHO probe의 검정 띠가 부분적으로 보임(치주낭 깊이 = 3.5~5.5mm) • 출혈이 있거나 없을 수 있음	3	• 분류2 + 완전한 치주조직검사 & 방사선 사진 촬영, 필요 시 치주치료 전문가에게 의뢰
Code 4	• WHO probe의 검정 띠가 보이지 않음(치주낭 깊이 = 6mm 이상)	4	• 분류3 + 광범위한 치주치료(외과적 치주치료 가능) • 치주치료 전문가에게 의뢰

Chapter 03

치주질환의 국소적 원인

학습목표

1. 치주질환의 원인(국소적, 기능적 요인)을 분류할 수 있다.
2. 치주질환의 국소적 요인을 열거할 수 있다.
3. 후천성 피막의 역할을 설명할 수 있다.
4. 치면세균막의 형성과정 및 구성성분을 설명할 수 있다.
5. 치면세균막의 임상적 중요성을 설명할 수 있다.
6. 치은연상치면세균막과 치은연하치면세균막의 특징을 설명할 수 있다.
7. 치석의 형성과정을 설명할 수 있다.
8. 치석의 임상적 중요성을 설명할 수 있다.
9. 교합성 외상의 원인과 증상을 설명할 수 있다.
10. 1차 교합성 외상과 2차 교합성 외상의 특징을 비교할 수 있다.
11. 교합성 외상이 치주조직에 미치는 영향을 설명할 수 있다.
12. 교합상태 변화 시 치주조직의 변화를 설명할 수 있다.

1 치면세균막(Dental plaque, 치태)

1) 치면세균막의 정의

치면세균막(그림 3-1, 3-2)이란 치아 표면에 부착된 세균 덩어리로, 부착력이 강하여 가글이나 water spray 등으로는 제거가 어렵고 칫솔질 등과 같은 기계적 작용에 의해 제거가 가능하다. 다른 부착물인 획득피막(acquired pellicle), 백질(materia alba), 색소침착(pigmentation), 치석(dental calculus) 등과 구별된다(표 3-1).

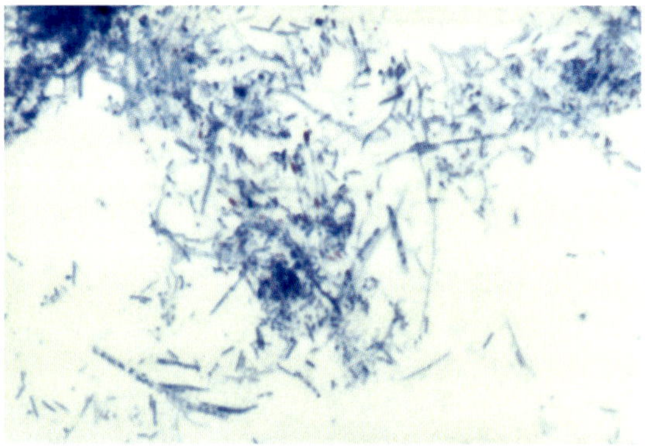

그림 3-1 **치면세균막의 광학현미경사진**
다양한 형태의 세균이 보인다.

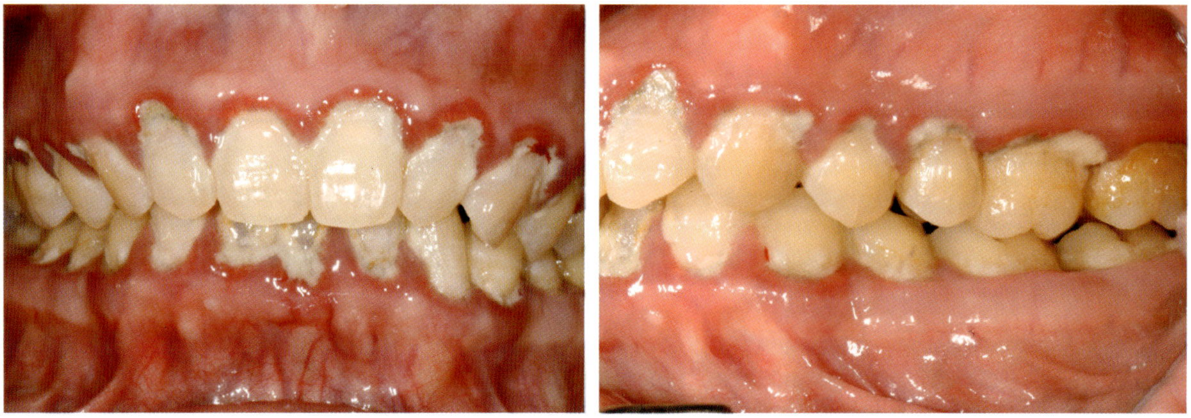

그림 3-2 **치면세균막**

표 3-1 **치면침착물의 비교**

종류	세균	가글로 제거	칫솔로 제거	특징
획득피막	없음	불가능	불가능	• 두께 0.05~0.8㎛, 타액의 당단백질에서 유래 • 연마제를 이용한 장시간의 연마에 의해 제거 가능
색소침착	없음	불가능	불가능	• 획득피막에 침착된 음식물이나 기호품의 색소 • 연마제를 이용한 장시간의 연마에 의해 제거 가능
음식물잔사	없음	가능	가능	• 식후 구강 내에 일시적으로 남은 음식물
백질	있음	가능	가능	• 박리된 상피, 백혈구, 세균, 타액 등을 함유 • 육안으로 관찰 가능
치면세균막	있음	불가능	가능	• 획득피막에 부착해 응집, 증식된 세균과 그 산물 • 치석 형성의 전구물질이며, 주성분은 세균 • 치아우식증과 치주질환의 초기원인
치석	없음	불가능	불가능	• 치면세균막이 석회화된 것 • 치은연상 치석과 치은연하 치석으로 구분

2) 치면세균막의 구성성분

치면세균막은 유기성분과 무기성분 20%, 물 80%로 구성되어 있다. 유기성분 중 70%는 세균이고, 25%는 뮤탄이나 글루칸 등의 세포간기질, 나머지 5%는 탈락된 상피나 혈구성분 등이다.

3) 치면세균막의 형성과정 (그림 3-3)

치아를 연마제 등으로 관리해도 수 시간 후에는 표면에 타액의 당단백질로 형성된 획득피막이 형성된다. 그 후 2~3일 사이에 획득피막 위에 그람양성구균 등으로 구성된 초기부착세균군(early colonizer)의 침착이 일어난다. 이어서 선상균, 사상균, 방추균 등의 후기부착세균군(late colonizer)이 다양한 특이적 또는 비특이적인 결합을 통해 초기부착세균 위에 침착한다. 치면세균막 침착이 증가하여 치은낭이나 치주낭 부위까지 성장하면, 부착력이 약한 세균군(그람음성의 운동성 간균 및 스파이로 헤더 등)이 후기부착균과 함께 낭 상피 사이를 부유하며 존재한다. 치주병원세균에는 이러한 부유성 세균군에 속하는 것이 많다. 치주질환은 일정한 단독 치주병원세균에 의한 감염증이 아니라, 치주염 유발 세균(또는 병원균주)의 비율 증가 등 치면세균막 전체의 병원성 증가가 큰 역할을 하여 발병한다.

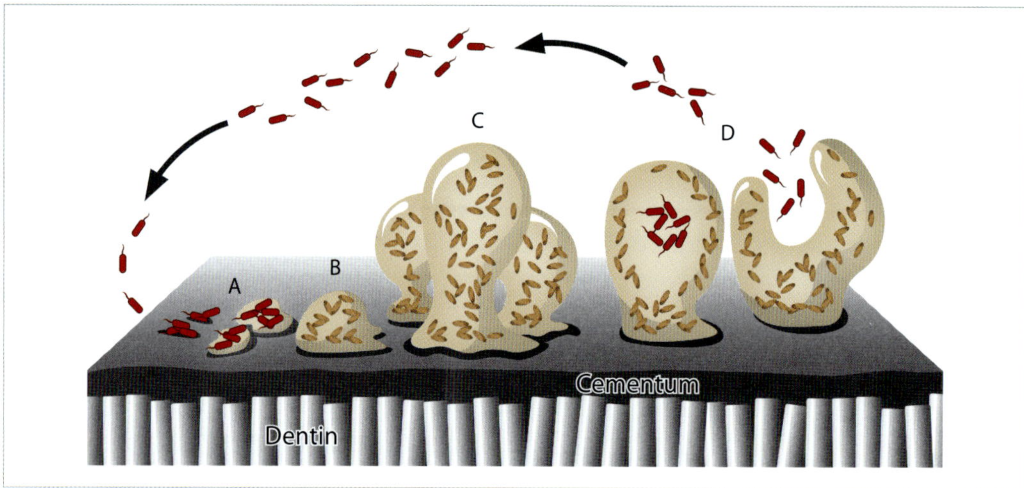

그림 3-3 **치면세균막의 형성**

A : 세균의 초기 집락화 B : 성장 단계 C : 세균의 2차 집락화 D : 세균의 안정 상태 및 휴지기

4) 치면세균막의 분류

치은변연의 위치를 기준으로, 치관 쪽에 축적되어 있는 치면세균막을 치은연상 치면세균막, 치근단 쪽에 부착되어 있는 치면세균막을 치은연하 치면세균막이라고 한다(그림 3-4). 치은연하 치면세균막은 주로 혐기균으로 구성되고 치은연상 치면세균막은 주로 호기균으로 구성되어 있다. 치면에 부착된 획득피막의 표면에는 초기부착 세균군, 그리고 후기부착 세균군이 부착되며 그 위에 부유성 세균이 낭 상피와의 공간 속을 부유하고 있어, 치은연하 치면세균막은 부착성, 비부착성 치면세균막으로 구성된다(표 3-2).

5) 치면세균막의 임상적 의의

치면세균막의 주성분은 세균으로 치면세균막이 치아우식증과 치은염 및 치주질환의 직접적인 원인이며, 치석의 전구물질로 중요한 병원성 인자이기 때문에 임상적으로 중요하다.

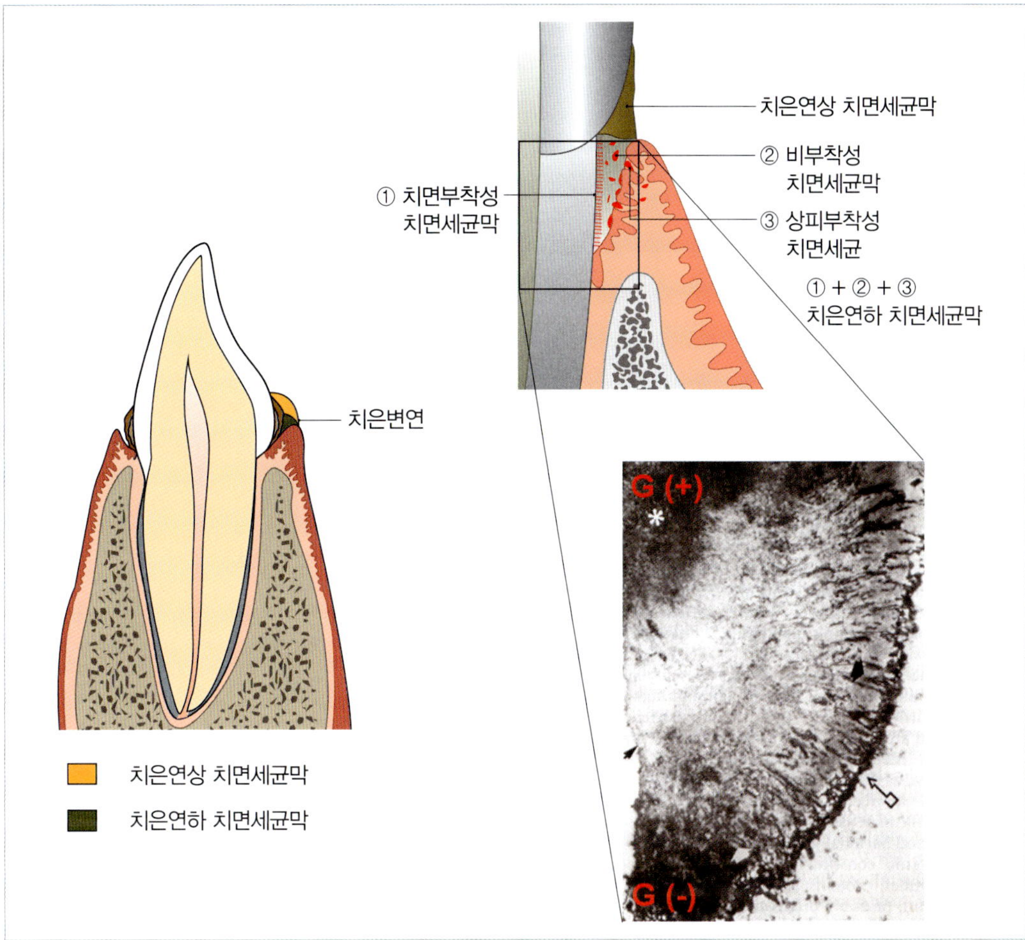

그림 3-4 **치면세균막의 분류**

치은변연에서 치관 쪽에 위치하는가 또는 치근단 쪽에 위치하는가에 따라 구별된다.

표 3-2 **치면세균막의 분류**

구분	치은연상 치면세균막 (supragingival plaque)	치은연하 치면세균막(subgingival plaque)		
		(치면)부착성	비부착성	(상피)부착성
기원	타액에서 유래한 당단백질이 치면 획득 피막을 형성, 그 위로 세균막 침착	치은연상 세균막이 치근단부로 확대		
유착	획득피막 위로 견고하게 치면에 부착. 맨 상층의 세균들은 타액에 의해 떨어져 나가기도 함	치면이나 치은연하부 열구상피에 견고하게 부착하여 치석으로 성숙됨. 치은열구/치주낭 내에서 3개의 층으로 구성		
영양 공급원	타액 및 숙주	치은열구액		
부위	유리치은 변연부 상방, 치경부 1/3 부위	치은열구 및 치주낭의 치면	치은열구 및 치주낭 내부	치은열구 및 치주낭 내 열구상피 변연부에서 접합상피

표 3-2 **치면세균막의 분류 (계속)**

구분	치은연상 치면세균막 (supragingival plaque)	치은연하 치면세균막(subgingival plaque)		
		(치면)부착성	비부착성	(상피)부착성
세균총 구조	치면세균막 위로 미생물층 성장, 형성 2~5일 후에는 구성 세균총 변화 초기 : 그람양성, Cocci 3일 : Filaments & 방추형 4~9일 : Rods 및 그물형 7~14일 : Vibrios, Spirochetes, 그람음성	그람양성, Rods/Cocci, 백악질 침투 가능	그람음성, Spirochetes 등 운동성이 강한 세균총을 포함, 접합상피에 도달 가능	그람음성, 운동성이 강한 세균총을 포함, 상피 및 결합조직으로 침투 가능
임상적 의의	치아우식증, 치은염 유발 및 초기 치주염 관여, 치석 형성	치석 형성 및 치근우식 관여	치은염 및 치주염 관여	치은염 및 치주염 관여

2 치석(Dental calculus)

1) 치석의 정의

치석은 치면이나 구강구조물에 침착된 치면세균막이 석회화된 것으로, 표면이 거칠기 때문에 치면세균막 형성을 가속화시킨다. 부착 부위에 따라 치은연상 치석(supragingival calculus)과 치은연하 치석(subgingival calculus)으로 나누어진다.

2) 치석의 구성성분

치석은 무기성분이 70~90%이며, 나머지는 유기성분과 수분으로 구성되어 있다.

가장 많은 결정 형태는 수산화인회석이다.

3) 치석의 형성 및 부착 과정

치석은 항상 치면세균막이 형성된 이후에 형성되며, 치면세균막은 치석 형성을 위한 유기질 기질을 제공한다. 치면세균막 형성 후 약 12일 경이 되면 침착된 세균막의 60~90%가 석회화되며, 타액이나 치은열구 삼출액에서 유래한 광물질(Ca, P)들이 침착되면서 석회화가 진행된다. 10주에서 6개월 이후 최대량의 치석이 형성되며, 이후에는 음식물이나 인접 구강조직에 의해 기계적으로 마모되어 감소되기도 한다.

4) 치석의 분류

치석은 부착되는 위치에 따라 치은연상 치석과 치은연하 치석으로 분류된다. 치은연상 치석은 치은변연에서 치관 쪽에 부착된 것을 말하는데, 타액 성분에서 유래되기 때문에 백색 또는 황백색을 띠고 있다. 치은연하 치석은 치은변연에서 근첨 쪽의 치은열구 또는 치주낭 내의 치면에 부착된 것을 말하는데 혈액에서 유래되기 때문에 갈색 또는 흑색에 가까운 색을 띠고 있다(그림 3-5). 치은연상 치석은 제거가 용이하나 치은연하 치석은 제거가 어렵다(표 3-3).

표 3-3 **치은연상 치석과 치은연하 치석의 비교**

구분	치은연상 치석(supragingival calculus)	치은연하 치석(subgingival calculus)
분포	치은변연을 따라 치경부 1/3에 주로 침착, 타액선개구부에 많이 침착됨(하악전치부 설면 및 상악구치부 협면)	인접면 및 설면 치근면에 주로 침착, 전체 치아에 걸쳐 분포
색	백색, 황색	흑색, 갈색
상태	점토상. 치은연하 치석보다 제거하기 쉬움	부싯돌 같이 단단함. 제거가 어려움
진단방법	(치면 건조 후) 육안으로 관찰가능	방사선 사진상 또는(치주수술 시) 치은변연을 젖힌 후 관찰 가능. 탐지 기구 이용

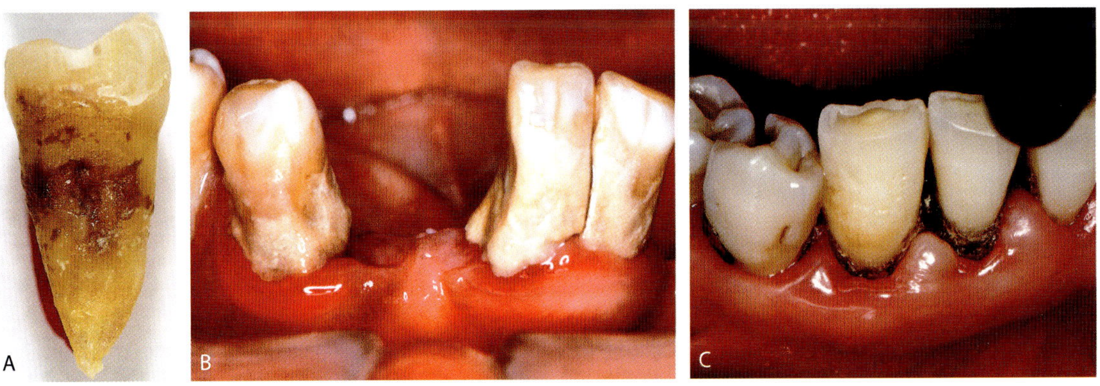

그림 3-5 **치석**

A : 발거 치아에 부착되어 있는 치석 B : 치은연상 치석 C : 치은연하 치석

5) 치석의 임상적 의의

치석은 구강위생관리를 방해하는 인자로 단단히 석회화된 치석은 치은을 물리적으로 자극할 뿐만 아니라, 다공성 표면구조가 세균에게 은신처를 제공하는 역할을 하므로 치은에 대한 세균 접근을 돕는다. 또한, 거칠게 형성된 치석 표면은 석회화되지 않은 치면세균막으로 덮여 있어 치아우식증 및 치주염 유발의 이차적 원인으로 간주된다. 따라서 치면세균막 부착인자의 제거를 위해 치석을 제거해야 하는데, 치주치료와 예방적 치료술식을 성공시키기 위해서는 침착된 치석을 모두 제거해 내는 것이 중요하다.

3 기타 국소요인

1) 백질

치아 및 구강 구조물 위에 부착된 흰색 또는 황색의 끈끈한 세균성 부착물로서 육안으로 관찰이 가능하고 치면세균막보다 표면부착력이 약해 water spray에 의해 제거가 가능하다. 성분이나 치은조직에 대한 유해성이 치면세균막과 유사하나 내부구조가 없는 점이 다르다.

2) 음식물잔사 및 식편압입

음식물잔사는 치관부에 일시적으로 체류하는 부착물로서, 비위생적인 환경을 조성하며, 당분을 함유한 음식물잔사는 치아우식증의 유발 원인이 된다. 식편압입은 교합력에 의해 음식물이 치아주위 조직으로 강하게 삽입되는 상태를 말하는데, 치간 접촉점이 없거나 인접관계가 부적절할 때, 교모로 치아 교합면이 평탄한 경우, 전치부 피개교합이 심한 경우에 발생한다. 이러한 식편압입은 치은염증의 일반적인 원인이 되며, 치주치료 실패의 원인이 되기도 하므로 제거해야 한다(그림 3-6, 3-7).

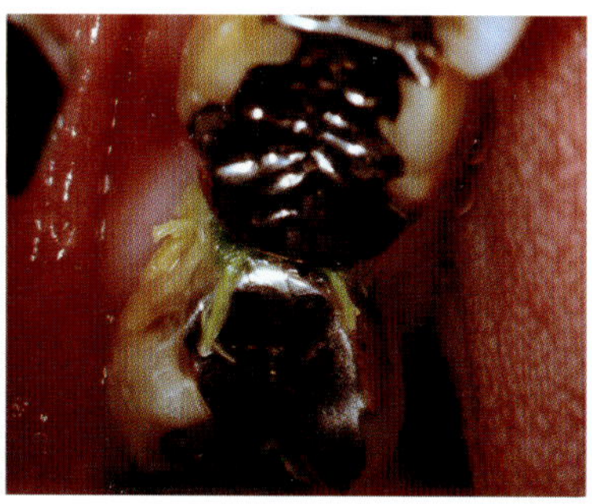

그림 3-6 보철물로 인한 식편압입

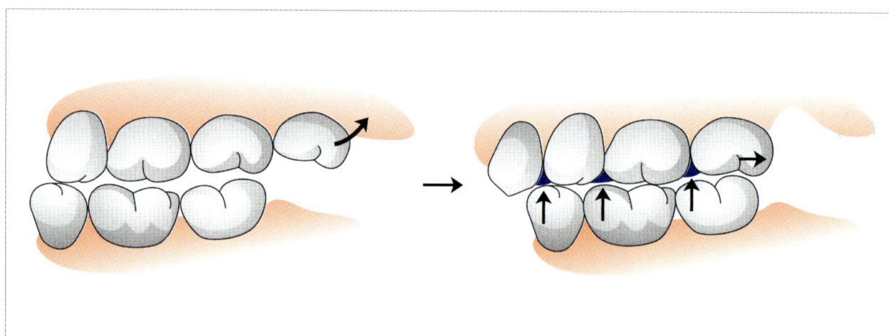

그림 3-7 치아이동으로 인한 식편압입

3) 결손치 미수복

치아 결손 후 수복하지 않은 채로 방치하면, 치주질환을 야기시킬 수 있는 여러 변화가 발생된다. 특히, 대구치 발거 후 장시간이 지나면 대합치 정출, 인접치아의 이동 및 경사로 인해 치아접촉 관계 상실, 식편압입이 발생되고, 여러 원인들이 복합되어 치조골 파괴가 일어난다.

4) 불량 치과시술

불량 치과시술 특히 수복물이 잘못된 경우, 치은염이나 치주조직의 파괴를 초래할 수 있으며, 시술과정 자체가 치주조직에 손상을 줄 수도 있다. 관련 수복물을 임시피복관으로 대체하거나 형태 수정 등의 개선이 필요하다(그림 3-8).

① 수복물의 과도한 변연(overhanging margin) 및 변연 부적합 : 치면세균막 축적 증가

② 가공치 기저면의 과도한 치은점막 압박 : 수복물 하방 세정 곤란, 치면세균막 축적 증가

③ 부적절한 수복물 외형(contour) : 과도하게 풍융하거나 치간접촉이 부적절하거나 교합면의 해부학적 형태가 적절히 재현되지 못한 수복물, 식편압입 및 치면세균막 축적 유발

④ 수복물의 교합 부조화 : 교합성 외상 유발 가능

⑤ 부적합 가철성 국소의치 : 치면세균막 축적 증가, 교합성 외상으로 인한 지대치 동요도 증가

⑥ 치과 시술과정에서의 치주조직 손상 : 러버댐 및 교정밴드 등의 장착 시, 치은 손상 가능

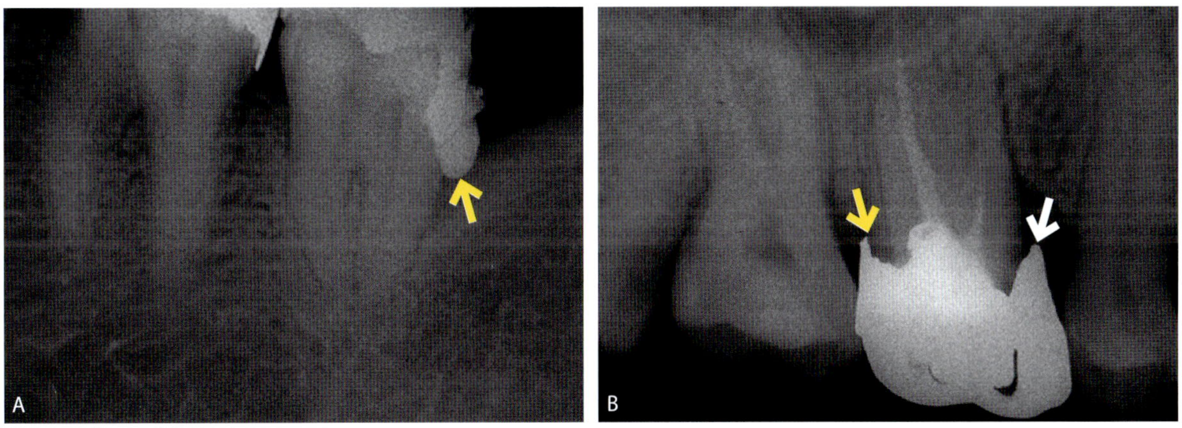

그림 3-8 불량 치과시술로 인한 치조골 상실

A : 과잉 수복물로 인한 치조골 상실 B : 변연부적합 수복물로 인한 치조골 상실

5) 구호흡 및 구강악습관

구호흡 환자들에게는 상악전치부에 표면광택, 발적, 부종을 수반하는 치은염이 빈발한다. 이는 국소 건조 상태 유발 및 타액의 자정작용 저하로 인한 치면세균막 축적 증가에 기인한다. 구호흡이 의심되는 환자에게서 볼 수 있는 특징적인 구강 내 소견으로는 구호흡선과 긴장능선(tension ridge)이 있다(그림 3-9). 구호흡의 원인을 찾아내어 교정치료, 구순폐쇄훈련 또는 oral screen 등으로 증상을 개선해야 한다.

구강악습관으로는 불필요한 이쑤시개 사용, 혀 내밀기, 입술이나 뺨을 씹는 행위, 그외에 직업적 습관으로 인해 치아나 치주조직의 손상을 야기하는 행위 등이 있는데, 환자에게 구강악습관을 인지시켜 교정할 수 있도록 충분히 교육시키는 것이 중요하다.

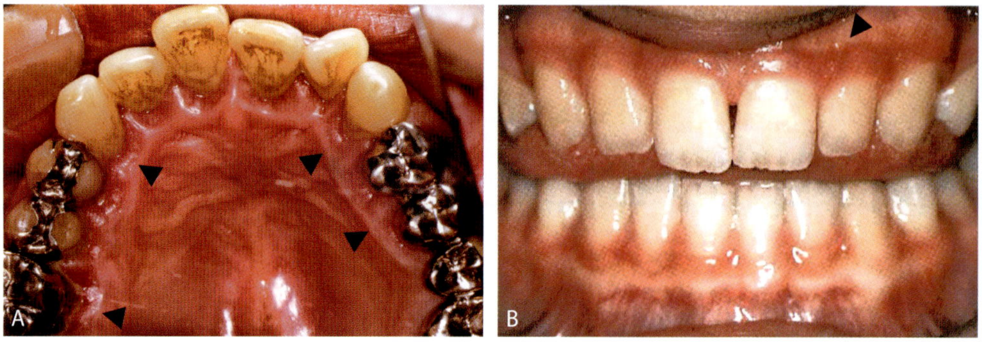

그림 3-9 **구호흡**

A : 구호흡 환자의 치은부종 B : 구호흡선

6) 치열부정 및 교정치료와 관련된 치주손상

치아배열이 불규칙한 경우, 자정작용이 저하되고 치면세균막 조절이 어려워지는 경우가 많다. 또한, 치열 상태에 따라 치은퇴축, 교합부조화 등으로 치은조직 병변이 야기될 수 있다(그림 3-10). 따라서 보철치료나 교정치료를 통해 교합이상이나 치열부정을 개선해야 하지만 염증이 있는 상태에서 교정력이 가해지면 치주조직이 파괴될 가능성이 있기 때문에 교정치료를 실시할 때 주의가 필요하다. 또한 교정치료 시, 장치부착에 의해 치면세균막 및 음식물잔사의 저류가 용이해져 치은염이 발생되기 쉽다. 따라서 구강위생관리에 대한 철저한 환자교육이 필요하다.

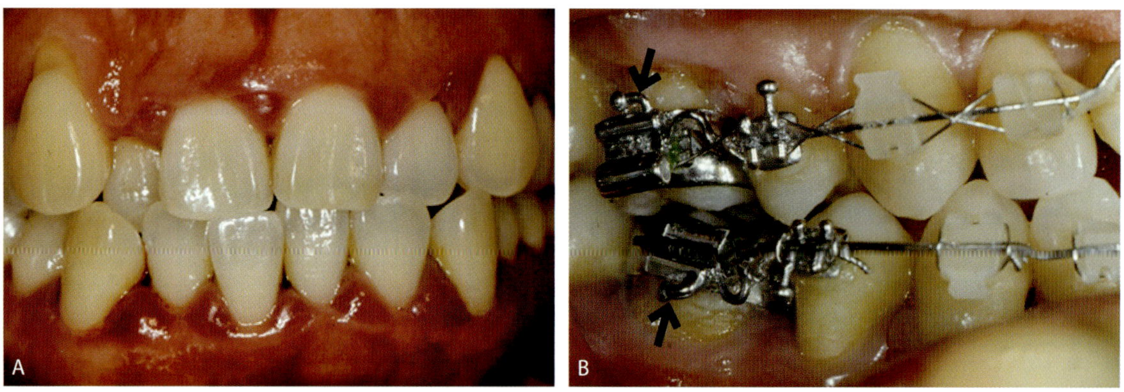

그림 3-10 **치열부정 관련 치주손상**

A : 치열부정으로 인한 치주손상 B : 교정치료로 인한 치주손상

7) 해부학적 이상

해부학적 구조에 이상이 있을 경우에도 구강 내 자정작용 및 치면세균막 조절을 방해하여 치주질환이 유발될 수 있다(그림 3-11). 따라서 구강위생관리를 실시할 때 세심한 주의가 필요하며, 개선되지 않을 경우에

는 삭제 등에 의해 형태수정이 필요하다.

- 치아의 형태학적 이상 : 법랑질 형성부전(enamel hypoplasia), 치은구개구(palatogingival groove), 법랑진주(enamel pearl), 법랑돌기(enamel projection) 등의 치아형태 이상은 치면세균막 축적인자로서 작용한다.
- 소대나 근육부착 이상 또는 낮은 구강전정 : 소대가 지나치게 두껍거나 치은부에 가깝게 위치할 경우나 구강전정이 얕고 부착치은이 좁은 경우에는 자정작용이 저하되어 치면세균막 축적이 용이해진다.

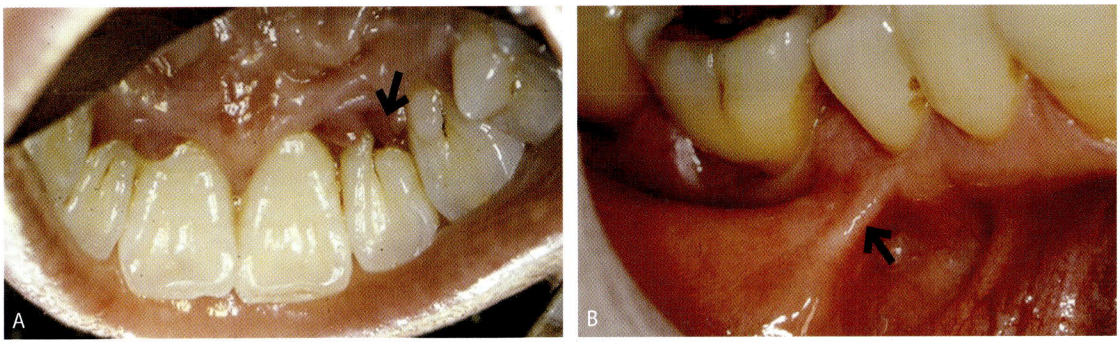

그림 3-11 **해부학적 이상으로 인한 치주손상**

A : 치아형태학적 이상으로 인한 치주조직 파괴 B : 근육부착 이상으로 인한 치주조직 파괴

8) 기타

과도하거나 잘못된 방법의 칫솔질로 인한 외상(그림 3-12), 화학적 자극, 두경부의 방사선 조사, 타액 감소로 인한 구강건조증 등에 의해서도 치주질환이 발생할 수 있다.

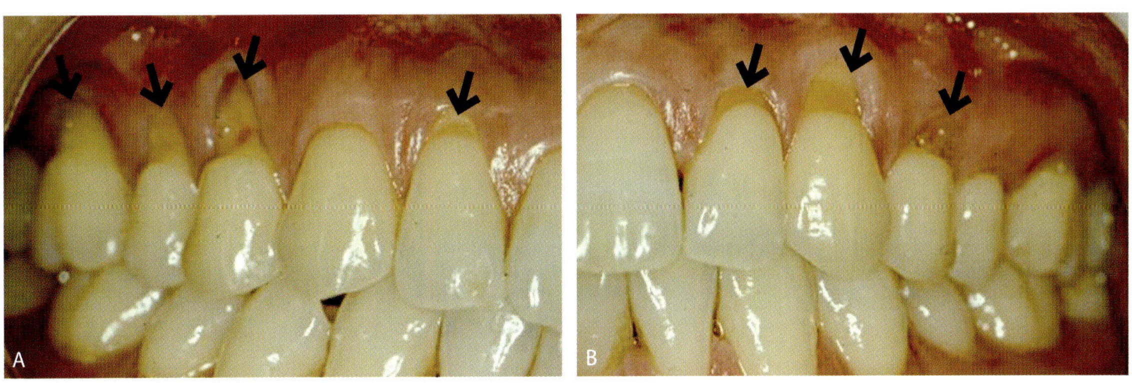

그림 3-12 **과도한 칫솔질로 인한 치주조직 손상**

4 기능적 요인

1) 교합성 외상

교합력이 조직의 적응 한계를 초과하여 치주조직 파괴가 일어나는 것을 교합성 외상(그림 3-13)이라 하며, 이러한 조직손상을 야기하는 교합을 외상성 교합(traumatic occlusion)이라고 한다. 교합성 외상의 원인은 조기접촉, 이갈이, 과도한 교합력, 구강 악습관 등이다.

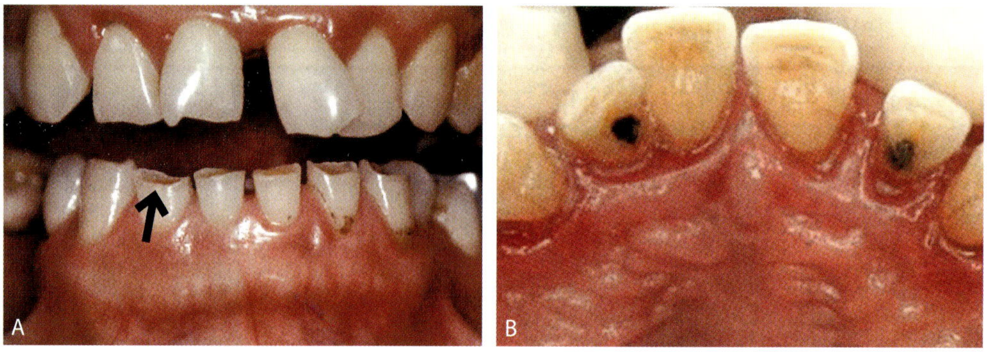

그림 3-13 **이갈이에 의한 교합성 외상**

A : 상아질이 노출되어 있다. B : 중증인 경우 치간이개가 유발된다.

(1) 교합성 외상의 분류 및 증상 (표 3-4)

① 1차성 교합성 외상(primary trauma from occlusion) (그림 3-14)

정상적인 치주조직에 과도한 교합력이 가해져서 치주조직 파괴가 일어나는 경우 또는 충전물을 과도하게 충전하는 경우 등이다. 임상증상으로는 치아동요, 저작시 불편감 등이 나타나며 방사선사진상에서는 치주인대 확장에 의한 수직골 소실이 나타날 수 있다. 장기간 1차성 외상을 받았다면, 방사선사진상에서 치조백선이 두꺼워지거나 치근흡수가 나타날 수 있다.

교합조정을 통해 교합을 변경시킴으로써 치료할 수 있다.

② 2차성 교합성 외상(secondary trauma from occlusion) (그림 3-15)

골 소실로 인해 지지 치주조직이 감소되어 있는 상태에서 정상적인 또는 과도한 교합력으로 인해 치주조직에 파괴가 나타나는 경우를 말한다. 임상증상으로는 치아동요, 저작 시 불편감 등이 나타나며, 방사선사진상에서 치주인대 확장 등이 나타날 수 있다. 이 경우의 치료는 고정장치가 요구되며, 변연부 세균성 치주염이 동반된 복합성 치주염의 경우 염증 자체에 의한 파괴증상들도 고려하면서 치료해야 한다.

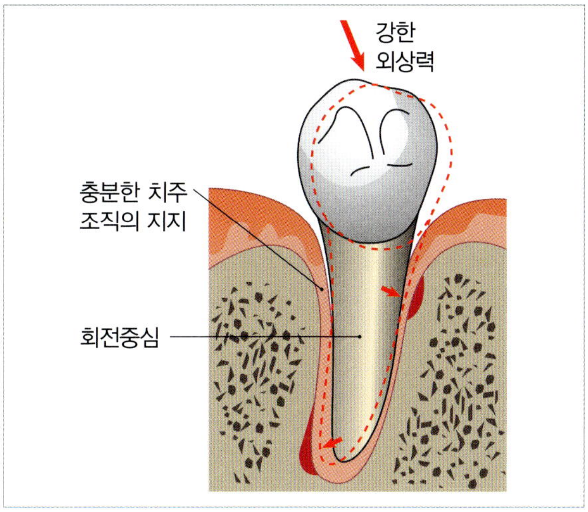

그림 3-14 1차성 교합성 외상

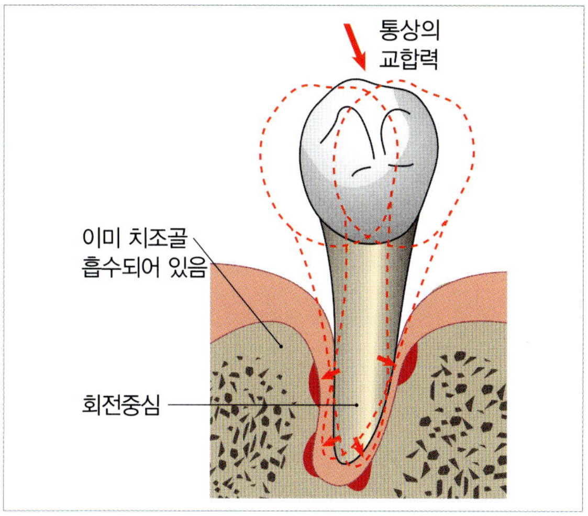

그림 3-15 2차성 교합성 외상

표 3-4 **교합성 외상의 분류**

구분	1차성 교합성 외상	2차성 교합성 외상
교합력	과도	정상 또는 과도
지지골량	정상(치조정이 CEJ 근처에 위치)	감소(지지 골량이 감소되어 있는 상태)
치아동요도	증가 중	증가 중
치주인대공간	확장 중	확장 중
치료	교합조정	고정장치(splinting) + 교합조정 * 복합된 치주염 치료는 별개로 시행
치료결과	과도한 교합력 감소, 치아동요도 감소, 치주인대공간 축소	치아동요도 감소, 치주인대공간 축소

(2) 교합성 외상이 치주조직에 미치는 영향

치주조직이 건강한 경우에는 교합성 외상 자체가 치은염이나 치주염을 유발시키지는 않지만 치주인대측의 치조골 및 치주인대에 병변을 유발시킬 수 있다고 알려져 있다. 또한, 1차성 교합성 외상인 경우 조직에 가해지는 과도한 힘을 제거하면 조직은 가역적으로 회복된다. 그러나, 장기간 지속된 교합성 외상은 치주조직에 영향을 미쳐, 치아동요 증가, 병적 치아이동, 저작불편감, 치근흡수, 방사선사진상 치주인대공간의 확대, 치조백선 소실 및 측두악관절 이상 등의 증상을 유발시킬 수 있다.

Chapter 04

치주질환의 전신적 요인

학습목표

1. 치주질환의 전신적인 요인을 열거할 수 있다.
2. 비타민 결핍이 치주조직에 미치는 영향을 설명할 수 있다.
3. 단백질 결핍이 치주조직에 미치는 영향을 설명할 수 있다.
4. 소모성 질환이 치주조직에 미치는 영향을 설명할 수 있다.
5. 당뇨병과 치주질환과의 관계를 설명할 수 있다.
6. 흡연이 치주질환에 미치는 영향을 설명할 수 있다.

전신건강은 치주질환에 대한 저항성에 영향을 미친다. 세균이 치주질환의 발생에 있어 필수 요소이지만 세균 자체만으로는 불충분하다. 인체의 질환감수성(질환에 걸리기 쉬운 정도)도 중요한 역할을 하며, 또한 전신질환에 의해서도 나타날 수 있다. 그러나 어떤 특정한 전신질환도 국소적 방해인자 없이 치주질환을 일으키지는 않는다. 하지만 전신질환이 있다면 없을 때에 비해 치주병원체에 대한 반응이 사실상 더 강하게 나타나며, 질환에 대한 저항성을 약화시킴으로써 치주질환을 악화시킨다.

1 치주질환의 전신적 요인

1) 유전(Inheritance)

구강위생관리에 소홀하더라도 모든 사람에게서 치주질환이 똑같이 발병하지는 않는다. 아직 좀 더 명백한 연구가 필요하지만, 다른 질환들과 마찬가지로 치주질환에 대한 질환감수성(질환에 걸리기 쉬운 정도) 역시 다소 유전적으로 결정된다고 보고되고 있다. 세균 침투에 대한 숙주의 반응을 유발하고 변경시키는 유전적 요인은 치주질환의 감수성을 결정할 뿐만 아니라, 질환 진행의 정도와 심도를 결정한다. 치주적 문제를 나타내는 선천적 질환으로는 유전성 치은섬유화증, 주기성 호중구감소증(cyclic neutropenia), 다운증후군(Down syndrome), 파피용-르페브르(Papillon-Lefevre) 증후군, 세디아크-히가시(Chediak-Higashi) 증후군 및 저인산효소증(hypophosphatasia) 등이 있다. 파피용-르페브르 증후군은 전반적인 치주조직의 파괴가 이른 시기에 일어나고, 다운증후군은 염색체 이상으로 정신박약과 성장지연, 구강질환 이환율이 높게 나타나는 질환이다. 따라서 치면세균막이나 치석, 치주낭이 존재하는 경우에는 치주조직의 파괴 정도가 상당히 심하게 일어난다.

2) 영양상태(Nutriture)

영양결핍 자체만으로 치주질환이 유발되는 것은 아니지만, 영양결핍은 감염에 대한 숙주반응을 저하시키고 국소자극 인자나 교합력의 해로운 작용을 악화시켜 치주질환의 유발과 진행을 촉진시킨다. 영양결핍은 치주조직뿐만 아니라 입술, 구강점막, 골조직의 이상을 초래한다.

치주질환에 있어 다른 영양물질보다 임상적 관점에서 중요한 것은 단백질과 비타민 결핍이다.

단백질 결핍 시, 치조골의 골다공증, 치주인대폭의 감소, 교원질섬유의 변성, 백악질 침착지연 및 치은창상의 회복지연, 혀상피 위축 등이 나타난다.

비타민 중 가장 중요한 것은 아스코르빈산(비타민 C)으로, 섬유모세포, 골모세포 및 상아모세포 작용에 중요한 역할을 한다. 비타민 C 부족 시 출혈성 경향이 많아지며, 상처치유 지연 같은 특징을 갖는 괴혈병이 초래된다. 또 각화성 피부염과 점상출혈을 일으키며, 치은이 비대해지면서 궤양이 생겨 감염의 원인이 된다. 한편, 이미 치주낭이 존재할 경우에는 치주질환을 가속화시키며, 치주수술 등의 외과적 수술 시 상처 주변 혈관 생성의 부진으로 상처치유가 지연된다. 비타민 B 복합체 결핍 시, 치은염, 설염, 구순구각염 및 구강 점막에 대한 전반적인 염증이 나타난다.

3) 호르몬(Hormone)의 변화

임상적으로 호르몬(에스트로겐 및 프로게스테론)의 수준이 바뀌거나 불균형해지는 임신, 사춘기, 갱년기 환자에게서 치은염 및 치주염에 대한 높은 발병률이 나타난다. 전반적인 호르몬 상태는 염증반응에 영향을 미쳐, 국소자극에 대한 염증반응을 심화시킨다. 호르몬의 변화는 치주환경성 치은열구액 분비 및 미세순환의 투과성을 증가시켜 치은열구의 환경을 변화시키고, 세균조성을 변화시키면서 병원성 세균의 성장 가능성을 높인다.

(1) 임신

임신 그 자체가 치주염의 위험 증가와 관련이 있지는 않지만, 종종 임신 제2기와 3기에 임신성 치은염(그림 4-1)이라고 불리는 악화된 치은염증 소견을 보인다.

임신 기간 중 치주인대의 변화로 치아동요가 발생되나 출산 후에는 정상으로 회복된다.

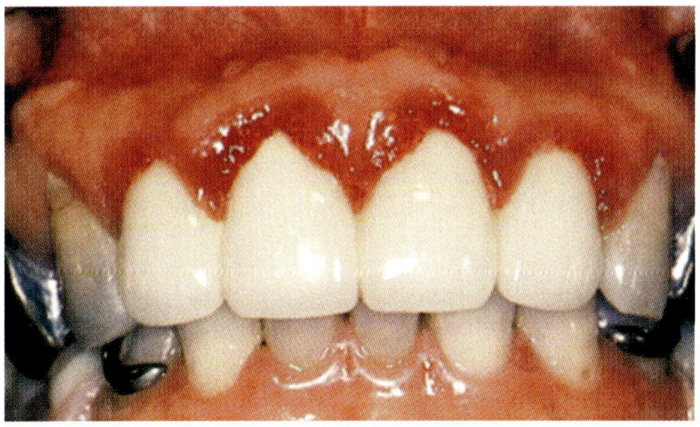

그림 4-1 임신성 치은염

(2) 경구피임약

경구피임약은 배란을 정지시키기 위해 임신자극호르몬의 수준을 올리는 작용을 한다. 따라서 경구피임약을 복용한 여성에게서도 임신 시 나타나는 치은변화가 관찰된다.

치은변화는 열구액의 증가에 의한 염증과 비대를 포함하며, 첫 복용 후 수개월 내에 나타난다. 치주 상태가 나빠지면 투약을 중단해야 할 필요가 있으며, 청결한 구강위생 유지가 중요하다.

(3) 사춘기

치면세균막에 대해 민감한 반응을 보이면서 치주염 발생에 높은 위험성을 지닌다.

그러나 호르몬 변화 양상 및 이로 인한 치은염은 일시적이며, 사춘기가 지나면 정상으로 회복된다.

(4) 폐경 및 골다공증

폐경으로 인해 에스트로겐의 분비가 줄어들고, 에스트로겐 결핍의 결과로서 골다공증이 발병한다. 골다공성이 높아지고 피질골의 두께가 감소되므로 치면세균막이 많아지면 심한 치주질환이 유발되어 치아 상실의 가능성이 커진다.

4) 당뇨병(Diabetes mellitus)

당뇨병은 감염에 대한 감수성을 높이는 만성 고혈당이 특징인 복잡한 대사질환으로, 오랫동안 치주질환의 위험요소로 간주되어 왔다. 제1형 당뇨병(type I, 인슐린의존성)의 경우, 췌장 β세포의 파괴로 인슐린(혈중포도당농도조절호르몬)이 심각하게 결핍되어 발생하는데, 대개 젊은 나이에 유발되며 공격적인 성향을 띤다. 따라서 치주조직 이외의 전신적인 문제들이 동반되며, 치주조직에서는 재생과정에서 성장인자에 대한 반응이 떨어지고, 다형핵 백혈구의 부착력, 화학적 수용력 및 식균작용 저하가 수반된다. 제2형 당뇨병(type II, 인슐린비의존성)의 경우, 췌장에서 인슐린이 분비되기는 하나 세포수용체의 민감도 저하로 인슐린이 기능하지 못하여 발생한다. 보통 50세 이상의 환자에서 발견되며 40세 이하의 환자는 드물다.

당뇨병 환자는 치은염 및 치주염(그림 4-2)의 발병 위험이 건강한 성인보다 높은데, 이는 감염에 대한 저항력 감소와 상처치유 지연에 기인한다. 특히, 당뇨가 잘 조절되지 않는 환자에서 더욱 민감한 반응을 보이는데, 만성적이며 잘 조절되지 않는 당뇨병 환자는 잘 조절되는 환자보다 치주조직 파괴양상이 더욱 심하게 나타난다. 즉, 치은열구액 내의 높은 당 수치가 치주질환에 대한 숙주의 면역반응을 억제하여 상처 치유가 지연되고, 다발성 및 재발성 치주농양 등의 감염이 재발된다. 뿐만 아니라, 콜라겐 대사의 변화, 다형핵 백혈구의 주화성 및 탐식작용 손상으로 치주조직 파괴가 심하게 일어난다.

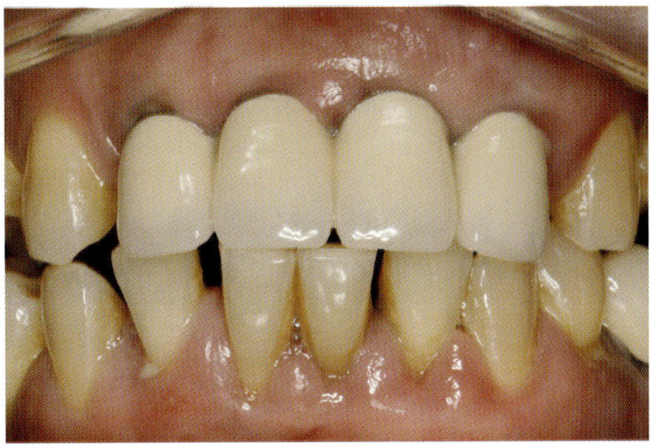

그림 4-2 당뇨병 환자의 치주염

5) 혈액성 질환(Blood dyscrasia)

백혈병, 빈혈, 면역결핍성 장애, 심혈관계 질환, 균혈증, 감염성 심내막염 등 다양한 혈액질환들이 중증 치주질환과 관련되어 있다. 무과립구증과 호중구감소증은 치은염과 치주염의 심도 증가뿐만 아니라 괴사성 궤양과 연관이 있다.

급성 백혈병은 치은에서 첫 변화를 일으키는 위험한 혈액질환으로, 보랏빛 치은 비대, 궤양, 염증 및 심한 자발 출혈 소견을 보인다(그림 4-3). 이러한 양상은 악성 세포의 침습, 호중구 감소, 탐식작용 부전, 혈소판 결핍 및 관련 면역기전의 효과 저하로 인해 발생한다.

조절하기 힘든 비정상적인 치은출혈은 혈액성 질환의 중요한 임상증상이므로, 확진을 위해서 철저한 진찰 및 혈액검사가 필요하다.

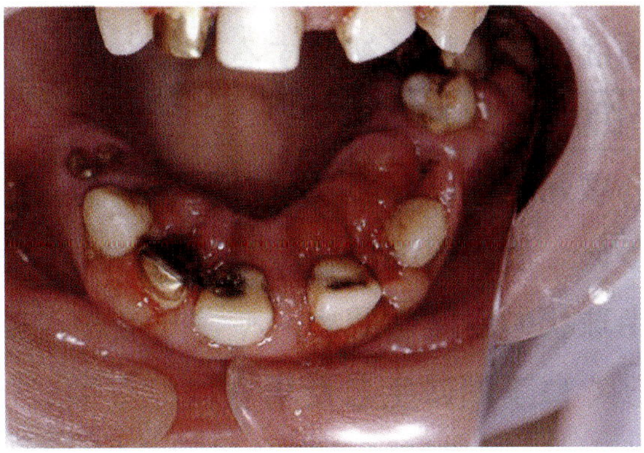

그림 4-3 급성 백혈병으로 인한 치은종창 및 치은출혈

6) 후천성 면역결핍증(Acquired immune deficiency syndrome, AIDS)

인간면역결핍바이러스(human immunodeficiency virus, HIV)의 감염으로 발생하는데, 면역결핍에 의해 자가치유능이 소실되어, 많은 합병증이 유발된다.

AIDS 환자 및 HIV 보균자는 괴사성 궤양성 치주염과 같은 급진성 괴사성 치주질환에 이환되기 쉬우며 궤양 및 치유지연, 칸디다증, 모상백반증, 카포시육종(그림 4-4) 등 구강 내에 다양한 병소가 나타난다. 이는 중성구의 기능결손과 같은 면역반응의 부전 및 기능저하가 원인이다.

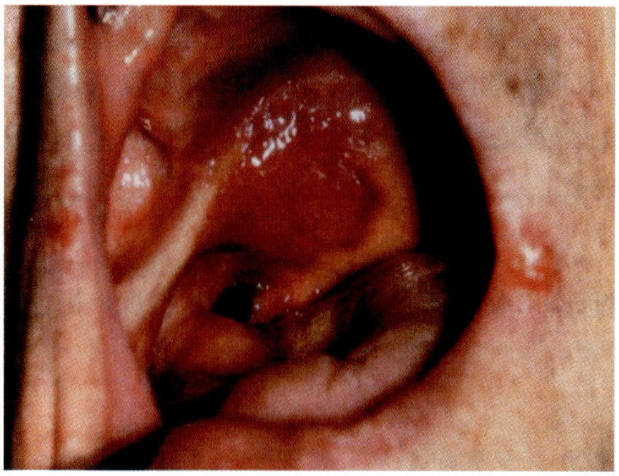

그림 4-4 **AIDS 환자의 카포시육종(Kaposi's sarcoma)**

7) 스트레스(Stress)

만성 스트레스는 치주감염에 대한 민감성을 증가시킨다. 스트레스는 두 가지 작용을 통해 치주염 발병의 원인으로 작용한다. 첫째, 행동양상에 변화를 가져와 구강위생이 소홀해진다. 둘째, 신체 내에서는 당질부신피질스테로이드(항염증 작용 및 스트레스에 대한 보호작용)와 코티손(당질부신피질스테로이드의 한 종류, 면역억제 작용과 감염저항성 감소 효과)의 생성을 증가시킨다. 따라서 스트레스는 치주병원체에 대한 면역반응을 억제하여 치주질환의 심도를 높이기 때문에 또 다른 전신적 위험인자가 된다.

8) 흡연(Smoking)

흡연은 치주질환의 명백한 위험인자이다. 치면세균막이 적절히 조절되는 경우에도 흡연자는 비흡연자보다 약 2~6배 정도 치주파괴가 쉽게 일어나고 질환의 진행도 빠르며, 이에 따라 치아상실의 가능성도 높아진다.

흡연은 열, 구강건조, 치면세균막 및 치석침착 증가와 관계가 있을 뿐만 아니라, 치주병원체에 대한 인체의 면역반응 억제와도 관계가 있다(그림 4-5).

첫째, 구강 내 산소량 감소를 통해 혐기성 미생물이 번식하기 좋은 조건을 형성한다.

둘째, 면역세포의 화학주성 및 백혈구의 포식작용을 감소시킬 뿐 아니라, 말초혈관을 수축시켜 세포 및 조직의 면역기능을 떨어뜨린다.

셋째, 니코틴, 일산화탄소 및 시안화수소 등의 유해성분들이 조직의 상처치유를 방해한다. 이러한 과정을 통해 흡연은 치주수술 후 상피 재부착 및 재생을 어렵게 한다.

넷째, 담배 흡연 시 발생되는 유해물질이 치은, 치은열구액에 남아 연조직에 대한 자극원의 저장고 역할을 하여, 조직부착을 방해한다는 점이다. 연구 결과, 흡연이 구강 미생물에 직접적인 영향을 주는 것은 아니지만 흡연 시 발생되는 생성물질들이 치주병원체와 함께 집락되어 치은연하의 미생물총을 조절한다는 것이 밝혀졌다. 흡연은 치주치료 후의 조직치유에도 영향을 미쳐, 외과적 또는 비외과적 치주치료 효과가 흡연자에게서는 더 적게 나타난다.

다섯째, 흡연은 타액유출량 감소와 관련이 있으며 이는 치석형성을 증가시킬 수 있다.

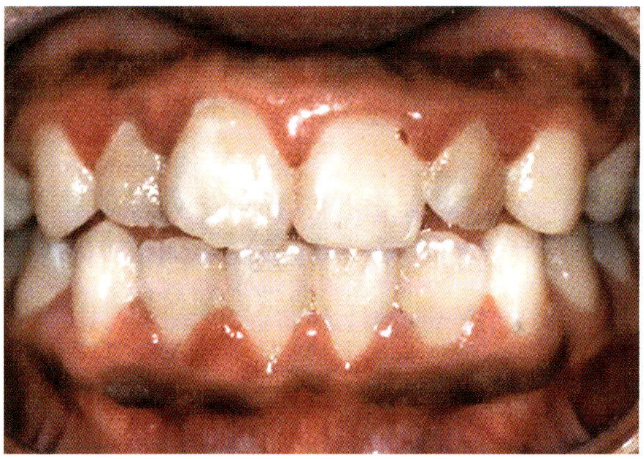

그림 4-5 흡연으로 인한 치은염과 치은착색

9) 기타 소모성 질환

소모성 질환이란 서서히 전신 쇠약 상태를 나타내 면역저항력을 감소시키는 질환으로 결핵이나 당뇨병, 만성 감염증, 악성 종양 등을 들 수 있다. 이러한 질환은 국소 자극에 대한 면역저항력을 약화시켜 치주질환에 감염되기 쉽게 만든다.

2 다른 질환의 위험인자로서의 치주질환

최근 치주질환이 심각한 전신질환의 발생이나 관리에 있어서 위험요인으로 작용한다는 사실이 보고되고 있다. 특히, 치주감염은 심혈관 질환 및 쇼크, 저체중아 조산, 세균성 폐렴 등의 질환에 영향을 줄 수 있다. 게다가 심각한 치주염이 있는 환자는 비인슐린의존성 당뇨의 조절이 더욱 어려운 것으로 보고되고 있다. 이러한 상호관계에 대한 정확한 작용기전은 밝혀지지 않았지만, 위험요소의 증가에 대한 몇 가지 요인에 대해 살펴보기로 한다(표 4-1, 그림 4-6, 4-7).

표 4-1 **치주질환과 전신질환과의 관계**

치주질환과의 관계	관련 질환
치주조직에 전신질환의 증상이 나타나는 질환	백혈병, 후천성 면역부전증후군, 피부과질환 등
치주조직에 전신질환 치료약제(항경련제, 혈압강하제, 면역억제제 등)의 부작용이 나타나는 질환	치은비대증
치주조직에 정신적 질환의 증상이 나타나는 질환	자취증(bromidrosiphobia), 이갈이(bruxism), 악관절증, 급성 괴사성 궤양성 치은염 · 치주염(ANUG · ANUP) 등
치주질환의 위험인자로서의 전신질환	당뇨병, 골다공증, 영양부족, 혈액성 질환, AIDS
치주질환이 위험인자로 작용하는 전신질환	심장혈관장애(관상동맥질환, 심내막염), 당뇨병, 흡인성 폐렴, 저체중아 조기출산 등

1) 심혈관 질환(Cardiovascular disease)

구강 세균 감염이 증가는 치주조직이 파괴와 회복을 동반하지만, 동맥에서는 혈전이 응집및 동맥혈관벽에 부착을 유발한다.

치주질환은 관상동맥성 심장질환뿐만 아니라 심혈관질환 및 심장발작의 위험인자로서도 관여한다는 것이 밝혀졌다. 이러한 연관성은 염증성 치주질환에 의해 유발된 전신적 염증질환의 발생 가능성과 함께 설명되어 왔다. 치은염 조직으로부터 유래된 세균이 혈류로 들어가면 그들 주변으로 혈소판이 응집되어 세균 덩어리를 만들게 되어, 심장이나 뇌의 혈관을 감염시키거나 막을 수 있다. 치주염이 있을 때 심장질환에 대한 위험은 50%나 증가하고, 뇌졸중에 대한 위험은 30%나 증가한다.

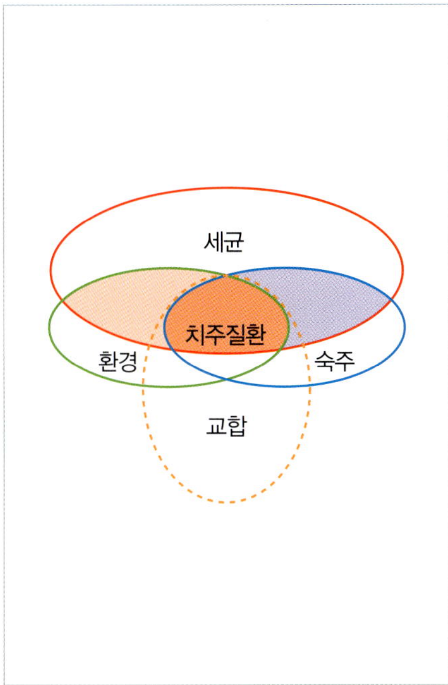

그림 4-6 치주질환의 위험인자

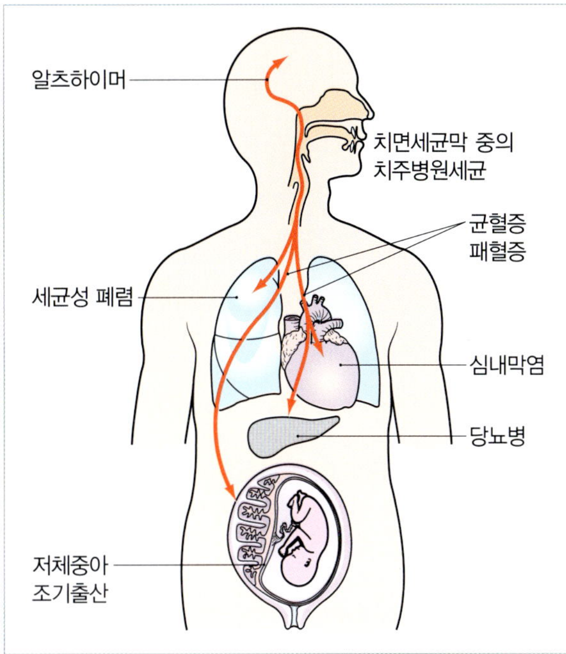

그림 4-7 전신질환의 위험인자로서의 치주병원세균

2) 저체중아 조기출산(Preterm low birth weight)

치주질환과 관련된 두 번째 질환은 저체중아 조기출산이다. 연구에 따르면 124명의 산모에게서 출산 결과와 추정 위험인자의 광범위한 자료분석 결과, 치주질환이 있는 산모는 치주질환이 없는 산모보다 저체중아를 출산할 가능성이 7~8배 더 높다는 것이 밝혀졌다.

또한 모든 저체중아 조기출산의 18% 정도가 치주질환에 기인할 수 있다고 하였다.

임신 36주를 채우지 못하고 태어난 조산아나 출생 시 체중이 2.5kg이 안 되는 저체중아는 전체 출산의 6~9%를 차지하며, 이들의 70%가 태아 사망과 연관이 있다. 이와 관련하여 활동성 치주질환이 조산아나 저체중아 발생과 관련이 있다는 결과들이 보고되고 있으며, 이는 흡연이나 음주에 의한 문제보다 심각한 상황이다. 산모 치주의 병적인 치면세균막 세균에서 분비되는 지질다당류나 염증 매개원들이 혈류를 따라 태반막 또는 태아에게 직접적인 영향을 미친다. 그 결과, 자궁의 수축을 자극하여 결국 조기 출산으로 이어질 수 있다고 보고되고 있다.

한편, 치주질환이 있는 임산부가 치석제거술이나 치근활택술, 구강위생교육을 받았을 경우에는 조산이나 저체중아 출산 확률이 크게 낮아진다는 보고도 있어 적절한 치주관리나 구강위생관리가 임신기간 중에 매우 중요하다는 것을 알 수 있다.

3) 세균성 폐렴(Bacterial pneumonia)

폐조직의 세균성 감염인 세균성 폐렴은 생명을 위협할 수 있으며, 특히 요양시설 노인과 면역억제 상태의 환자인 경우에 더욱 심각한 결과를 초래할 수 있다. 폐렴은 보통 무균상태인 하기도관으로 감염원이 침투해서 발생되는 것으로, 치면세균막 내의 수많은 종류의 전염성 세균들이 관련되어 있다고 보고되고 있다.

치주질환이 있는 환자는 폐렴, 기관지염 및 기종 등 호흡성 질환을 갖고 있을 위험성도 있다. 구강 내에서 발견되는 치면세균막의 혐기성 세균들이 폐로 넘어가 감염을 야기할 수 있기 때문이다.

4) 당뇨병(Diabetes mellitus, DM)

모든 전신질환 중에서 당뇨병과 치주질환은 가장 광범위하게 연구되어 왔다. 치주질환은 당뇨병 환자에서 혈당 수준을 높이는 데 기여하며, 치료되지 않은 치주염이 있는 경우 당뇨병 환자의 혈당조절을 어렵게 한다고 알려져 있다.

5) 알츠하이머 질환(Alzheimer's disease)

치주질환과 같은 염증성 질환에 일찍 노출되면 알츠하이머 질환이 발생될 위험이 증가한다. 구강에서 뇌로 치주세균이 전파된 경우, 치주세균에 대한 반응으로 염증이 발생되어 뇌 조직이 손상을 받는 경우가 있다. 최근 이들 관계에 대하여 심도 있는 연구가 진행되고 있다.

Part 02
임상 치주학

Chapter 05

치은질환과 치주질환

학습목표

1. 치은질환을 분류할 수 있다.
2. 만성 치은염의 임상증상을 설명할 수 있다.
3. 치은증식의 원인을 설명할 수 있다.
4. 급성 괴사성 궤양성 치은염의 특징을 설명할 수 있다.
5. 급성 포진성 치은구내염의 특징을 설명할 수 있다.
6. 치관주위염의 특징을 설명할 수 있다.
7. 만성 박리성 치은염의 특징과 치료법을 설명할 수 있다.
8. 치주질환을 분류할 수 있다.
9. 성인형 치주염의 임상증상을 설명할 수 있다.
10. 국소 유년형 치주염의 특징을 설명할 수 있다.
11. 급성 치주농양과 만성 치주농양의 특징을 비교할 수 있다.
12. 치주농양과 치근단농양을 비교해서 설명할 수 있다.

I 치은질환

1 치은염(Gingivitis)의 특징

치은염은 치은부 염증으로 발생된 가장 흔한 치은질환의 일종으로, 염증의 파급 정도가 치은에 국한되어 있으며, 주변 치조골에는 아직 염증이 미치지 않은 상태이다.

방치하면 주변 치조골까지 염증이 파급되어 치주염으로 진행될 수 있다(그림 5–1). 치은염은 치면세균막 내의 세균 및 세균 부산물이 치은조직 내로 들어가 발생된 염증반응에 의해 발생한다. 치면세균막 저류 후, 3~4일 정도 지나면 초기 치은염이 발생되고 3~4주가 지나면 만성화된다(표 5–1).

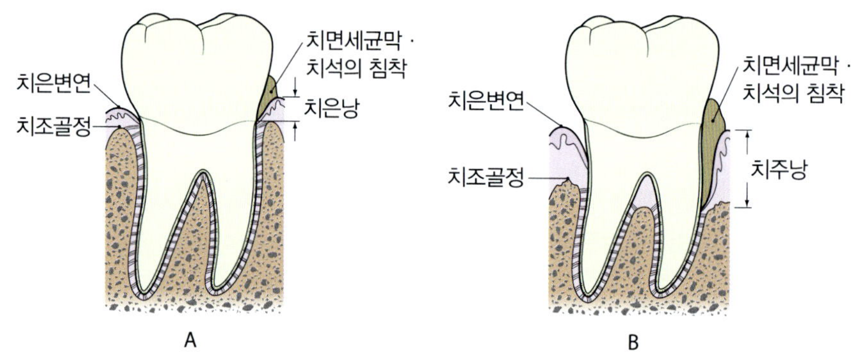

그림 5–1 치은염과 치주염

A : 치은염(gingivitis) B : 치주염(periodontitis)

표 5-1 **치주질환의 진행(치은염~치주염)**

단계	시기	특징
1단계 (초기 병변, initial lesion)	치면세균막 부착 후 2~4일 경과	• 육안적인 변화 없음 • 혈관염증으로 인해 염증세포 출현, 혈관 주위 교원섬유 소실 • 치은열구액 증가(백혈구, 세균 등 유출) • 치조골 정상
2단계 (조기 병변, early lesion)	치면세균막 부착 후 4~7일 경과	• 접합상피 증식, 염증세포 침윤, 섬유모세포 손상 • 교원섬유 소실로 인해 치은 고유의 성질과 기능 상실(치은의 발적, 부종, 출혈) • 치조골 정상
3단계 (확립기 병변, established lesion)	치면세균막 부착 후 7일~2주 이상 경과	• 치은낭 형성, 형질세포 출현, 계속적인 섬유모세포의 손상과 교원섬유의 소실 • 만성 치은염 상태 • 치조골 정상
4단계 (진행기 병변, advanced lesion)	치면세균막 부착 후 수주일 경과	• 치은염에서 치주염으로 진행된 단계 • 치주낭 형성 • 치은 표면 궤양, 화농, 치주조직 파괴 • 치조골 흡수 • 치아동요 및 전이

2 치은염의 임상적 양상

치은염에 이환되면 변연부 및 치간부 치은에 출혈, 발적, 종창 등이 나타나며, 치은이 정상보다 부어올라 치은낭(gingival pocket, 가성 치주낭)이 형성된다. 치은낭은 치주염에서 볼 수 있는 치주낭(periodontal pocket, 진성 치주낭)과는 달리 낭의 바닥부분이 백악-법랑경계 부근에 존재한다.

(1) 치은 출혈

치은염에 이환 시, 탐침검사에서 치은 출혈이 쉽게 관찰된다. 비교적 초기에 발생되는 증상이므로 치은염의 진단 요소로서 중요한 의미를 갖는다(그림 5-2).

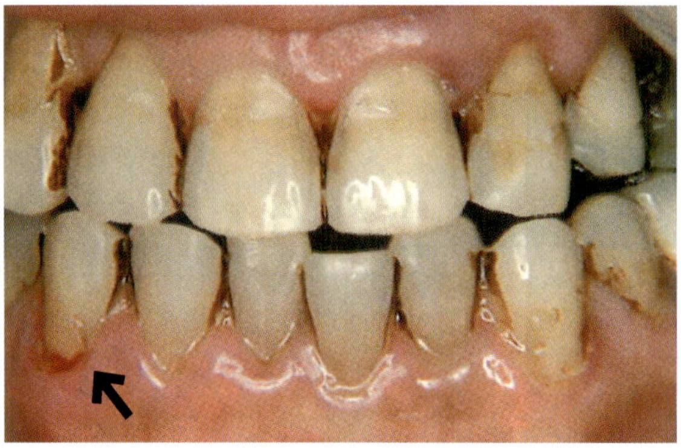

그림 5-2 **치은열구 또는 치은낭에서의 출혈**

(2) 색조의 변화

치은염이 발생하면 치은의 색조에 변화가 나타난다. 유두 및 변연부 치은에서부터 색조변화가 시작되며, 혈관투과성 증식으로 인해 더 붉게 변하거나(gingival redness, 치은발적) 치은상피가 압박을 받아 푸른 색을 띠기도 한다. 일반적으로 coral pink → red → reddish blue → deep blue로 색조변화가 나타난다(그림 5-3).

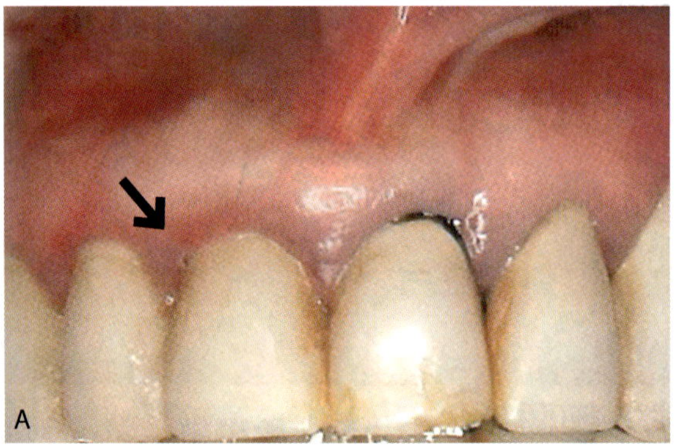

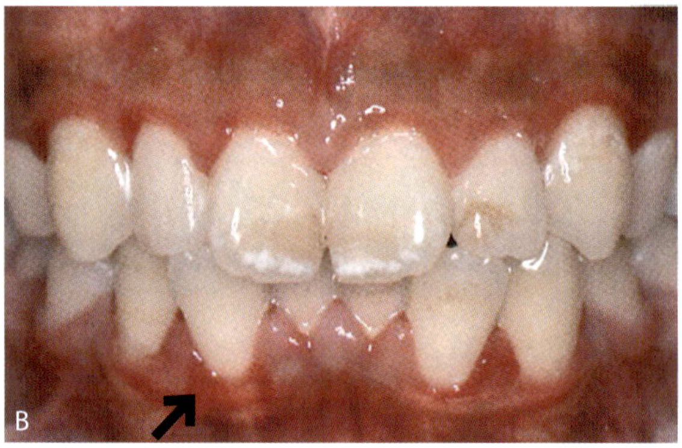

그림 5-3 **치은발적**

A : 변연치은만 발적 B : 부착치은까지 발적

(3) 견고성의 변화

정상적인 치은은 부착치은에 의해 치조골에 단단하게 부착되어 있다. 만성 치은염 시, 조직은 파괴와 재생이 반복적으로 일어나면서 서서히 견고성을 잃고 부착을 상실한다.

급성 치은염의 경우 대개 부종형이며 표면이 벗겨지거나 수포가 형성된다.

(4) 표면질감의 변화

치은염 초기 증상으로 치은 표면의 점몰(stippling)이 소실되며, 만성 치은염의 경우 매끄럽고 반질거리는 질감을 보인다.

(5) 치은퇴축(Gingival recession)

염증에 의한 부착치은의 변성으로 부착상실이 일어나고, 유두 및 변연부 치은이 치근단쪽으로 이동한다.

(6) 치은 외형의 변화

염증에 의해 유두 및 변연치은이 부어 오르는 치은부종(gingival swelling)이 나타난다. 치아 인접면을 날카롭게 채우고 있던 치간유두가 부어올라 동그란 모양으로 변화한다.

그 외에 변연부가 띠처럼 부어오르는 맥콜 팽융(McCall's festoons) 혹은 변연부 일부가 움푹 패인 스틸만 균열(Stillman's cleft)이 발생될 수 있다(그림 5-4, 5-5).

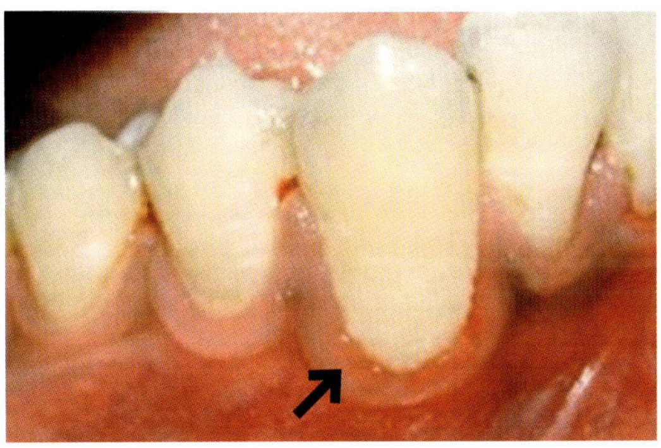

그림 5-4 맥콜 팽융

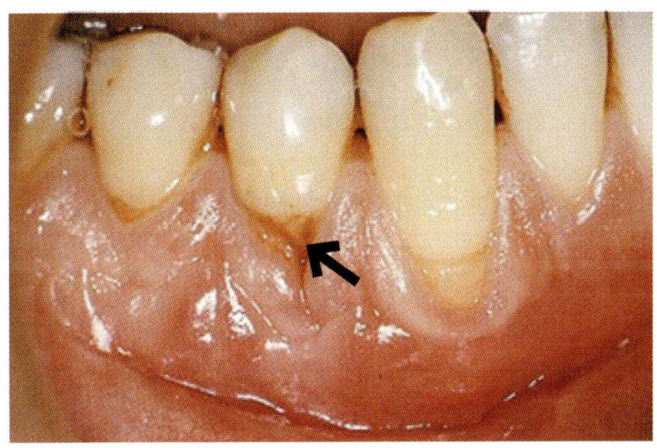

그림 5-5 스틸만 균열

(7) 치은열구액

치은열구액은 건강한 치은보다 염증이 심해진 치은에서 유출량이 증가한다.

3 치은염의 분류 (표 5-2)

1) 단순/만성 치은염(치면세균막 유래 치은염)

치면세균막이 주원인인 치은염증으로 대부분의 치은질환을 차지한다. 단순 치은염(그림 5-6)은 치면세균막이 축적된 치은변연부에 발적, 종창이 나타나는 초기 염증상태로, 원인이 되는 치면세균막을 적절하게 제거하면 경감되거나 사라진다.

반면, 만성 치은염은 장기간의 염증으로 치은 색조의 변화와 치은변성, 부종, 증식 등으로 나타날 수 있다. 통증이 없고 서서히 진행되며 물리적 자극 등에 의해 쉽게 출혈된다. 계속 방치하면 만성 치주염으로 진행한다.

2) 조건성 치은염(치면세균막과 전신성 인자가 관여하는 치은염)

복합성 치은염은 치면세균막뿐만 아니라 다른 인자에 의해 복합적인 영향을 받아 발생하는 것으로 염증의 정도, 범위가 대체로 단순성 치은염보다 커서 치료가 복잡해지는 경우도 있다.

표 5-2 **치은질환의 분류**

I. 치은질환(gingival disease)
A. 치면세균막 유래 치은질환(Plaque-induced gingival diseases)
1. 오직 치면세균막에 의해서만 유도된 치은염(Gingivitis associated with dental plaque only) 2. 전신적 요소로 인해 변형된 치은염(Gingival diseases modified by systemic factors) 3. 복용 약제로 인한 치은염(Gingival diseases modified by medications) 4. 영양부족으로 인한 치은염(Gingival diseases modified by malnutrition)
B. 비치면세균막 유래 치은질환(Non-plaque-induced gingival lesions)
1. 특정 세균에 의한 치은질환(Gingival diseases of specific bacterial origin) 2. 바이러스에 의한 치은질환(Gingival diseases of viral origin) 3. 진균에 의한 치은질환(Gingival diseases of fungal origin) 4. 유전에 의한 치은질환(Gingival lesions of genetic origin) 5. 전신질환의 치은증상(Gingival manifestations of systemic conditions) 6. 외상성 치은병소(Traumatic lesions-factitious, iatrogenic, accidental) 7. 이물질 반응(Foreign body reactions) 8. 원인 불특정 치은질환(Not otherwise specified, NOS)

인용) 미국치주학회, 1999

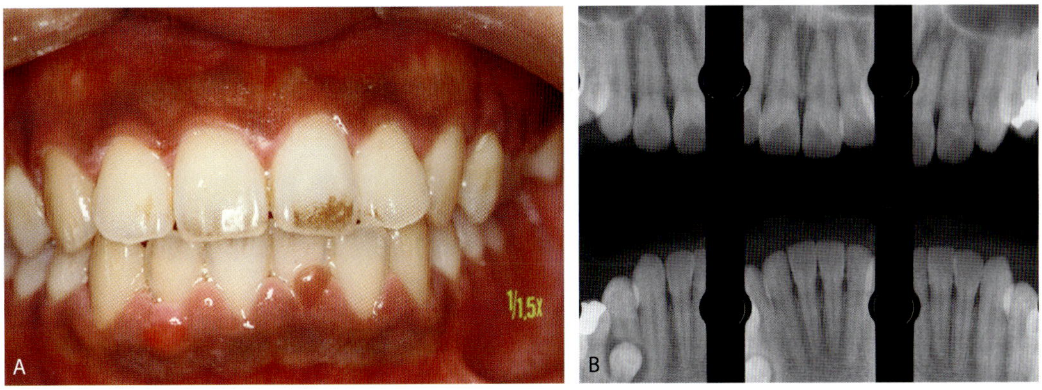

그림 5-6 단순 치은염

(1) 사춘기성 치은염(Gingivitis in puberty) (그림 5-7)

사춘기에 흔히 나타나는 치은염이다. 직접적인 원인은 치면세균막인데 사춘기 특유의 성호르몬 균형이 파괴됨으로써 염증이 일시적으로 증가된 상태이다. 원인이 되는 치면세균막을 감소시킴으로써 증상이 사라지거나 경감되지만 위중한 경우는 조절이 어려울 수도 있다. 일반적으로 성인이 되어 호르몬의 균형이 회복되면 증상은 경감된다.

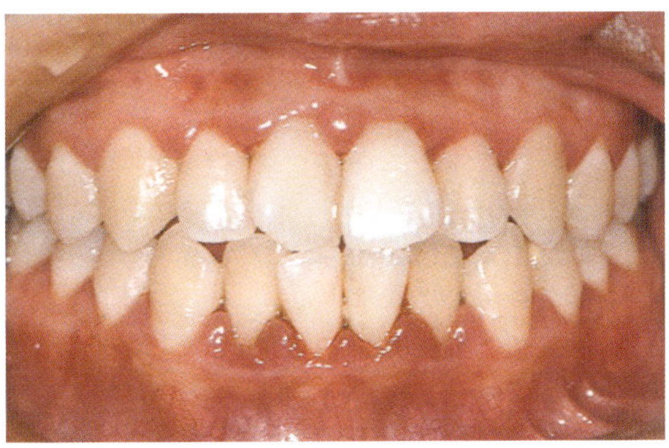

그림 5-7 사춘기성 치은염

(2) 임신성 치은염(Gingivitis gravidarum) (그림 5-8)

임부에게 흔히 나타나는 치은염이다. 치면세균막이 직접적인 원인이지만 임신기 특유의 성호르몬 균형의 변화에 의해 일시적으로 염증이 증가된 상태이다. 여성호르몬이 증가된 환경을 좋아하는 치주병원세균(*Prevotella intermedia*)이 존재한다는 것도 알려져 있다.

치면세균막 조절에 의해 증상이 사라지거나 경감되지만 발병하면 조절이 어려운 경우가 있다. 그러나 일반적으로 출산하고 나서 호르몬 균형이 회복되면 증상이 경감된다.

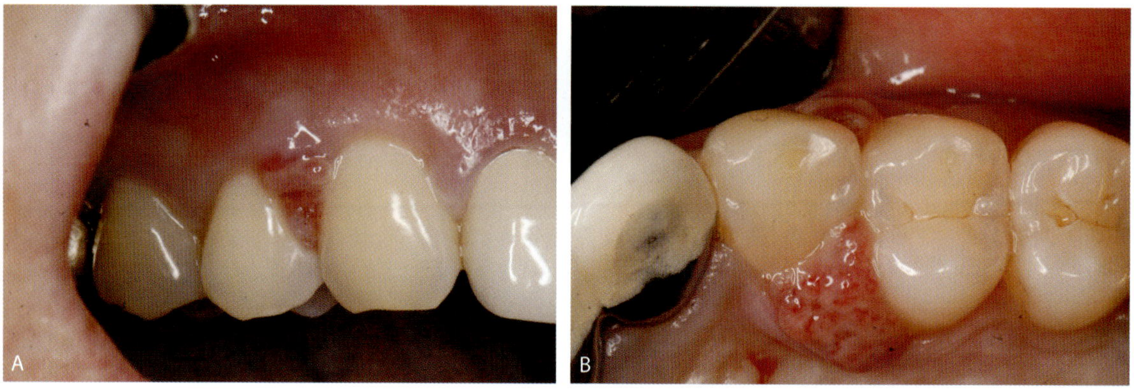

그림 5-8 임신성 치은염

(3) 백혈병성 치은염(Leukemic gingivitis) (그림 5-9)

백혈병은 조혈기능에 이상이 초래된 악성 종양성 질환인데, 초기증상으로 치은에서 출혈이 일어나면 지혈이 어려운 경우가 있다. 때문에 치과치료 시에는 출혈에 충분히 주의해서 검사를 진행하며, 경우에 따라서는 전문의에게 소개하는 등 적절한 대응책을 강구할 필요가 있다.

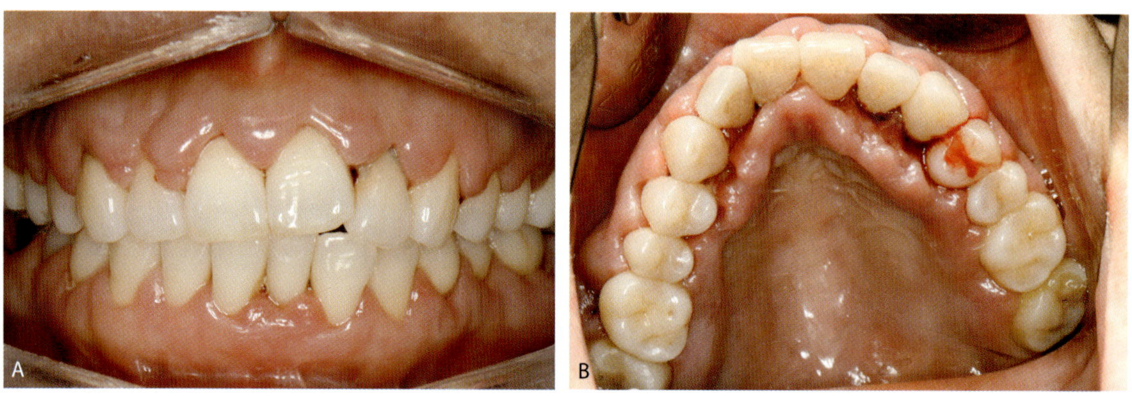

그림 5-9 백혈병성 치은염

(4) 괴혈병성 치은염(Gingivitis scorbutica)

비타민 C결핍증인 괴혈병의 구강 내 소견으로 증식성 치은염이 나타나는 경우가 있다. 괴혈병은 과거에 많이 볼 수 있었던 질환으로 현재는 거의 보이지 않는다.

3) 급성 괴사성 궤양성 치은염(Acute necrotizing ulcerative gingivitis) (그림 5-10)

치간유두부 및 변연치은에 급속하게 진행된 괴사 또는 궤양이 보인다. 세균감염에 의한 급성 치은염으로 치간유두가 분화구처럼 함몰되어 참호구강염이라고도 하며 심한 악취가 난다. 괴사성 위막이 형성된 후 쉽게 벗겨지고 출혈이 일어나며 자발통, 접촉통을 동반하고 섭식장애를 초래하는 경우도 적지 않다. 염증의 범위가 치은에 국한되어 있는 급성 괴사성 궤양성 치은염(acute necrotizing ulcerative gingivitis, ANUG)과 치주조직 전체에 파급되어 있는 급성 괴사성 궤양성 치주염(acute necrotizing ulcerative periodontitis, ANUP)으로 분류된다.

원인으로는 스트레스나 과로 등 숙주 쪽의 저항력 감소를 초래하는 요인과 치면세균막의 관여를 들 수 있다.

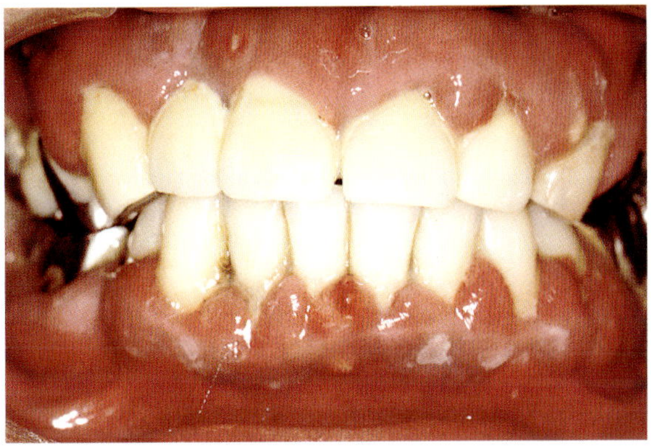

그림 5-10 **급성 괴사성 궤양성 치은염**

32세 남성. 일부의 치간유두부에 괴사가 보이며, 또한 궤양도 형성되어 있다.

4) 치은비대증[Gingival enlargement(치은증식증, gingival hyperplasia)]

(1) 염증성 치은비대증(Inflammatory gingival enlargement)

치은이 비정상적으로 증식된 상태를 말하며, 불량한 구강위생상태, 악습관, 구호흡, 부적절한 수복물 등에 의해 발생될 수 있다.

급성과 만성으로 나눌 수 있는데, 급성 염증성 치은비대증은 치은변연이나 치간유두에 매끄럽고 빛나는 붉은 종창으로 나타나며 1~2일 사이에 파동이 나타나며 누공이 형성되고 화농성 삼출액이 배출된다. 원인은 대부분 단단한 음식물에 의한 치은 자극이나 음식물의 치은 속 함입이다.

만성 염증성 치은비대증은 치간유두나 치은변연에 자주 발생하며 초기에는 치은이 치관의 일부를 덮고 완만하고 무통성으로 진행되어 알아차리기 힘들다.

원인은 지속적인 치은자극이나 불량한 구강위생 상태, 인접치아나 대합치 사이의 비정상적인 관계, 부적절한 구강 내 수복물, 식편압입 등이 있다.

(2) 약물성 치은비대증(Medicamentous gingival enlargement) (그림 5-11)

특정한 약제를 늘 복용하고 있는 환자에게 흔히 나타나는데, 치은의 현저한 증식, 즉 고도의 치은낭 형성을 특징으로 하는 치은염이다. 치은염의 직접적인 원인은 치면세균막인데 복용하는 약제가 치은의 섬유모세포에 작용해서 치은대사에 영향을 미쳐 치은비대가 항진된다. 이러한 치은비대를 야기하는 약제로는 항경련제인 페니토인, 혈압강하제인 니페디핀(nifedipine), 그리고 장기이식 환자에게 사용되는 면역억제제인 시클로스포린 등이 알려져 있다. 치은염의 직접적인 원인인 치면세균막을 조절함으로써 염증은 경감되지만 발병하면 조절이 어렵고 또 소실된 후에도 재발하는 경우가 많다. 담당의사와 상의하여 복용하고 있는 약을 중단하거나 또는 변경함으로써 경감시킬 수 있다.

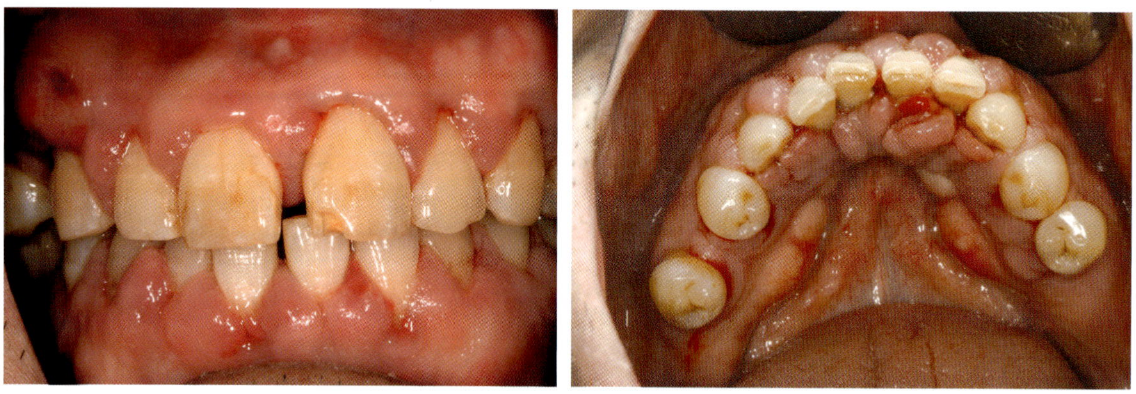

그림 5-11 **Nifedipine 복용에 의한 약물성 치은비대증**

(3) 혼합성 치은비대증(Mixed gingival enlargement)

일차적으로 발생된 비염증성 치은비대증으로 인해 치면세균막 침착이 더욱 용이해져, 이차적으로 염증성 치은비대증이 결합된 형태를 말한다.

(4) 조건성 치은비대증(Conditioned gingival enlargement)

치면세균막 축적과 같은 국소요인의 존재와 함께 호르몬 분비이상(임신, 사춘기), 백혈병, 비타민 C 결핍, 알레르기(allergy) 등과 같이 전신요인이 결합될 경우, 치은비대증이 나타날 수 있다. 일반적으로 순측치은 및 치간유두에서 호발하며 국소요인이 제거되지 않으면 소실되지 않는다. 특히 임신성 치은비대증은 치간유두부에서 버섯모양으로 증식되는 형태를 나타내며, 임신 3개월에 많이 발생한다.

(5) 종양성 치은비대증(Oncogenous gingival enlargement)

치은부 종양으로 인해 나타난 치은부 증식을 말하며 양성 및 악성 형태로 나타난다.

치은에 발생하는 모든 양성 종양을 치은종(epulis)이라고 하며, 섬유종, 유두종, 육아종, 백반증, 치은낭종 등이 있다.

악성 치은종양은 흔히 구강암이라고 하며, 그외에도 악성 흑색종, 카포시육종(Kaposi's sarcoma) 등이 있다.

5) 치은농양(Gingival abscess) (그림 5-12)

날카로운 물질 등에 의한 치은외상으로 발생할 수 있으며, 이물질 침투에 대한 급성 염증형태로 농양이 생성된다. 치은부에 국한해서 발생하며 치은낭이 없을 수도 있다.

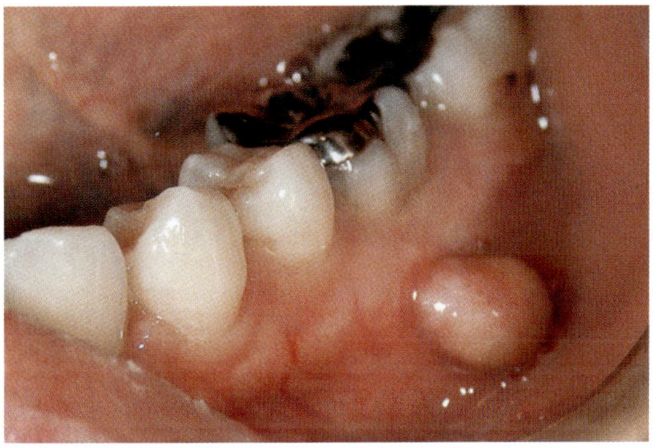

그림 5-12 **치은농양**

치은의 외상에 의한 감염으로 발생하였다.

6) 비치면세균막 유래 치은질환

치면세균막에 기인하지 않는 치은질환이 해당되며 다음과 같은 것이 있다.

(1) 치은섬유종증(Gingival fibromatosis) (그림 5-13)

치열 전체에 고도로 섬유화된 치은비대가 나타난다. 드문 질환으로 유전성 질환인 유전성 치은섬유종증과 원인불명의 돌발성 치은섬유종증이 있다.

(2) 포진성 치은염(Herpetic gingivitis; 급성 포진성 치은구내염 p.169 참고)

단순 포진성 바이러스의 감염에 의한 병변으로 구강점막의 수포형성과 그에 동반되는 염증소견이 나타난다. 영유아나 초등학생에게 많이 나타나며 성인에서도 나타나는 경우가 있다. 급성 감염이 대부분이며 치은과 구강점막의 발적, 출혈, 부종 등이 다양하게 나타나며 대개 7~10일 경과 후 자연 치유된다.

(3) 만성 박리성 치은염(Chronic desquamative gingivitis) (그림 5-14)

치은발적, 수포형성에 이어서 치은상피의 박리 · 탈락 증상이 만성적으로 나타난다. 박리나 탈락 직후에는 찰과통이나 자극성 음식 등에 의해 작열감이 나타나기도 한다.

갱년기의 여성에게 많이 발생한다. 원인은 명확하지 않지만 호르몬 균형 관계 등 숙주 측 원인이 관여하는 것으로 생각된다.

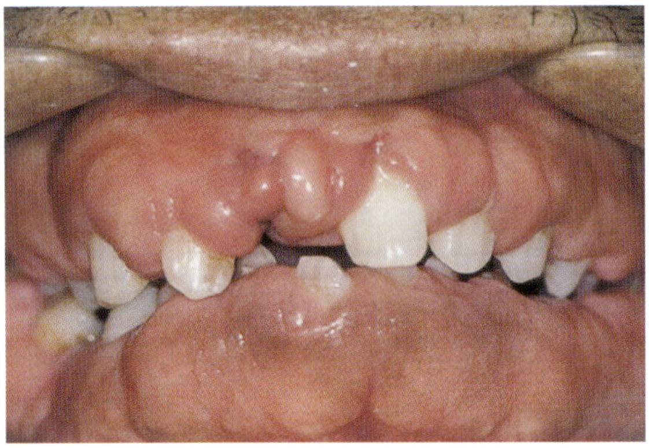

그림 5-13 **치은섬유종증**

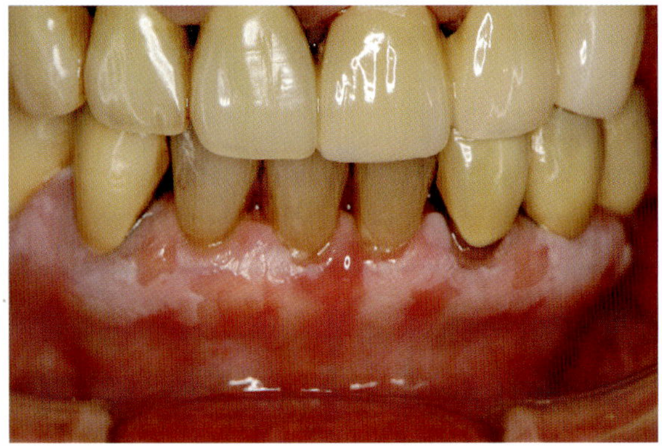

그림 5-14 **만성 박리성 치은염**

66세 여성. 구강점막에 위막이 형성되어 자연박리되기 쉬운 상태이다.

(4) 알레르기성 치은염(Allergic gingivitis)

금속, 레진 등의 수복물이나 보철물의 변연에서 볼 수 있는 알레르기성 치은염이다.

변연에 치면세균막의 축적이 동반되는 경우가 많은데 직접적인 원인이 되는 경우는 적다.

(5) 외상성 치은염(Traumatic gingivitis)

약물 등에 의한 화학적 자극, 칫솔의 부적절한 사용 등에 의한 물리적인 자극 또는 음식물 등의 온도자극에 의한 치은부분의 염증이며 일과성으로 나타난다.

Ⅱ 치주질환

1 치주염(Periodontitis)의 특징

치주염은 치은염으로 시작된 염증이 치은에 국한되지 않고 지지 치조골까지 미쳐 치주조직 전체를 침범하는 염증성 질환으로, 가장 일반적인 형태는 만성 치주염이다.

모든 치은염이 치주염으로 진행되는 것은 아니지만 치주염은 치은염에서 진행된 질환이라고 할 수 있다. 치은염은 세균 감염으로 인한 변화 양상이 크나, 치주염으로 이행된 후의 조직 변화 및 파괴 양상은 숙주인 생체의 염증반응 또는 면역반응의 정도에 따라 달라진다.

즉, 대식세포 등의 항원제시세포가 다량의 세균성 병원인자 등과 접촉하면 국소에서 조직파괴효소가 방출되거나 또는 파골세포의 활성화를 유발하는 신호가 보내짐으로써 치주염이 발병해서 진행된다. 그 진행 정도는 세균 측과, 숙주인 생체 측 인자의 균형에 의해 결정된다.

2 치주염의 임상적 양상

치은염이 진행되어 치주염, 즉 치주조직이 파괴되는 양상으로 발전한다. 치주염의 임상증상으로는 일반적으로 치은발적, 종창을 볼 수 있으며 치면세균막이나 치석침착이 나타난다. 치은열구가 치면세균막 세균 및 그 부산물의 파괴작용에 의해 병적으로 깊어지면 치주낭이 형성되어, 치은변연이나 치주낭 바닥부분을 치주탐침 등으로 건드리면 쉽게 출혈이 일어난다. 치조골의 흡수에 동반해서 치은퇴축도 진행된다. 또한 중등도에서 중증도의 치조골 흡수를 동반하는 치주염에서는 치아동요가 많이 발생한다.

Tip ▶ **치주염의 징후**

일반적으로 통증이 없는 경우가 많으나, 식사 후 통증이나 압박감을 느낄 수 있다.

- 시거나 차고 뜨거운 음식에 대한 민감한 반응을 보인다.
- 잇몸이 들뜨는 느낌이 난다.
- 칫솔질을 하면 피가 난다.
- 잇몸을 쑤시고 싶도록 근질거리는 느낌이 있다.
- 치아 사이에 이물이 끼어 있는 듯한 느낌이 있다.
- 입냄새(구취)가 난다.

(1) 치주낭(Periodontal pocket) 형성

치은열구가 병적으로 깊어진 상태를 치주낭이라고 하며 깊이는 3mm 이상이다. 깊이가 깊어질수록 내부에 축적되는 치면세균막과 치석 및 기타 침착물의 제거가 어려워지며, 칫솔질 등의 개인 구강위생관리뿐만 아니라, 비외과적인 치주치료의 접근이 어려워진다.

치주낭은 치주염의 전형적인 임상증상으로서, 그 깊이는 치주염의 심각도를 판단하는 척도의 하나이며 외과적 치주치료 적용 여부를 판단하는 중요한 고려 요소가 된다(그림 5-15).

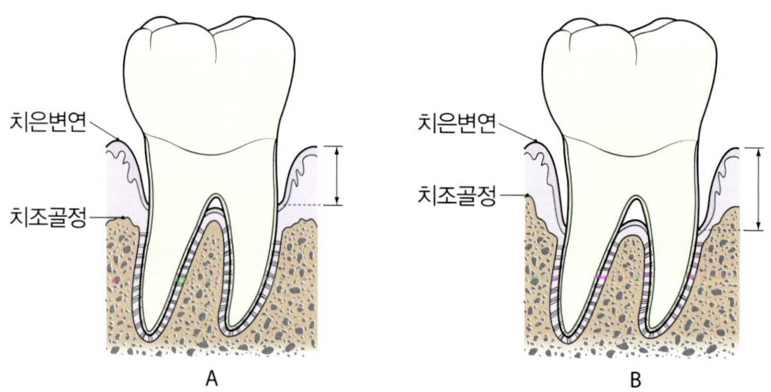

그림 5-15 **골연상 치주낭(A)과 골연하 치주낭(B)**

치주낭 바닥부분이 치조골정의 위치에서 치관 쪽에 있는가 치근단 쪽에 있는가에 따라 구별된다. 이 두 가지의 결손에 대한 치료의 접근은 달라진다.

(2) 치근이개부 병변(Furcation involvement) (그림 5-16)

치주염에 의한 치조골 흡수가 진행하여 치근이개부까지 도달하면 치근이개부가 치조골 밖으로 노출되는 현상이 발생한다. 이를 치근이개부 병변(치근이개부 노출, 치근분지부 병소)이라고 한다. 제1대구치에서 호발하며 치주염, 치수부근관 및 법랑진주 등으로 인해 발병한다. 치근이개부에 병변이 발생하면, 해당 부위에 파괴된 치조골을 대신하여 많은 양의 염증조직과 치면세균막, 치석 등이 축적된다. 해부학적으로 복잡하고 부위가 깊어서 접근이 어려우므로 자가관리 및 치주치료가 쉽지 않다.

(3) 치은퇴축(Gingival recession)

염증에 의한 부착치은의 변성으로 부착상실이 일어나고 유두 및 변연부 치은이 원래보다 치근단쪽으로 이동한다. 퇴축 정도가 많아지면서 점차 치근이 노출된다.

(4) 치아동요 및 병적 치아이동

① 치아동요(tooth mobility)

정상 치아에서도 어느 정도는 동요가 일어난다(생리적 동요). 그러나, 치주염이나 질환으로 인해 지지 치조골이 부족해지면 치아의 동요도가 점차 커진다. 심해지면 치아가 병적으로 이동하게 된다.

② 병적 치아이동(pathologic tooth migration) (그림 5-17)

치주질환으로 인해 지지조직이 감소하였거나 소실된 치아를 수복하지 않았거나 혀로 치아를 밀어내는 힘이 클 경우 등으로 인해, 치간 균형 유지요소들이 파괴되어 치아가 변위되는 것을 병적 치아이동(pathologic migration)이라고 한다. 이러한 병적 치아이동은 치주질환의 증상이 될 수 있으며 전치부에서 흔히 발생한다.

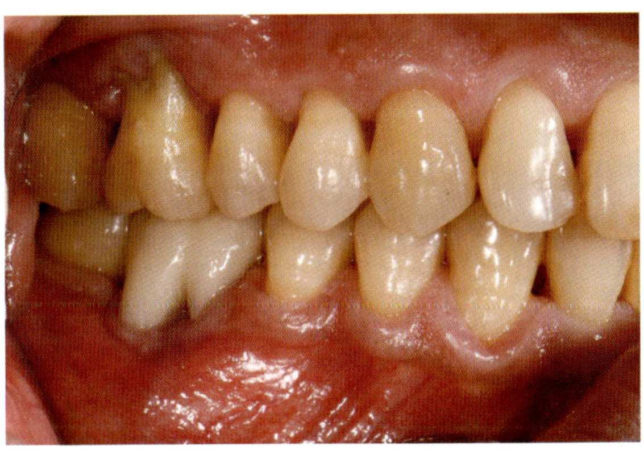

그림 5-16 치근이개부 병변

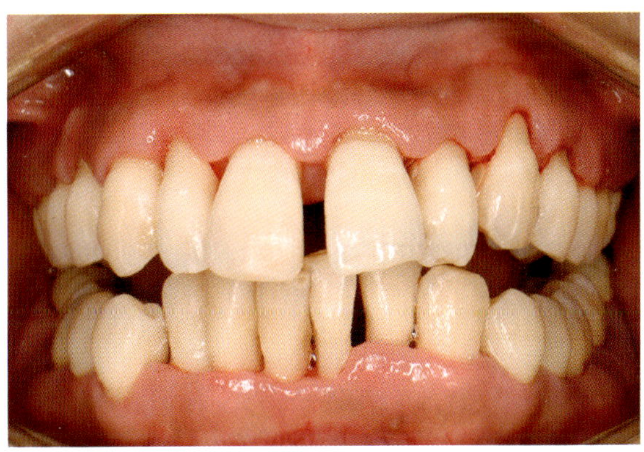

그림 5-17 병적 치아이동

3 치주질환의 분류 (표 5-3)

표 5-3 **치주질환의 분류 (표 5-2에서 이어짐)**

II. 만성 치주염(Chronic periodontitis)

A. 국소적 만성 치주염(Localized)
B. 전반적 만성 치주염(Generalized)

III. 급진성 치주염(Aggressive periodontitis)

A. 국소적 급진성 치주염(Localized)
B. 전반적 급진성 치주염(Generalized)

IV. 전신질환과 관련된 치주염(Periodontitis as a menifestation of systemic diseases)

A. 혈액질환 관련(Associated with hematological disorder)
 1. 후천성 중성구감소증(Acquired neutropenia)
 2. 백혈병(Leukemias)
 3. 기타

B. 유전성 이상 관련(Associated with genetic disorders)
 1. 가족성 및 주기성 중성구감소증(Familial and cyclic neutropenia)
 2. 다운증후군(Down syndrome)
 3. 백혈구부착결핍증(Leukocyte adhesion deficiency syndromes)
 4. 파피용-르페브르 증후군(Papillon-Lefevre syndrome)
 5. 세디아크-히가시 증후군(Chediak-Higashi syndrome)
 6. 조직구증 증후군(Histiocytosis syndrome)
 7. 글리코겐축적병(Glycogen storage disease)
 8. 유아유전성 과립구감소증(Infantile genetic agranulocytosis)
 9. 코헨 증후군(Cohen syndrome)
 10. 엘러스-단로스 증후군(Ehlers-Danlos syndrome, Types IV and VIII)
 11. 저인산증(Hypophosphatasia)
 12. 기타

C. 원인 불특정 치주염(Not otherwise specified, NOS)

V. 괴사성 치주질환(Necrotizing periodontal diseases)

A. 괴사성 궤양성 치은염(Necrotizing ulcerative gingivitis, NUG)
B. 괴사성 궤양성 치주염(Necrotizing ulcerative periodontitis, NUP)

VI. 치주농양(Abscesses of periodontium)

A. 치은농양(Gingival abscess)
B. 치주농양(Periodontal abscess)
C. 치관주위농양(Pericoronal abscess)

VII. 근관병소와 관련된 치주염(Peridontitis associated with endodontic lesions)

표 5-3 **치주질환의 분류 (계속)**

Ⅷ. 발육성/후천성 기형 및 이상(Developmental or acquired dformities and conditions)
A. 치면세균막 침착을 증가시키는 치아관련 (Localized tooth-related factors that modify or predispose to plaque-induced gingival disease/periodontitis) 1. 치아해부적 요인(Tooth anatomic factors) 2. 치아수복물(Dental restorations/appliances) 3. 치근파절(Root fractures) 4. 치근외흡수(Cervical root resorption) 및 백악질 박리(Cemental tears)
B. 치아주변부 치은점막 기형(Mucogingival deformities and conditions around teeth) 1. 치은(Gingival)/연조직 퇴축(Soft tissue recession) 2. 각화치은결핍(Lack of keratinized gingiva) 3. 구강전정 깊이 감소(Decreased vestibular depth) 4. 이상 소대(Aberrant frenum)/근육위치 이상(Muscle position) 5. 치은비대(Gingival enlargement) 6. 색조 이상(Abnormal color)
C. 무치악 치조부 치은점막 기형(Mucogingival deformities and conditions on edentulous ridges) 1. 수직 또는 수평 능선 결핍(Vertical and/or horizontal ridge deficiency) 2. 치은 각화조직의 결핍(Lack of gingiva/keratinized tissue) 3. 치은(Gingival)/연조직 비대(Soft tissue enlargement) 4. 이상 소대(Aberrant frenum)/근육위치 이상(Muscle position) 5. 구강전정 깊이 감소(Decreased vestibular depth) 6. 색조 이상(Abnormal color)
D. 교합성 외상(Trauma from occlusion) 1. 일차성 교합외상(Primary trauma from occlusion) 2. 이차성 교합외상(Secondary trauma from occlusion)

인용) 미국치주학회, 1999

1) 만성 치주염(Chronic periodontitis, 성인형 치주염) (그림 5-18)

가장 흔하고 대표적인 치주질환으로 이전에는 주로 성인형 치주염으로 표현되었으며, 치주치료의 주요 대상이다. 청년기에 발생하여 중·장년기를 기치며 대부분 만성적으로 진행한다. 원인은 오랜 기간에 걸친 구강위생 불량에 의해 축적된 치면세균막 속의 세균이며, 지금까지의 연구에 의하면 3~15종류의 세균이 만성 치주염의 주된 원인균으로 보고되고 있다. 구강 전체에서 보면 시간의 경과와 함께 만성적으로 진행하지만 그 진행속도는 일정하다고는 할 수 없고 부위 특이적으로 활동기와 휴지기를 반복하면서 진행된다. 중증으로 진행된 경우에서는 치조골의 흡수에 의한 치조골의 높이 감소, 치조백선 소실, 치아의 경사, 동요, 이동, 상실을 초래해서 저작, 연하, 발음 등의 구강기능에 장애를 초래하게 된다. 따라서 중증 치주염의 치료에는 교정치료, 보철치료를 포함한 포괄적인 접근에 의해 상실된 기능을 회복하는 재활치료가 필요한 경우가 많다. 임상적 부착소실의 양에 기초하여 경도(slight, 부착소실 1~2mm 정도), 중등도(moderate, 부착소실 3~4mm 정도), 중도(중증, severe, 부착소실 5mm 이상) 등의 질환으로 진행 정도를 표현할 수 있다.

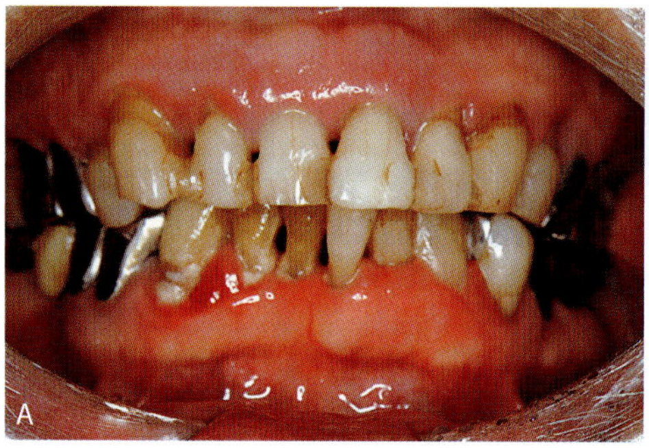

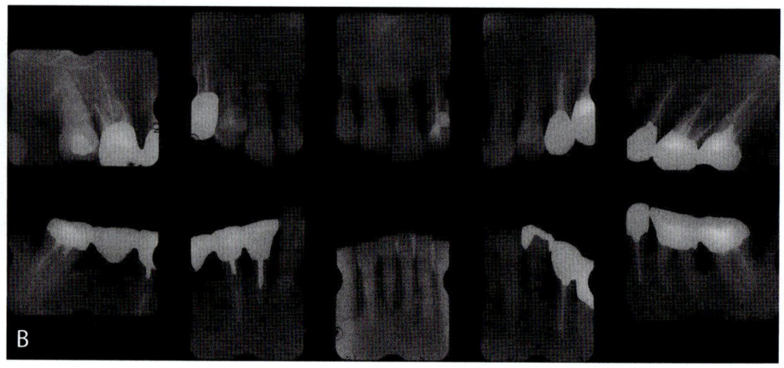

그림 5-18 **만성 치주염**

A : 65세 남성. 치은 종창, 발적이 현저하다. B : 전체 치아에 걸쳐 치조골 흡수가 진행되고 있다.

2) 급진성 치주염(Aggressive periodontitis, 조기발병형 치주염)

(1) 사춘기전 치주염(Prepubertal periodontitis)

유치열에 발병하는 치주염으로 유치 맹출 중이나 맹출 직후 등 유치열의 이른 시기에 발병해서 중증이 되면 영구치를 포함해서 치아를 조기에 상실하게 된다. 대체로 전신질환과 연관되어 있으며, 호중구의 주화성과 탐식능의 결손 등 면역기능장애가 있는 경우가 많아 유전성 질환(다운증후군, Papillion-Lefévre 증후군 등)의 구강 내 소견이라고도 생각된다. 일부 치아에 국한된 국소형과 유치열 전체에 걸친 광범위형이 있다.

국소형은 상악에서 많이 발견되며, 치조골파괴 속도는 광범위형에 비해 느리다. 하지만, 광범위형에서는 치은비대와 염증증상이 심하며 빠른 속도로 치조골이 파괴되는 양상을 보인다.

(2) 유년형 치주염(Juvenile periodontitis)

일반적으로 사춘기까지의 청소년의 영구치열에 발병하며 치면세균막의 축적은 그다지 많지 않음에도 불구하고, 급속한 치주조직 파괴를 특징으로 한다. 치주조직의 파괴가 절치부와 제1대구치 부근에 국한된 국소형과 치열 전체에 걸쳐 발생하는 광범위형이 있다.

남자보다 여자에서 약 3배 정도 이환율이 높고 가족력이 있다. 초기에는 치은염증 소견을 보이지 않으나, 서서히 진행되면서 치아동요가 나타난다.

국소형(그림 5-19)인 경우 국소인자가 별로 없어 초기에는 염증이 없고 수직적 골파괴가 동반되면서 치아동요가 나타난다. 주로 절치와 제1대구치에서 치조골의 심한 파괴양상을 보이며 보통 양측성으로 나타난다. 호발연령은 사춘기에서 25세 사이이다.

광범위형(그림 5-20)은 당뇨병과 같은 전신질환과 관련이 있고 다운증후군, Papillion-Lefévre 증후군, 중성구 감소증, 저인산효소증과 관련하여 모든 치아에서 나타난다.

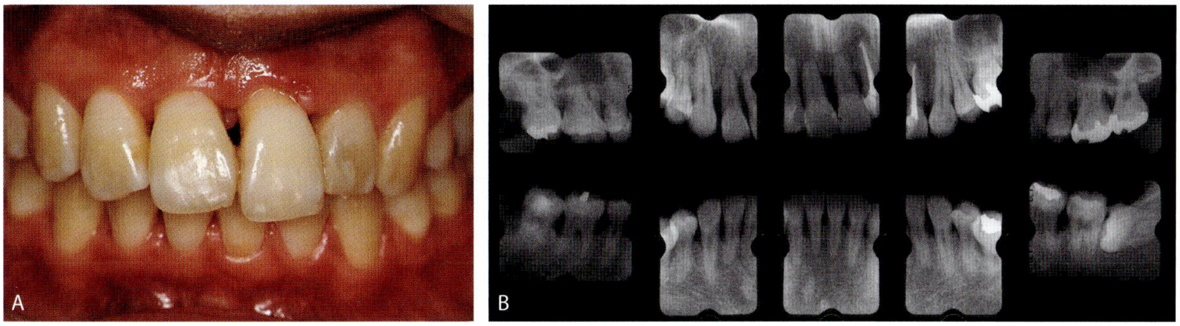

그림 5-19 **국소 유년형 치주염**

A : 21세 여성 B : 절치 및 제1대구치에 국한해서 치주조직의 파괴가 진행되고 있다.

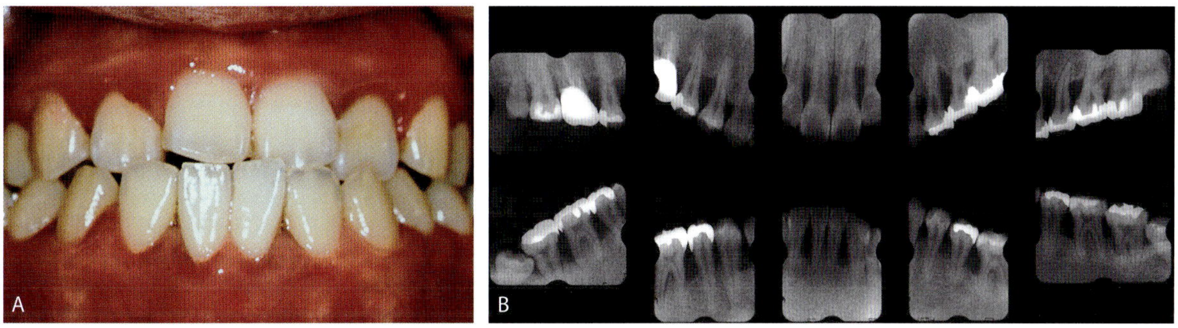

그림 5-20 **광범위 유년형 치주염**

A : 20세 여성 B : 절치 및 대구치를 중심으로 대부분의 치아에 고도의 치주조직 파괴가 나타나 있다.

(3) 급속진행성 치주염(Rapidly progressive periodontitis) (그림 5-21)

치주조직의 파괴가 비교적 이른 시기(20~35세)에 발병하는 치주염으로 급속하고 광범위하게 일어나는 점이 만성 치주염과 다르다. 유년형 치주염이 연령의 증가와 함께 그대로 진행된 병태라고 생각되며, 전반적인 치조골의 파괴로 치아가 상실되기도 한다. 임상적으로 국소인자가 소량 존재하여 뚜렷한 염증 양상은 없으나 환자에 따라 체중감소, 무력감 및 권태감 등을 호소한다.

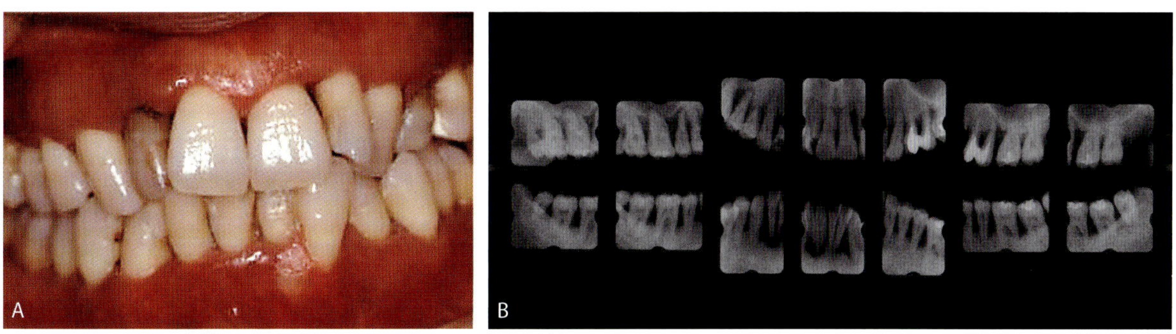

그림 5-21 **급속진행성 치주염**

A : 32세 여성 B : 전체 치아에 걸쳐 고도의 골흡수가 나타나 있다. 연령 및 치주조직의 파괴상으로 보아 유년형 치주염이 치유되지 않은 채 진행된 상태이다.

3) 난치성 및 재발성 치주염(Refractory and Recurrent periodontitis)

난치성 치주염은 치주염의 한 종류로서, 성인형 치주염으로 진단되어 일반적인 치주치료를 받았음에도 불구하고 치료에 적절히 반응하지 않는 치주염을 말한다. 즉, 염증이 감소되거나 치주조직의 재부착이 이루어지지 않는 경우의 치주염을 말한다.

재발성 치주염이란 성공적인 치주치료를 이수했으나, 치면세균막 관리가 잘못되어 치주염이 재발된 경우를 말한다.

4) 임플란트주위질환(Periimplant disease) (그림 5-22)

임플란트 주위 치주조직에 염증이 발생한 경우로, 임플란트 주위 연조직에만 국한된 임플란트주위점막염(periimplant mucositis), 치조골까지 염증이 파급되어 치조골 파괴를 동반한 임플란트주위염(periimplantitis)으로 나뉜다.

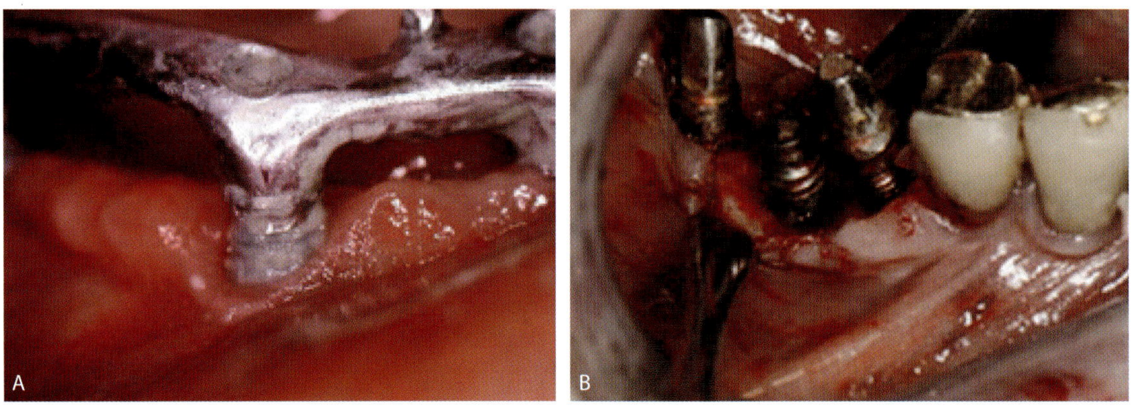

그림 5-22 **임플란트주위염**

5) 치주농양(Periodontal abscess) (그림 5-23)

치주농양은 치주조직에 국한적인 화농성 염증이 발생한 상태이다. 원인은 치주질환에서 유래하며 깊은 치주낭부에서 많이 발생한다. 치주농양은 임상증상에 따라 급성 치주농양과 만성 치주농양으로 나누어진다.

급성 치주농양은 자발통, 치아의 타진통, 치은종창 등의 증상을 동반하고, 만성 치주농양은 막연한 둔통으로 누공이 발견되며 현저한 소견이나 증상은 동반하지 않는다(표 5-4, 5-5).

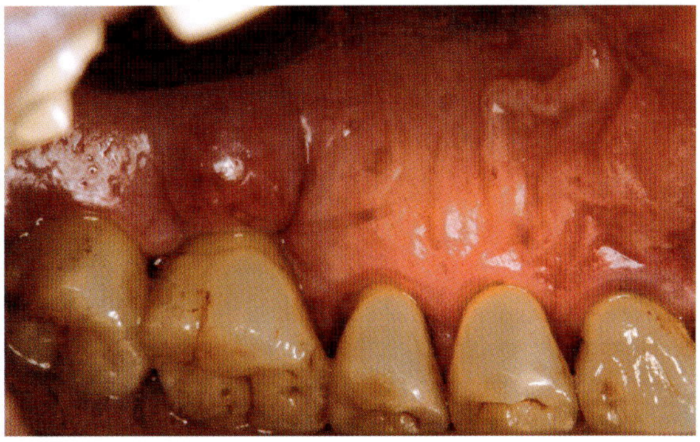

그림 5-23 **치주농양**

상악우측 제1대구치 부분의 구개측 치은에 현저한 종창을 동반한 농양이 형성되어 있다.

표 5-4 **급성 치주농양과 만성 치주농양의 증후와 증상**

급성 치주농양	만성 치주농양
• 중등도 이상의 불편감 • 국소적인 붉은 색조의 타원형 부종 • 치주낭의 형성 • 치아동요도 • 발치와 내에서 치아가 정출됨 • 타진반응이나 저작 시 민감 • 농이 치은변연부에서 삼출됨 • 체온상승 • 국소적인 림프선염	• 통증이 없거나 둔통이 나타남 • 국소적인 염증 소견 • 미약한 치아정출 • 간헐적인 삼출 • 깊은 치주낭과 연관된 누공의 형성 • 전신적인 문제는 거의 없음

표 5-5 **치은농양 · 치주농양 · 치근단농양의 비교**

구분	치주농양(periodontal abscess)	치근단농양(apical abscess)	치은농양(gingival abscess)
기원	치주낭	치수감염	치은감염
치아상태	생활치, 심할 때는 비생활치	비생활치	생활치
X – ray	측벽을 따라 방사선 투과	치근단 부위의 투과상	변화 없음
기타		보통 협측에 발생	

Tip

▶ **치근단농양(apical abscess)**

치근단농양은 심한 우식증 등에 의해서 치아 내부의 신경관에 염증이 생겨서 발생한 농양을 말하며, 원인이 신경관 내부에 있기 때문에 치료를 위해서는 해당 치아의 신경치료를 해야 한다.
치주농양과 치근단농양 모두 세균에 의한 감염이다.

6) 전신질환과 관련된 치주염

치주질환의 발생은 치면세균막으로부터 시작되나, 질환의 형태와 진행은 숙주의 방어에 달려 있다. 전신질환은 숙주의 정상 방어를 방해하고 치주질환의 진행과정에 영향을 줄 수 있다. 다형핵백혈구의 감소는 치주조직 파괴의 비율 및 심도를 증가시키며, 당뇨, 다운증후군, Papillion-Lefévre 증후군, 저인산효소증 및 HIV 감염 등과 같은 전신질환에 이환되어 있을 경우, 숙주반응이 억제됨으로써 치주질환에 이환되기 쉽다.

7) 근관병소와 관련된 치주염

치수질환 진행 중, 근단부의 감염소견 및 조직파괴가 치관 쪽 치은변연부로 진행하거나 부수적으로 깊은 치주낭이 형성되는 등 치주염과 유사한 소견이 나타나는 경우가 있다. 또, 치주질환과 치수질환이 합병된 상태도 있다. 따라서 치주염과의 감별진단을 위해서는 치수의 생사 및 치주조직의 파괴 정도를 확인하는 것이 중요하다.

8) 치관주위염(pericoronitis)과 치관주위농양(pericoronal abscess)

치관주위염은 불완전하게 맹출된 치아의 치관 주위에 발생하는 염증이다.

대개 부분적으로 맹출되었거나 매복된 하악 제3대구치 주위에 많이 발생한다. 치관과 이를 덮고 있는 치은판막 사이의 공간은 음식물잔사와 세균이 서식하기에 아주 좋은 환경으로 염증의 가능성이 늘 존재한다. 치관주위염의 병소는 치관주위농양에 국한되기도 하지만 인후부위나 혀의 기저부까지 퍼져 연하작용을 어렵게 하기도 한다.

증상으로는 부종, 발적, 종창이 나타나며, 이로 인해 저작 시 통증 및 귀, 목, 구강저에도 통증을 느낀다. 또 악취가 나거나 개구장애를 동반할 수도 있다.

감염이 구강 인후부 및 혀 기저부 등으로 전파되어 합병증이 유발될 수 있는데, 봉와직염, 루드비히앙기나(Ludwig's angina)가 발생할 수도 있다.

Chapter 06

치주질환의 검사 · 진단 · 예후 · 치료계획

학습목표

1. 의과병력 조사의 목적을 설명할 수 있다.
2. 치과병력 조사의 목적을 설명할 수 있다.
3. 치과병력의 주소(Chief Complaint)에 대하여 설명할 수 있다.
4. 치은검사에서 임상적으로 평가해야 할 항목을 설명할 수 있다.
5. 치은파열(Cleft)과 팽융(Festoon)을 설명할 수 있다.
6. 치은퇴축의 원인과 임상증상을 설명할 수 있다.
7. 치주낭을 정의할 수 있다.
8. 치주낭의 임상증상을 설명할 수 있다.
9. 치주낭을 형태에 따라 분류할 수 있다.
10. 치주낭을 감염된 치아의 면에 따라 분류할 수 있다.
11. 치주탐침 사용법을 설명할 수 있다.
12. 치근분지부(Furcation Area)의 병변을 설명할 수 있다.
13. 방사선 검사에서 나타날 수 있는 치주질환의 소견을 설명할 수 있다.
14. 치아동요의 원인과 특징을 설명할 수 있다.
15. 지각과민 치아의 원인을 설명할 수 있다.
16. 징싱교합을 설명할 수 있다.
17. 치주질환의 전반적인 예후에 영향을 미치는 요인을 설명할 수 있다.
18. 치주질환 개별 치아의 예후에 영향을 미치는 요인을 설명할 수 있다.

I 치주질환의 검사

치주질환 초기에는 환자 자신이 인식하지 못한 상태에서 진행되어 환자가 증상을 느끼기 시작할 때쯤이면 이미 병변은 상당히 진행되어 치료하기 어려운 경우가 많으므로 치주질환을 일으키는 요인과 질병상태를 조기에 파악하여 치료하는 것이 중요하다.

치주질환을 진단하는데는 객관적인 임상 기준이 필요하고 치주질환의 활성도를 알아보기 위해서는 여러 임상적 변수도 파악해야 하므로, 우선 환자의 병력을 파악하고 구강 내 · 외 검사를 시행한 후 환자의 치아와 치주조직 상태를 검사해야 한다. 환자의 치주조직 상태를 명확하게 평가하기 위해서는 환자의 내원동기, 의과병력 및 치과병력, 환자의 가족력 및 사회력, 구강 내 임상검사와 방사선검사 등을 체계적으로 검사해야 한다.

1 환자의 일반검사

1) 문진[History taking(환자기왕력, Patient history)]

환자의 증상, 현재병력, 과거병력, 가족력, 환자의 내원동기 등을 확인하기 위해 일반적으로 사용하는 방법은 자기기입식 설문지이다. 그러나 환자가 직접 작성하는 설문지의 응답만으로는 진료에 필요한 정보를 충분히 얻기 어렵기 때문에 문진을 통해 이를 확인해야 한다.

문진을 통해서 환자의 구강질환과 관련된 정보를 얻을 수 있고, 환자에게 구강 내 상황을 설명함으로써 치료에 대한 동기유발을 일으킬 수 있으며, 나아가 환자와의 신뢰관계를 구축할 수 있다.

그러나 문진에서는 환자의 생활습관, 가치관, 지식 및 태도 등 개인적인 신상정보를 얻을 수 있기 때문에 의사소통 시 주의가 필요하다.

(1) 주소(Chief complaint)

환자가 병원에 내원하게 된 이유로, 환자 본인의 말대로 기술하는 것이 좋다. 흔한 주소는 대개 출혈, 치아동요, 통증, 기능장애 및 심미적인 문제 등이다.

(2) 현증(Status present)

주소 및 그와 관련된 증상이 발생했을 때부터 현재에 이르기까지의 과정에 관한 정보이다. 환자로부터 증상을 자각한 시기와 지속기간 및 현재까지의 증상 변화와 상태, 증상에 대한 대처와 그 효과에 관한 정보를 얻는다. 이를 통해 증상 발현의 원인과 요인에 관한 정보를 얻을 수 있다.

(3) 기왕력(Anamnesis)

① 전신병력(general history; 의과병력)

전신병력은 치주질환을 발생시키거나 악화시키는 요인으로 작용할 수도 있고, 치과치료 후 합병증이 일어날 수 있는 위험이 있어 치료계획 수립 시 반드시 고려해야 하는 사항이다(표 6-1). 그러나 대개의 환자들은 전신질환이 치과질환에 영향을 주리라고 생각하지 않아 스스로 자신의 전신 상태를 자발적으로 알려주지 않는다. 따라서 문진 과정에서 현재 병력이나 전신적 기왕력은 물론 다른 병원에서의 치료내용이나 복약상황까지도 확인해야 한다.

표 6-1 **치과치료 시 고려해야 하는 전신질환**

진단명	문제점	치과치료 시 고려사항
고혈압	출혈, 치료 중 스트레스, 통증으로 인한 혈압상승	• 혈관수축제 사용 자제 • 통증 등의 스트레스 최소화
당뇨	창상 치유 지연, 술후 감염, 저혈당증 위험	• 아침식사 후 오전에 치료 • 예방적 항생제 고려
간질환	혈액응고인자의 문제로 인한 출혈성향, 이차감염	• 내과 자문을 통해 현재의 출혈성향 파악 • 간독성 약물투여 금기 • 말기 환자의 경우 응급치료만 시행 • 혈액검사를 통한 혈소판 수, 혈액응고능의 확인
뇌혈관질환 및 심근경색	항응고제(아스피린, 헤파린 등) 복용	• 발치, 소수술 등이 필요한 경우에는 일시적으로 항응고제 복용 중단 후 치과진료 • 혈액검사를 통한 혈소판 수, 혈액응고능 확인
혈액질환	출혈성향, 감염	• 내과적 자문
만성 신부전	출혈성향, 술후 감염	• 예방적 항생제 고려 • 투석 환자의 경우 투석 다음 날 오전에 치료 • 신독성 약물 투여 금지
심장질환	세균성 심내막염	• 예방적 항생제 투여

인용) 남정훈, 전신질환을 가진 환자의 치과처치 및 약물처방 시 주의할 점, 대한치과의사협회지 2010

환자의 주된 전신질환으로는 심혈관질환, 뇌졸중, 당뇨병, 간염 및 간질환, 전염성 질환, 혈액질환, 신장질환, 약물과민증 등이 있으며 마취의 경험과 유해반응, 임신 가능성 여부도 확인해야 한다.

② 치과병력(dental history)

환자의 과거 치과치료 경험과 과거의 증상 및 진행양상을 환자에게 문진하여 정보를 얻으며 이 과정에서 환자로부터 질환에 대한 인식도, 환자의 치료에 대한 의지나 협조도, 어느 정도까지를 치료하고자 하는지에 대한 요구도를 판단할 수 있다.

(4) 가족력(Family history)

환자 가족 중 혈우병과 같은 유전성 질환, 결핵 등의 전염성 질환, 당뇨와 같은 가계질환뿐만 아니라 가족들의 치주적 문제를 알아내면 질환의 원인이나 진행 관련 요인을 파악할 수 있다.

(5) 기타

① 사회력(social history)

사회 · 경제적인 현황이 질환 발생에 영향을 미치거나 치료계획 수립에 고려되어야 할 수도 있으므로 사회력 또한 적절하게 파악할 필요가 있다.

또한 특정 질환과 관련될 수 있는 직업적 문제 또는 습관적인 문제(과도한 음주와 흡연, 저작습관 및 식습관, 구강악습관 등)가 있는 경우에도 이를 기록한 후 진단과 치료에 고려해야 한다.

② 알레르기(allergy)

약물알레르기나 식품알레르기의 유무와 그때의 증상에 대해서도 확인해야 한다.

③ 생활습관

흡연 습관의 유무와 흡연량, 흡연기간 및 알콜 섭취 상황이나 기타 특별한 습관 등에 대해서도 적절하게 파악해야 한다.

2 구강검사

구강검사에서는 환자가 호소하는 증상과 현재병력을 확인하고 진단과 치료계획에 필요한 정보를 얻는다. 구강검사 시에는 환자가 호소하는 부위뿐만 아니라 안면과 두경부까지 전체적으로 검사한다. 각 부위별로 시진, 촉진 등의 기본적인 임상검사를 토대로 정상 조직의 변화 유무를 살펴보고, 비정상적인 소견은 치아의 위치, 형태, 크기, 색깔, 표면상태, 동요도, 통증 유무 등을 관찰하고 기술한다. 특히 자가면역질환, 바이러스 질환, 백혈병 등과 같은 전신상태의 증상이 구강 내(특히 치은이나 점막)에 나타나는 경우도 있기 때문에 감별진단을 실시하는 데 있어서 중요하다.

1) 치아 검사

(1) 치아우식증(Dental caries)

치아우식 병소는 소와열구, 평활면, 인접면, 치근면에 나타날 수 있다. 우식증으로 인한 치아의 구조적, 형태학적인 결손은 치주치료에 있어 중요하므로 반드시 기록하여야 한다.

(2) 수복물 상태

부적절한 수복물은 여러 가지 면에서 치면세균막의 침착을 야기해 치은염증을 유발시킬 수 있으므로 수복물의 상태를 기록해야 한다.

(3) 인접면 접촉관계

치아에 대한 평가는 인접면 접촉관계를 보고 평가해야 한다. 접촉이 없으면 음식박힘(food impaction)이 발생해 치주건강에 영향을 미치고 접촉이 너무 긴밀하면 치면세균막을 제거하기 어렵기 때문에 치료계획을 수립하고 환자를 교육하는 데 도움이 되도록 인접면의 접촉관계를 반드시 평가해야 한다.

(4) 치아형태 이상

치아의 법랑질이나 상아질 결함은 치면세균막의 침착을 야기하거나 제거를 어렵게 하고 치료계획에 영향을 주기 때문에 치주건강과 치주치료에 악영향을 미친다.

(5) 치아마모(Tooth abrasion)

치아의 마모는 치질의 점진적인 상실을 의미하며, 여기에는 부식, 마모, 교모, 굴곡파절 등이 있다.

① 부식(erosion)

부식은 치면 전체에서 유기물질이 빠져 거친 양상을 보인다. 원인은 밝혀지지 않았지만 산성 음료, 신 과일, 산성 타액 분비 등 복합적인 효과가 원인으로 제시되고 있다.

② 마모(abrasion)

마모는 저작 이외의 기계적 자극에 의해 발생된 치질의 상실이다. 마모는 치약의 마모제와 치면에 대한 칫솔의 부적절한 방법으로 인해 발생된다(그림 6-1).

③ 교모(attrition)

교모는 대합치와의 기능적 접촉에 의해 교합면이 닳는 현상이다(그림 6-2).

④ 굴곡파절(abfraction)

굴곡파절은 치경부에 발생하는, V자나 쐐기모양의 병소이다. 편측저작, 이갈이, 교합 이상 등으로 나타나며 파절변연이 명확하고 날카롭다.

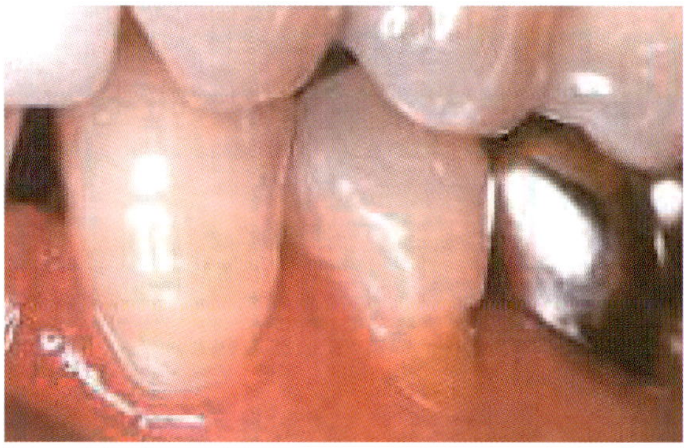

그림 6-1 소구치에 발생한 치경부 마모

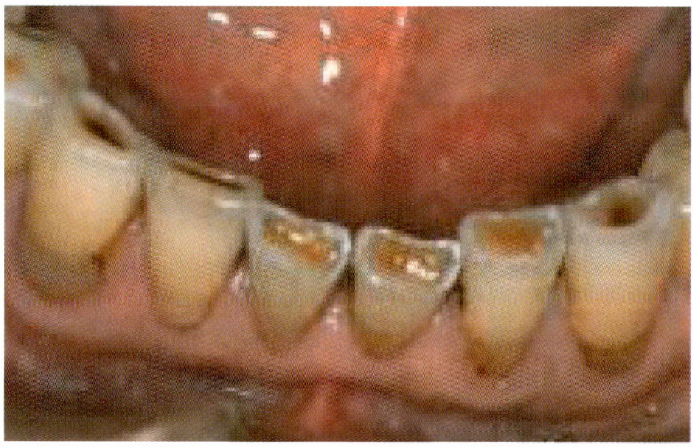

그림 6-2 교모

(6) 지각과민증(Hypersensitivity)

치은퇴축에 의해 노출된 치근면에 기계적, 온도적, 화학적 자극을 받아 발생하는 통증이 지각과민증이다. 지각과민으로 인해 칫솔질을 곤란하게 하기 때문에 치면세균막의 축적을 조장한다.

지각과민은 치은퇴축, 치아마모, 치근우식증, 치경부파절, 스케일링 및 치근활택술을 시술할 때 기구조작 시에 나타나거나, 치주수술 후 치근노출 시 일시적으로 나타날 수 있다.

3 치주조직 검사

1) 치은검사

치은 검사 시 색상, 외형, 견고도, 출혈 유무, 표면구조 등의 임상검사를 통해 치은의 건강 상태를 평가할 수 있다.

(1) 색상(Color)

건강한 치은의 색상(그림 6-3A)은 연분홍색(coral pink)이지만, 피부색이나 인종에 따라 밝은 갈색에서 어두운 갈색에 이르는 색소의 침착이 치은에 나타나는 경우도 흔하다. 치은은 염증 시에는 광택이 있고 붉은색을 띠며, 만성으로 지속되는 경우에는 암적색에서 푸른색에 이르는 색조를 나타낸다. 황달인 경우 빌리루빈 착색으로 황색, 백혈병인 경우 청자색을 띠게 된다(그림 6-3B).

또한, 내인성 또는 외인성 물질이 조직에 침착함으로써 색조에 변화가 생기기도 하는데, 주로 청색, 갈색, 흑색 등으로 나타난다(그림 6-4, 6-5).

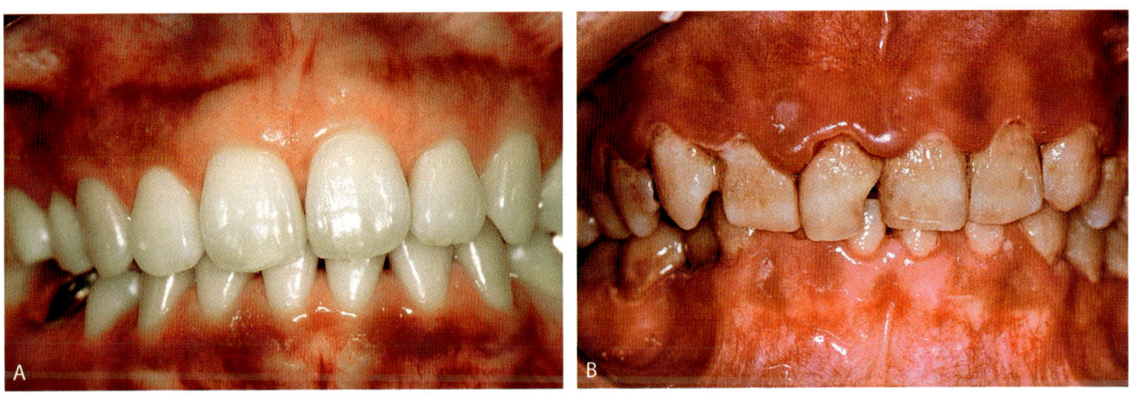

그림 6-3 치은 색상 및 외형

A : 건강한 치은상태 B : 치주염에 이환된 치은상태

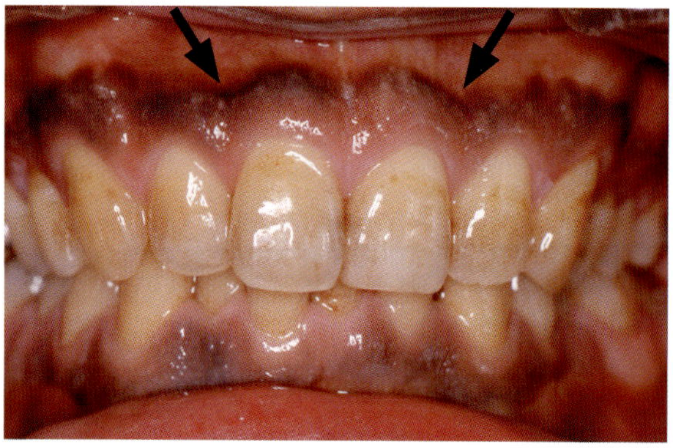

그림 6-4 멜라닌색소침착증

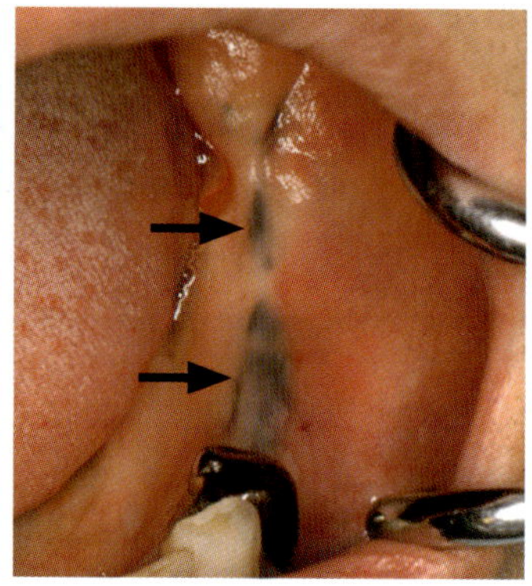

그림 6-5 외인성 색소침착

(2) 외형(Contour)

건강한 치간유두는 뾰족하며 변연치은은 옷깃모양으로 치아를 둘러싸고 있으며 치경부를 따라 부채꼴 모양을 하고 있다. 치은에 염증이 생기면 붓거나 치은이 증식하며, 질병이 진행됨에 따라 조직이 파괴되므로 치은변연과 치간유두는 정상보다 치근단 쪽에 위치하게 된다(그림 6-6).

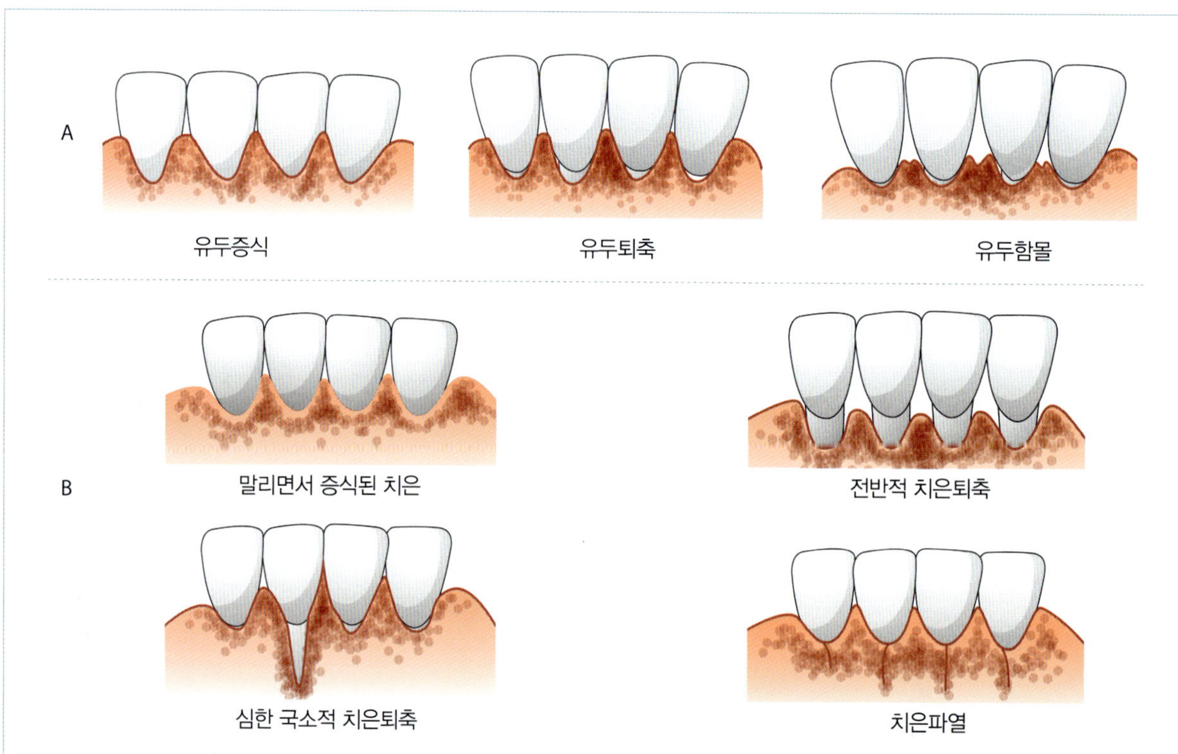

그림 6-6 치은의 외형변화

A : 치간유두(interdental papilla)의 외형변화 B : 치은변연(gingival margin)의 외형변화

① 스틸만 균열(Stillman's cleft)

치은변연상에 나타나는 쉼표 모양의 흔적으로 순측에 주로 나타난다. 균열은 자연히 치유되거나 지지조직 내로 침입하여 깊은 치주낭을 형성하기도 한다(그림 6-7).

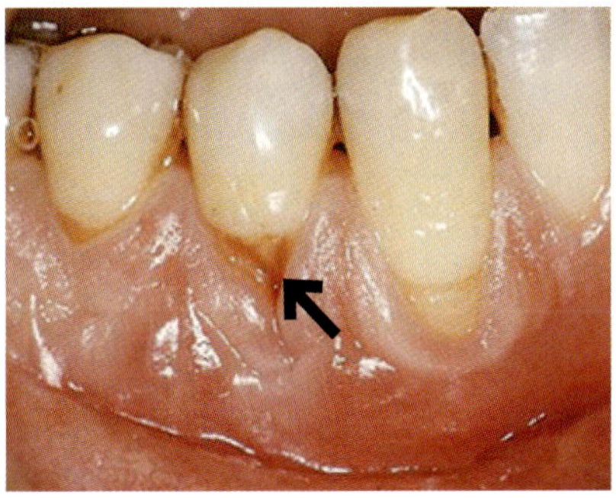

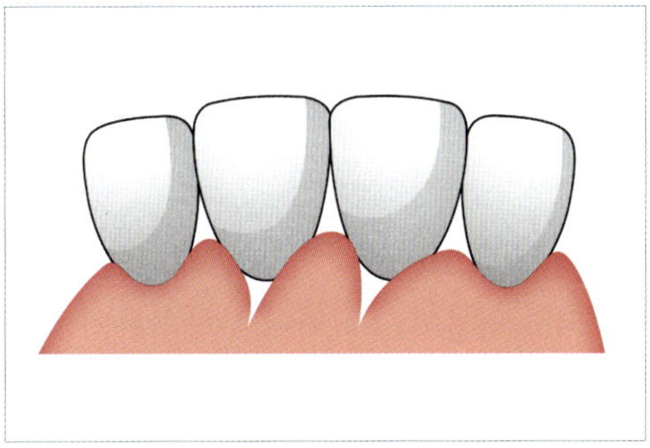

그림 6-7 스틸만 균열(Stillman's cleft)

② 맥콜 팽융(McCall's festoons)

구명대 모양으로 비대해진 치은변연부 형태로 견치와 소구치부 순측에 주로 나타난다. 음식물잔사 축적으로 인해 2차 감염이 발생할 수 있으며, 외상성 교합 및 기계적 자극으로 인해 치면세균막이 적은 치아에서도 나타날 수 있다(그림 6-8).

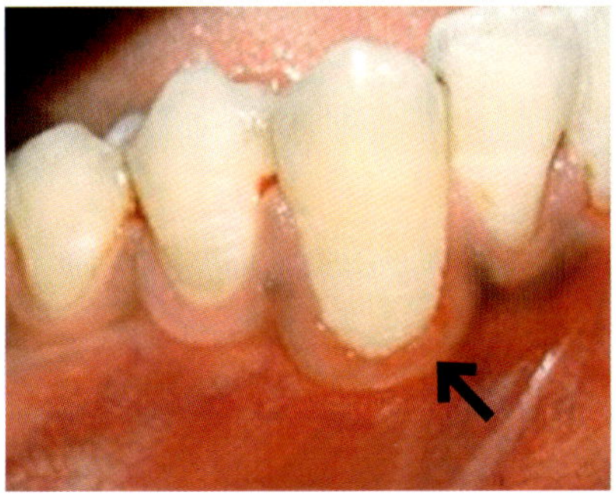

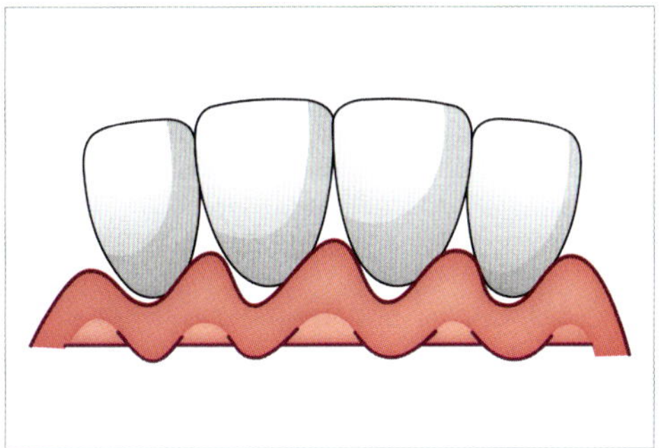

그림 6-8 맥콜 팽융(McCall's festoons)

(3) 견고도(Consistency)

건강한 치은은 치밀한 섬유성이며 치아와 골조직에 단단히 부착되어 있으므로 기구로 젖히려고 해도 젖혀지지 않는다. 치은에 염증이 생기면 약하고 스폰지 같은 조직이 부어 오르며, 치아 주위에 느슨하게 부착되어 있어 기구 측면으로 가벼운 압력을 가하거나 압축공기를 분사하면 쉽게 치면에서 떨어진다. 그러나 오래 지속된 치수질환의 경우 치은은 섬유성이 될 수 있다.

(4) 치은출혈(Gingival bleeding)

치은출혈은 치은염증 진단에 가장 확실한 징후이다. 건강한 치은은 가벼운 탐침으로 출혈되지 않으나 염증 초기에는 모세혈관 확장으로 인해, 만성 염증 시에는 상피 하방의 모세혈관 파열로 인해 약한 자극에도 치은출혈이 일어난다. 그 외에, 혈소판 이상, 저프로트롬빈혈증, 응고기전 이상(혈우병, 백혈병) 등 출혈성 질환자에서는 전신질환과 관련된 비정상적인 치은출혈이 나타난다.

(5) 표면구조(Surface texture)

건강한 유리치은에는 부착치은부에 점몰(stippling)이라는 미세한 함몰구조를 가지고 있다. 치은에 염증이 생기고 붓게 되면 점몰이 소실되어 부착치은의 표면도 매끈하고 반짝거리게 된다.

(6) 치은퇴축(Gingival recession)

치은퇴축은 생리적 또는 병적으로 치은변연의 위치가 치근단 쪽으로 이동함에 따라 치근면이 노출되는 현상으로, 백악법랑경계(cementoenamel junction, CEJ)부터 치은변연까지의 거리로 측정된다. 한번 퇴축된 치은의 위치는 비가역적이며, 간혹 부종에 의해 축소되어 보이기도 한다. 이에 좀 더 객관적인 측정을 위해 치은조직의 부착정도를 나타내는 부착수준(attachment level)으로 표현되기도 한다.

건강한 치은은 접합상피와 결합조직이 치근면에 단단히 부착되어 있다. 그러나, 치주질환이 발생되면 치근면에 부착되어 있던 섬유질들이 분리되면서 치은퇴축이 발생되는데 이 과정에서 부착수준의 변화 즉, 부착상실(attachment loss)이 발생된다. 치주염이 더 진행되어 치조골 상실이 동반되면 부착상실의 범위도 같이 증가하며, 이는 치주낭으로 연결된다. 이 때, 부착수준(부착상실)은 백악법랑경계(CEJ)로부터 치주낭 기저부까지의 거리로 측정되며, 부착상실의 정도가 클수록 질환의 정도가 심하다는 것을 의미한다(그림 6-9).

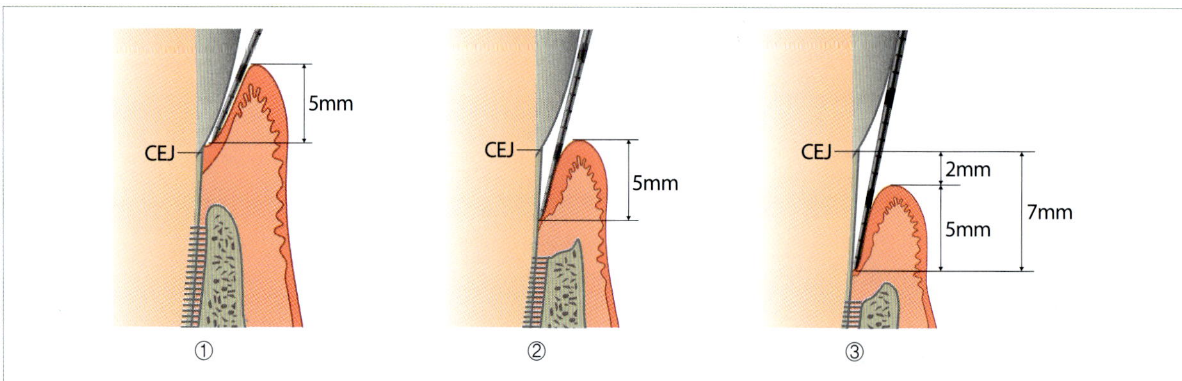

그림 6-9 부착상실 = 치은퇴축(CEJ – 치은변연부) + 치주낭 깊이

① 부착상실 = 0mm ② 부착상실 = 5mm ③ 부착상실 = 7mm

치은퇴축이 발생하는 원인으로는 치조골의 상실, 기계적인 외상, 치아의 위치이상, 비정상적인 소대부착, 치은염증, 부적절한 수복물 등이 있다. 치은퇴축의 임상적 중요성은 노출된 치근면으로 인해 치근우식증에 취약하고 상아질 표면이 구강 내에 노출되어 지각과민증을 야기할 수 있다는 점이며, 치간부 퇴축은 치면세균막, 음식물, 세균이 축적되기 쉬운 환경을 만든다.

▶ 치은퇴축의 분류(Classification of gingival recession)

Sullivan과 Atkins(1985)에 의한 치은퇴축의 분류가 Miller(1985)에 의해 확정되었다(표 6–2).

표 6–2 **치은퇴축의 분류(Miller's classification)**

단계		치은퇴축 정도	치간골 소실	예후
class Ⅰ	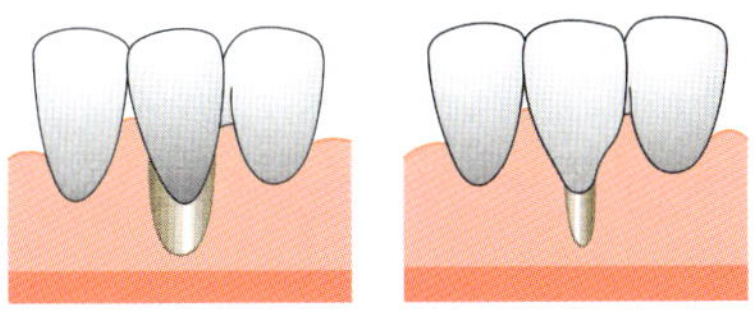	치은점막경계까지 확장되지 않음, 치간 부착 정상	없음	100% 피개 가능
class Ⅱ	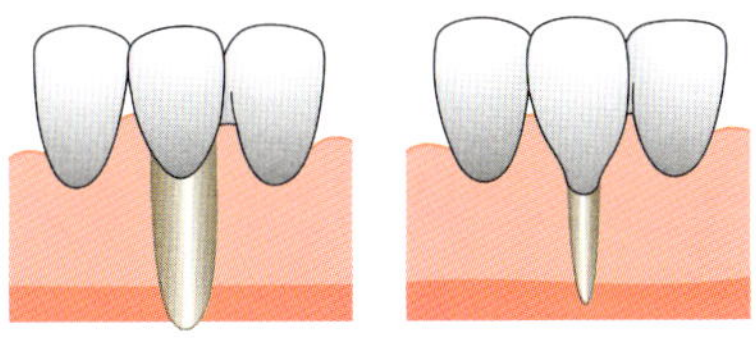	치은점막경계 또는 넘어서까지 확장됨, 치간 부착 정상	없음	100% 피개 가능
class Ⅲ	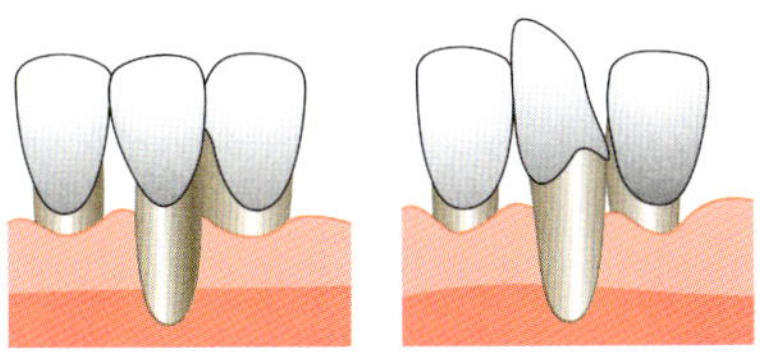	치은점막경계 넘어서까지 확장됨, 치간 부착 상실	있음	부분적 피개 가능
class Ⅳ	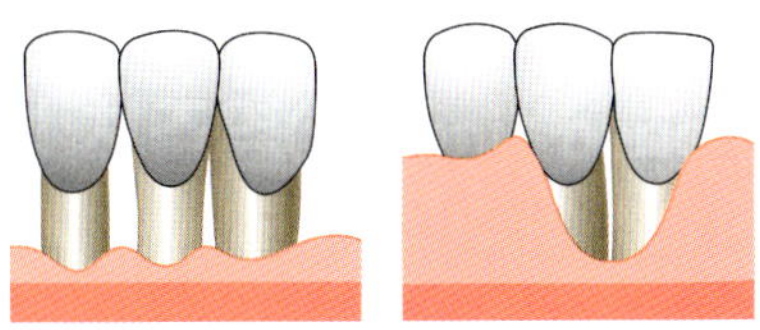	광범위한 치은퇴축과 치간부 부착 상실, 치아위치 이상	있음	피개되기 힘듦

: 부착치은 : 점막조직

(7) 부착치은의 폭(Width of attached gingiva)

부착치은의 폭은 치은점막경계부에서 치은열구나 치주낭 기저부의 외측면까지의 거리이다. 부착치은은 비이동성이며 치조골에 단단히 부착되어 있으므로 부착치은의 폭은 임상적으로 아주 중요한 의미를 갖는다(그림 6–10).

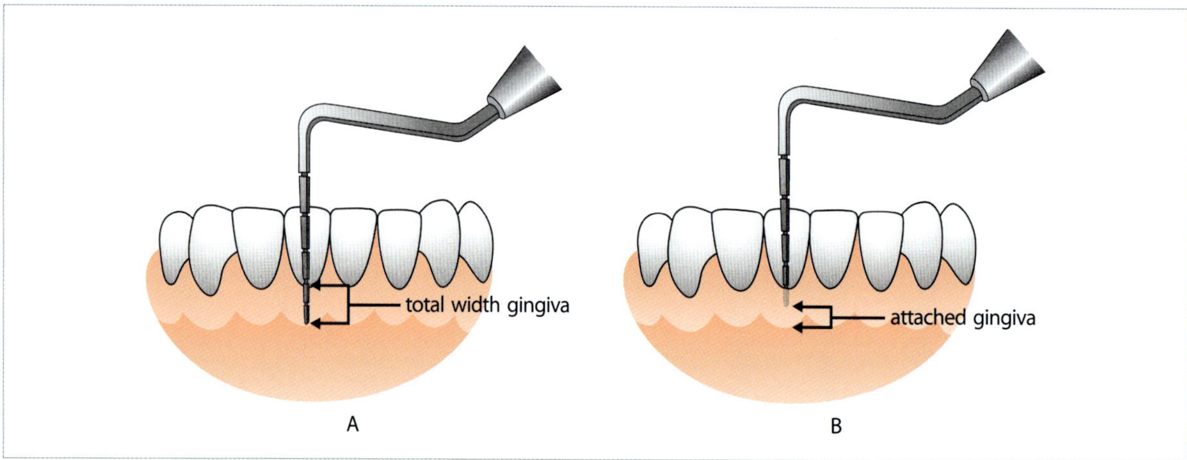

그림 6-10 **치은 및 부착치은의 폭**

A : 치은의 폭 B : 부착치은의 폭

2) 치주낭 검사

치주낭이란 치은열구가 병적으로 깊어져서 생긴 것으로 치주질환의 중요한 임상적 특징 중의 하나이다. 치주낭이 있는 경우 통증, 구취, 치은의 색조변화, 화농성 삼출액 배출, 치아동요, 치간이개, 치근면 노출, 출혈 등이 나타난다.

(1) 치주낭 검사로 탐지 가능한 것

① **치주낭 깊이 측정** : 치주낭 깊이를 측정하여 치주질환의 심도를 측정할 수 있다.

② **치근면의 형태와 요철** : 치근면의 풍융, 백악질의 비대, 치근파절, 치은연하 치석 등을 탐지할 수 있다.

③ **상피부착** : 염증 시 상피부착 부위의 탄력이 감소되는 경우가 있어서 치주낭 측정 시 수치가 깊어질 수 있다.

(2) 치주낭 깊이 측정

치주낭 깊이란 치은변연을 기준점으로 하여 치주낭 기저부까지의 거리를 말한다. 치주낭 깊이를 측정함으로써 대략적인 치주조직의 파괴 정도를 확인할 수 있고 감염된 부위를 평가할 수 있다.

치주낭 깊이를 측정할 때는 walking technique을 기본으로 치근면의 요철, 치은연하 치석, 상피부착 등과 같은 부분을 촉지하면서 치주낭의 깊이를 측정한다(그림 6-11, 6-12). 탐침 시 방사선 사진을 보면서 실시하면 더욱 확실한 검사를 할 수 있다. 치주낭 상피부착 부위를 파괴하지 않도록 20~25g의 힘으로 탐침한다. 약간의 통증을 느끼는 데 개인차가 있으며 탐침에 의한 조직손상 가능성이 있음을 이해한 후 조작해야 한다.

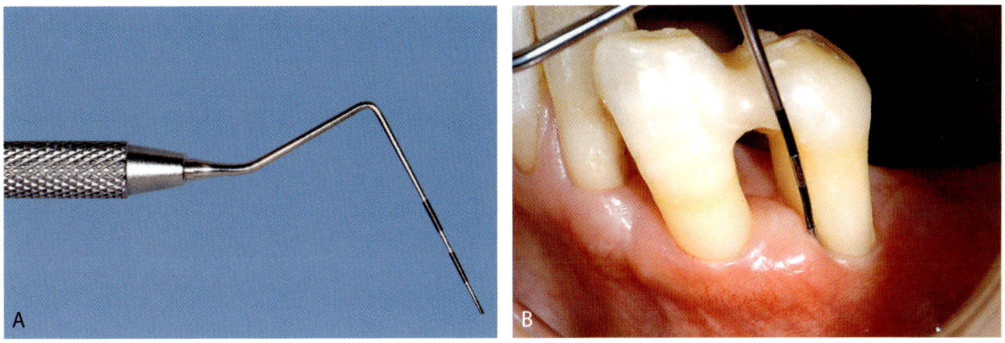

그림 6-11 **치주낭 검사**

A : 치주낭측정기 B : 치주낭 측정

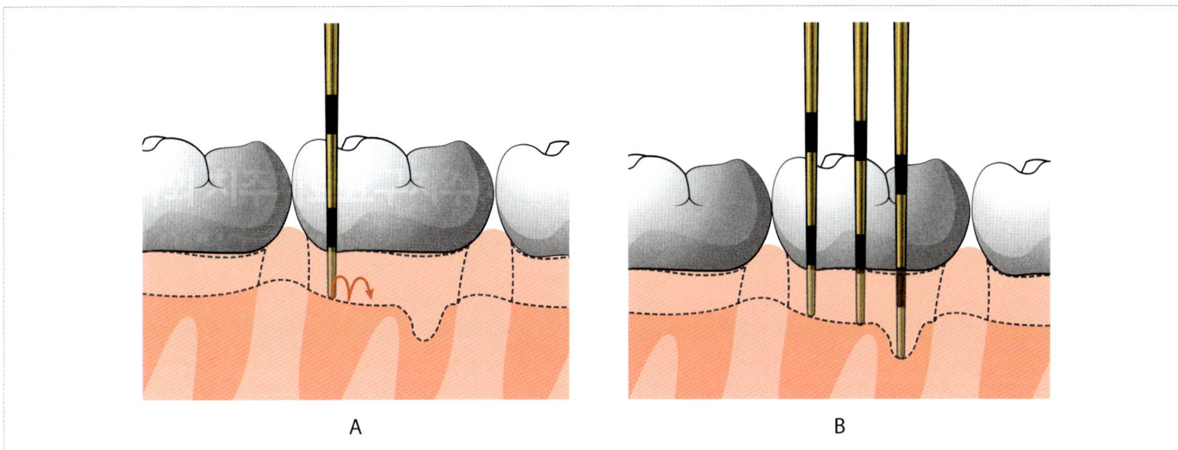

그림 6-12 **치주낭측정기 사용방법**

A : 치주탐침을 조금씩 측방으로 이동하는 walking technique으로 깊이 측정 B : 측정 부위 중 가장 깊은 부위를 수치로 기록

① 수직적 깊이를 측정하기 위해 치주낭측정기를 치아 장축과 평행하게 삽입하여 mm 단위를 읽는다(그림 6-13).

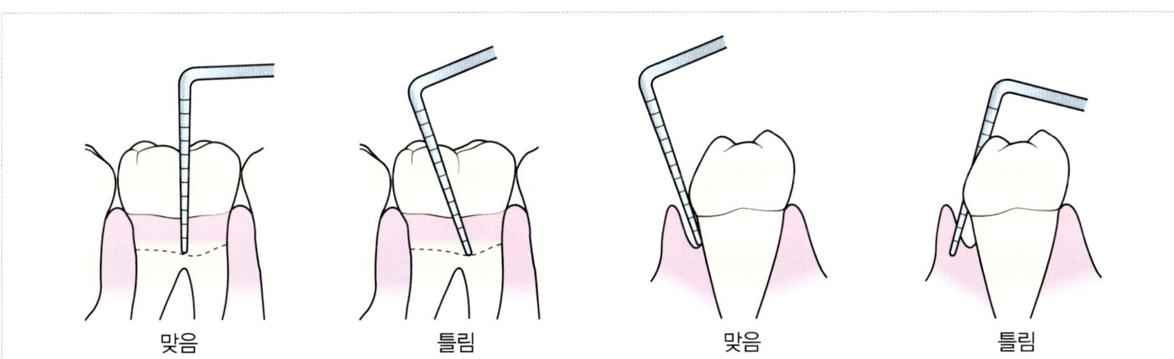

그림 6-13 **치주낭 측정 각도**

가능한 치면과 평행되게 유지한다.

② 인접면의 접촉점 바로 아래를 측정할 때에는 예외적으로 치주낭측정기를 약간 기울여서 측정한다(그림 6-14).

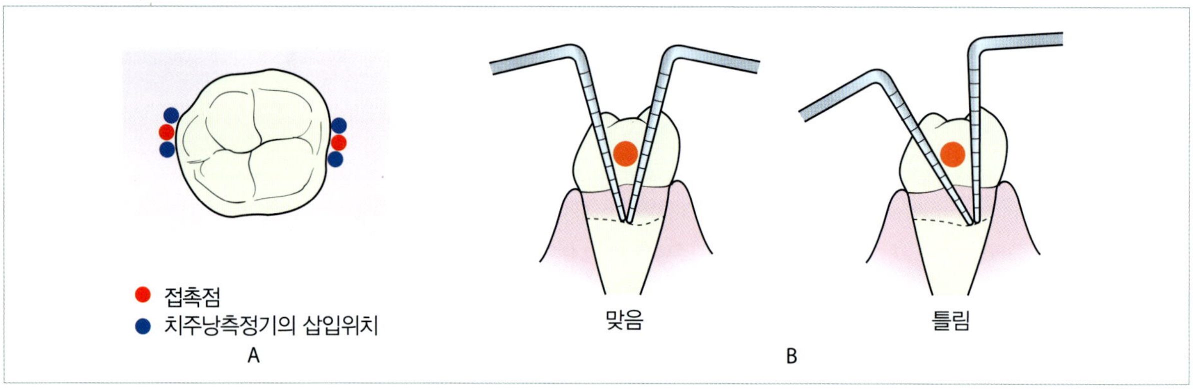

그림 6-14 **인접면에서의 치주낭 측정**

A : 측정부위 B : 측정방법

③ 가장 깊은 부분의 한 부위의 수치를 기록하고 순설측(구개협측)의 근심, 중앙, 원심의 6점법을 이용하는 경우가 많다(그림 6-15).

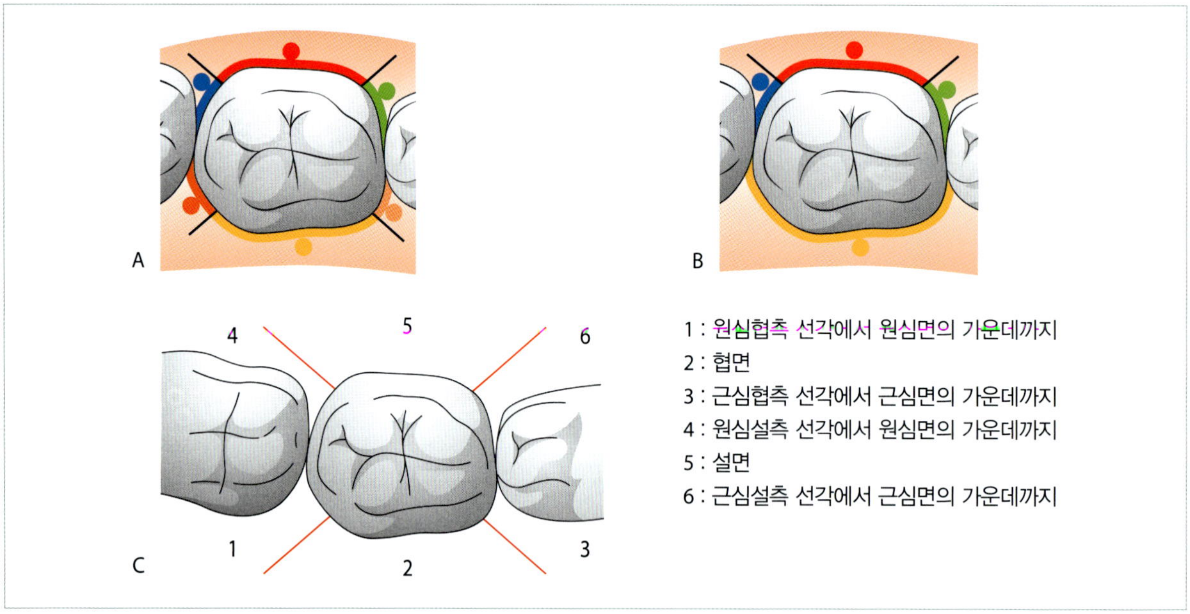

그림 6-15 **치주낭 측정 부위**

A : 6점법 B : 4점법 C : 6부위측정법

(3) 치주낭의 분류

① 치주낭의 형태에 따른 분류 (그림 6-16)

a. 치은낭(gingival pocket)

치은낭은 치주조직의 파괴 없이 치은 증식에 의해 형성된 것으로, 치은의 두께가 증가함으로써 열구가 깊어진다. 가성 치주낭(false gingival pocket)이라고도 한다.

b. 치주낭(periodontal pocket)

치주낭은 치주조직의 파괴를 동반하면서 형성된 것으로 치조골과의 관계에 따라 다음 두 가지로 분류된다.

- 골연상 치주낭(suprabony pocket) : 낭의 기저부가 하부 치조골보다 치관쪽에 위치하는 경우
- 골연하 치주낭(infrabony pocket) : 낭의 기저부가 하부 치조골보다 치근단쪽에 위치하는 경우

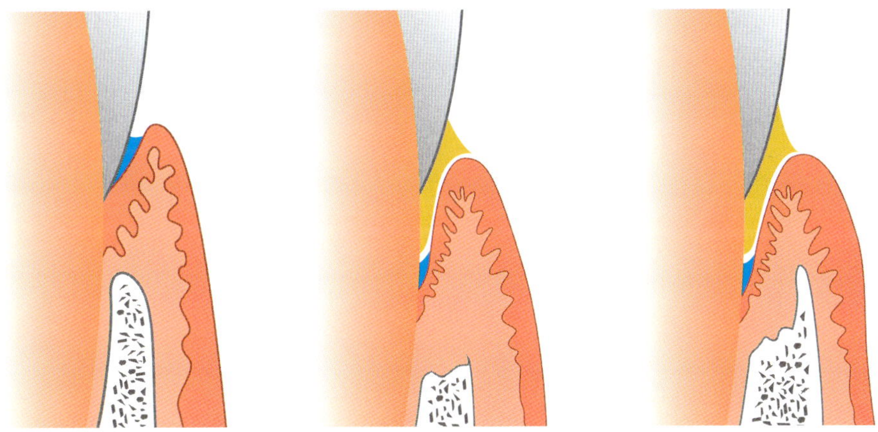

그림 6-16 치주낭의 형태에 따른 분류

A : 치은낭 B : 골연상 치주낭 C : 골연하 치주낭

② 치주낭이 발생한 치면수에 따른 분류 (그림 6-17)

a. 단순 치주낭(simple pocket) : 1개의 치면에 치주낭이 형성된 경우

b. 복합 치주낭(compound pocket) : 2개 이상의 치면을 포함하며, 치주낭의 기저부가 포함된 치면을 따라 치은변연과 직접 연결된 경우

c. 복잡 치주낭(complex pocket) : 1개의 치면에서 시작하여 치아를 돌아 하나 또는 그 이상의 다른 치면과 연결된 경우

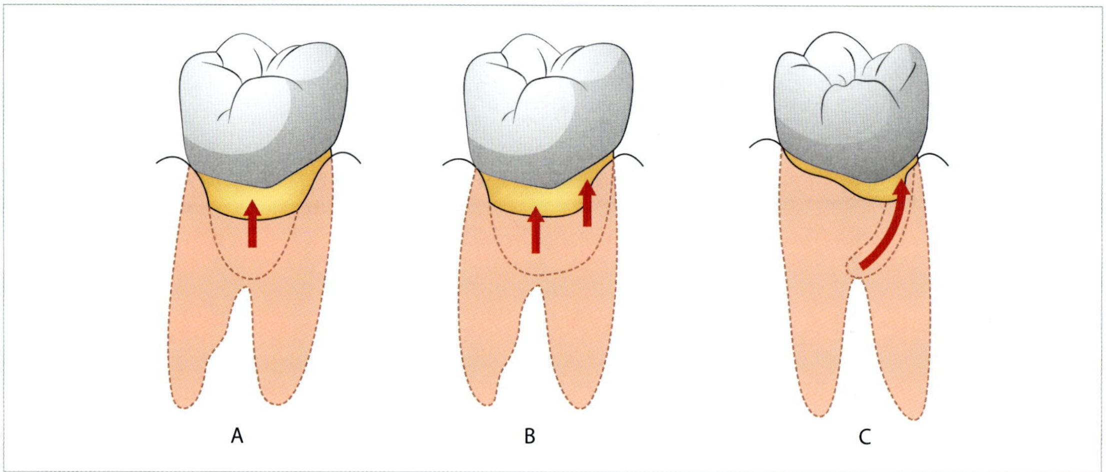

그림 6-17 치주낭이 발생된 치면수에 따른 분류

A : 단순 치주낭 B : 복합 치주낭 C : 복잡 치주낭

(4) 부착수준(Attachment level)

치주낭의 깊이는 치은변연부에서 치주낭 기저부까지의 거리를 나타내며, 부착수준은 백악법랑경계에서 치주낭 기저부까지의 거리를 나타낸다(그림 6-18). 치주낭의 깊이는 염증상태의 변화 등에 따라 치은형태가 변화해서 기준점의 위치가 변동되기 때문에 결과적으로 조직파괴 정도를 누적해서 일관되게 표현할 수가 없다.

부착수준은 치주낭측정기로 평가할 수 있는데, 백악법랑경계를 기준점으로 설정하여 탐침 가능한 치주낭 기저부까지의 거리(mm)로 표시된다. 치주수술 후 부착증가나 부착상실을 판단할 수 있으므로 치주낭 깊이 측정보다 더 진단적 의의가 있다. 일반적으로 2개월 동안 2mm 이상의 부착상실 시 질환의 활성기로 간주하고 있다.

(5) 기타

① 탐침 시 출혈(bleeding on probing; BOP) (그림 6-19)

치주낭 내측 상피가 파괴되어 박리 · 염증 상태인 경우 탐침에 의해 치주낭 기저부에서 출혈이 일어난다. 치주낭 내측 상피에 치주낭측정기(probe)를 접촉시켜 출혈 유무를 기록하여 염증도의 지표로 삼는다.

② 배농(drainage)

치주낭에 농(pus)이 있는지 평가하기 위해서는 손가락으로 치은을 압박하여 배농상태를 검사한다. 모든 치주낭에서 농이 나타나는 것은 아니지만 손가락 압력은 농의 존재가 의심되지 않는 부위에서 농을 탐지해 낼 수 있다.

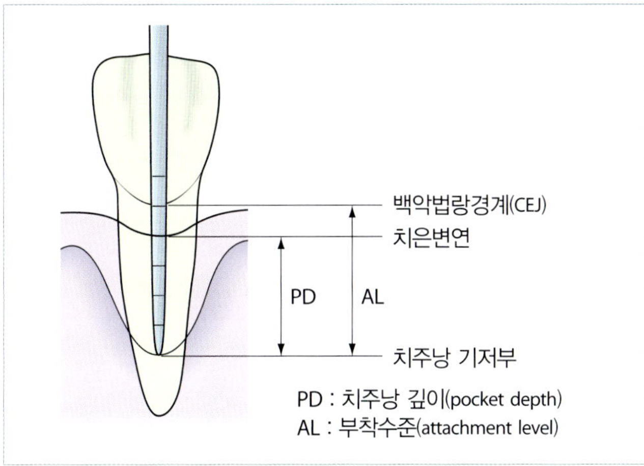

그림 6-18 치주낭 깊이와 부착수준

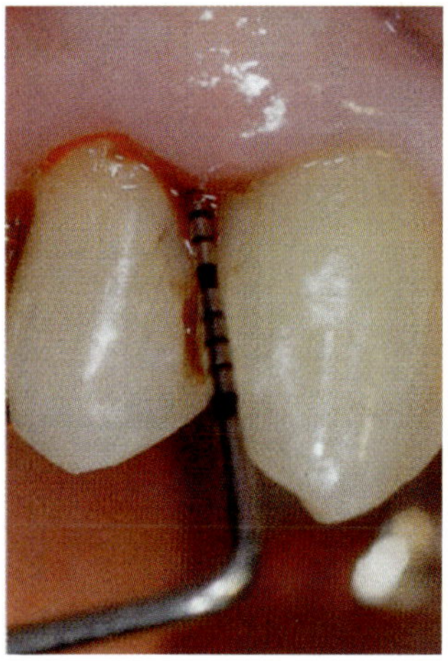

그림 6-19 탐침 시 출혈

③ 치은연하 치면세균막(subgingival dental plaque)

탐침 시에 치주낭탐침기를 이용하여 치주낭 내의 부착물을 긁어낸다. 치은연하 치면세균막의 양을 추측하거나 음식물잔사 등 이물질의 유무를 평가할 수 있다.

④ 치근이개부(furcation involvement)

치근이개부용 치주낭측정기(그림 6-20)를 수평으로 이개부에 삽입하여 치주조직이 파괴된 다근치의 치근이개부 병변 상태를 검사한다(그림 6-21, 6-22). 분류로는 Lindhe & Nyman의 수평적 분류, Glickman의 분류가 있다.

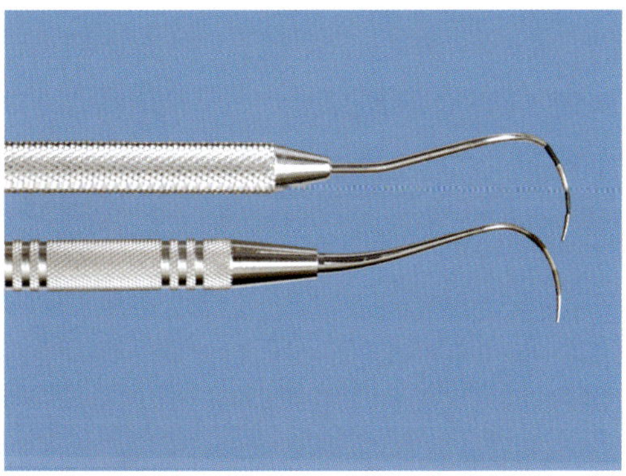

그림 6-20 치근이개부용 치주낭측정기

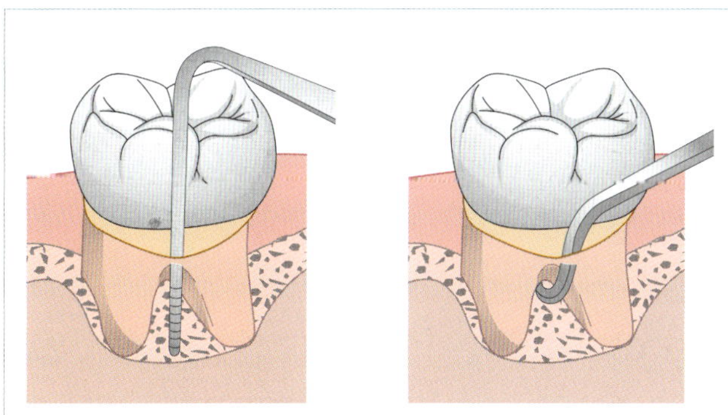

그림 6-21 치근이개부 병변검사에는 곡선형의 치주낭측정기를 사용

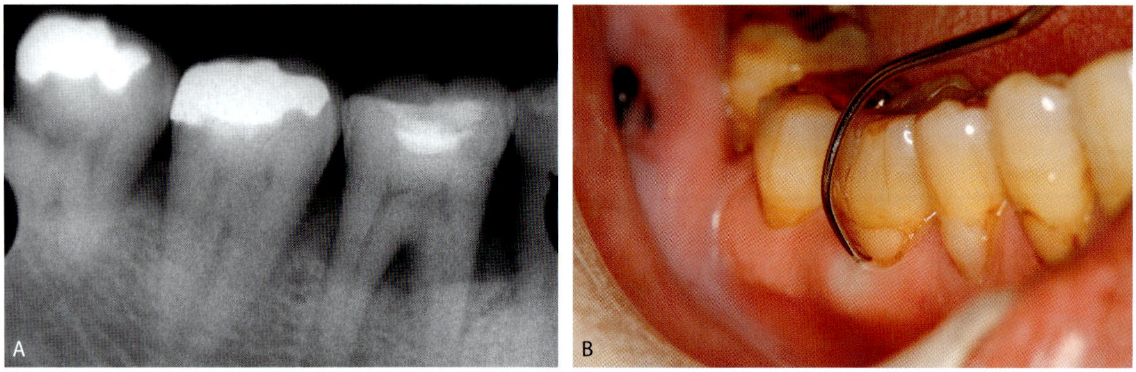

그림 6-22 **치근이개부 병변 검사**

A : 치근이개부에 방사선투과상이 보인다. B : 치근이개부용 치주낭측정기에 의한 검사

a. Lindhe & Nyman의 분류 (그림 6-23)

- Degree 1 : 치아폭 1/3을 넘지 않는 지지조직의 수평소실
- Degree 2 : 치근이개부 전체를 포함하지 않고, 치아폭 1/3을 넘는 지지조직의 수평소실
- Degree 3 : 치근이개부 지지조직의 수평적인 'through and through' 파괴

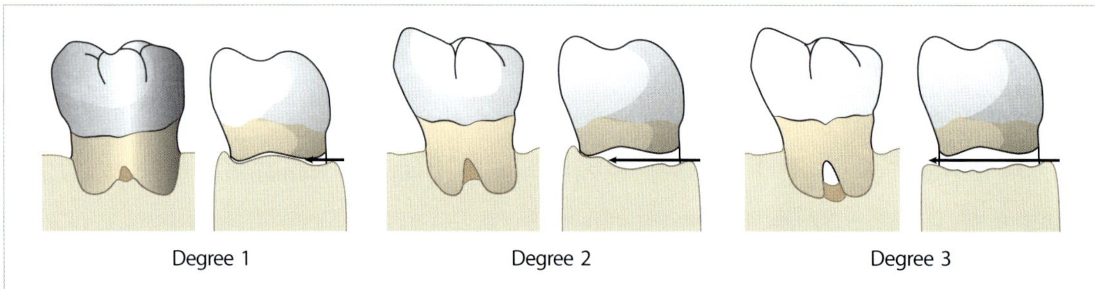

그림 6-23 **Lindhe & Nyman에 의한 치근이개부의 수평적 분류**

Degree 1 : 수평성 골흡수가 협설적으로 1/3 이하이다.
Degree 2 : 수평성 골흡수가 협설적으로 1/3 이상이지만 관통하지는 않는다.
Degree 3 : 치근이개부에는 골이 없고 협설적으로 관통한다.

b. Glickman의 분류 (그림 6-24)

- Grade 1 : 치근이개부의 치주인대에 병변이 있지만 임상적으로도 방사선 사진으로도 현저한 골파괴를 볼 수 없는 경우
- Grade 2 : 치근이개부에는 방사선투과상이 나타나 치조골 흡수가 있지만 탐침을 삽입해도 잘 들어가지 않는 경우

- Grade 3 : 치근이개부에는 방사선투과상이 나타나고 탐침으로 협설적 또는 근원심적으로 관통하지만 치근이개부가 치은으로 덮여 있는 경우
- Grade 4 : 치근이개부가 구강 내에 노출되어 탐침으로 협설적, 근원심적으로 관통되는 경우

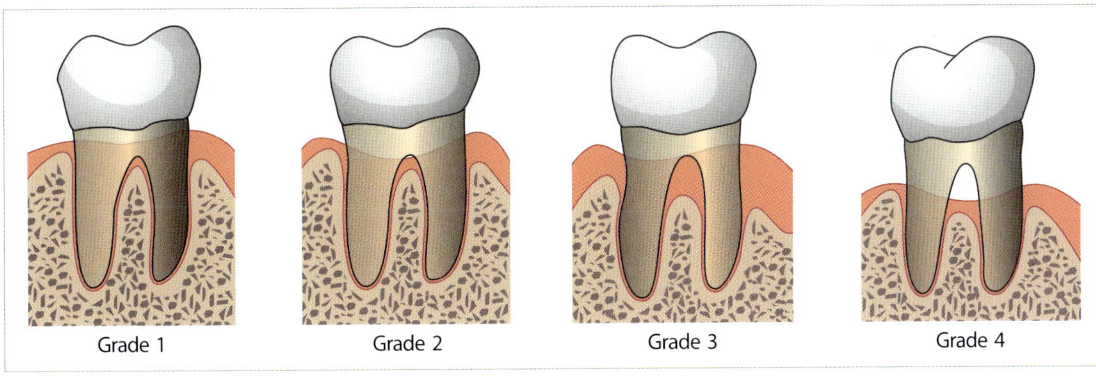

그림 6-24 **Glickman에 의한 치근이개부의 병변 분류**

3) 치아동요도 검사

치아동요는 생리적 치아동요와 병적 치아동요로 크게 구분된다. 모든 치아는 생리적 동요를 보이는데, 수면 중에는 상하악의 치아 사이에 교합접촉이 상대적으로 적게 발생하기 때문에 아침 기상 시의 동요도가 가장 크고, 깨어 있는 동안에는 음식물을 씹는 저작과 연하 등으로 교합접촉이 일어나 치아가 치조와 내로 들어가면서 동요도가 감소한다.

병적 치아동요는 생리적 치아동요의 범위를 벗어나 치아가 수직적 또는 수평적으로 흔들리는 것을 말한다. 병적 치아동요가 발생하는 원인에는 치조골 흡수와 같은 치아를 지지하는 조직의 감소, 상하악 치아 사이의 과도한 교합력으로 인한 교합외상, 치은이나 치주인대의 염증 등이 있으며 그 밖에도 치주수술 후 일시적으로 동요도가 증가하거나 임신, 피임약 복용, 월경주기와 관련하여 치아동요가 증가할 수 있다.

치아동요도는 치주조직의 염증상태, 치주조직의 양, 교합력(외상교합 포함)의 영향을 뚜렷하게 나타내는 지표로 치주검사에 매우 중요하다. 동요도가 심한 경우 치아가 기능을 못하기 때문에 환자는 치아를 보존히기 어렵다고 생각하기 쉽지만, 염증을 제거하고 교합력을 적절하게 분배함으로써 기능을 충분히 회복시킬 수 있는 경우가 많다. 핀셋으로 치관부를 잡고 흔들어보거나 교합면에 점상으로 압력을 가하여 치아의 움직임을 조사한다.

동요도의 판정에는 일반적으로 Miller의 분류법을 사용하는데, 생리적 치아동요의 범위를 초과하면 동요가 있다고 판단하며 동요의 정도와 방향에 따라 분류한다(그림 6-25).

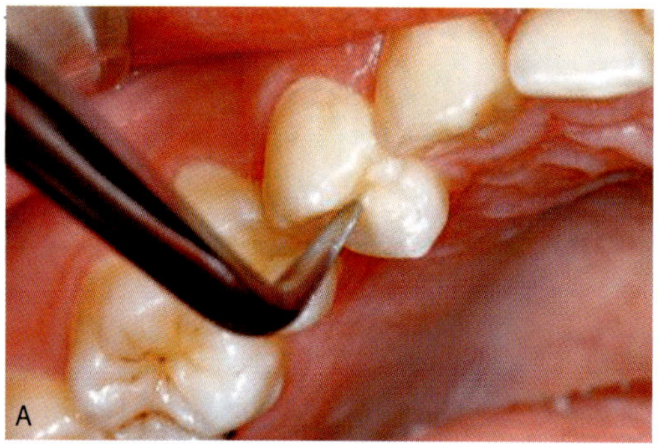

Miller의 치아동요도 분류

동요도	소견
0도 : 생리적 동요	• 움직이는 것을 거의 느끼지 못한다. • 다른 치아에 비해 하악전치가 약간 크다.
1도 : 경도의 동요	• 순설방향으로 약간(0.2~1.0mm) 움직인다. • 생리적 동요보다 약간 크게 느껴진다.
2도 : 중등도의 동요	• 순설방향으로 중등도(1.0~2.0mm)로 움직인다. • 근원심 방향으로도 움직인다.
3도 : 중도의 동요	• 순설방향으로 약 2mm 이상 움직인다. • 수직방향으로도 움직인다.

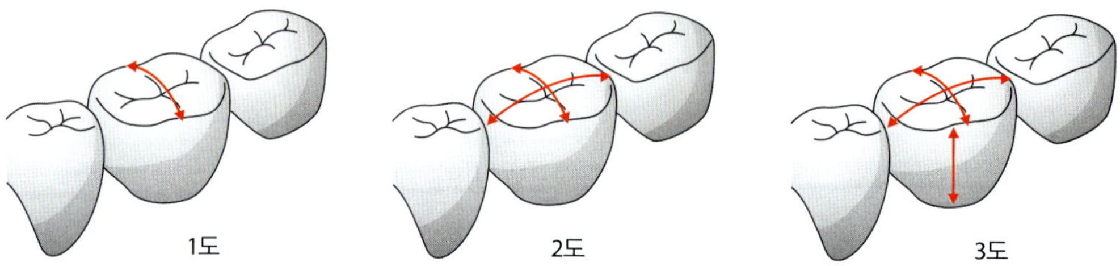

그림 6-25 **치아동요도 검사와 분류**

A : 치아동요도 검사 B : Miller의 치아동요도 분류

4) 방사선 사진에 의한 검사

연조직으로 피개되어 있어 직접 볼 수 없는 경조직(치조골이나 치근)을 검사한다. 또 연조직도 희미하게 불투과상을 나타내기 때문에 치은과 치조골정의 관계 등도 검사할 수 있다. 그러나 방사선 사진은 치주조직의 삼차원상을 이차원적으로 투영한 것이기 때문에 검사하고 싶은 경조직상이 중복되어 검사에 방해가 되는 경우도 있다. 특히 최근에는 단층사진이나 그것을 삼차원으로 구축하는 촬영장치도 있는데 전문성이 높기 때문에 일반적으로 사용하지는 않는다. 또한 생물학적인 안전성 때문에 피폭량을 최소화하는 배려가 항상 필요하다.

(1) 방사선 사진 관찰 시의 기본

관찰 시 기본적으로 알아야 하는 것은 방사선 사진은 삼차원인 것을 이차원의 평면에 투영한 것이라는 점이다. 방사선상을 보고 입체상을 상상하는 유연한 발상을 하는 것이 중요한다.

① 정상 조직의 방사선상 (그림 6-26)

해부학적으로 정상적인 특징이 어떠한 방사선상이 되는지 이해한다. 상의 연속성과 패턴의 변화는 조직의 어떤 변화를 나타내는 경우가 많다.

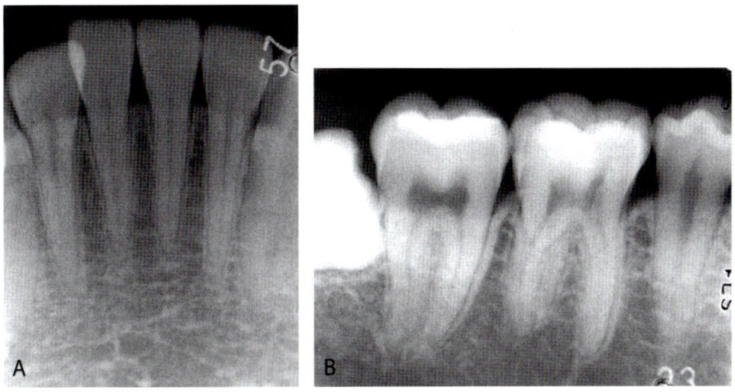

그림 6-26 **건강한 치주조직의 방사선 사진**

치조경선이 명확하게 보인다. A : 전치부 B : 구치부

② 변화된 방사선상의 조직상태 (그림 6-27)

방사선상은 촬영조건이나 해부학적 변이(개인차 등), 병적인 상태에 의해 변화하기 때문에 방사선상과 그들 상태를 관련지어 이해한다.

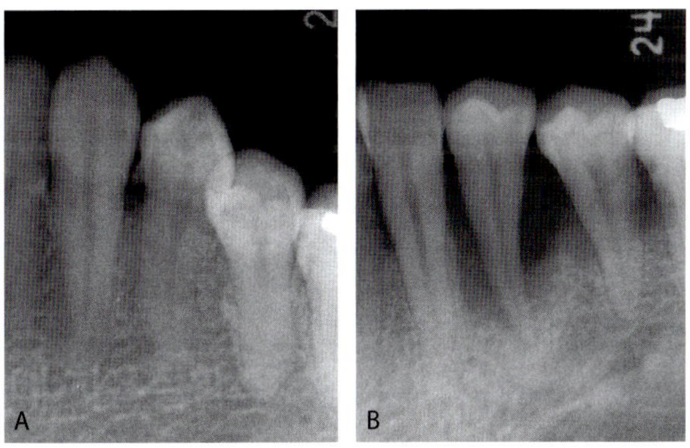

그림 6-27 **치주질환자의 방사선 사진**

A : 치석의 침착 B : 수직성 골흡수

③ 방사선 검사의 한계

금속이 중복되는 부분은 방사선이 차단되어 불투과상이 된다. 인접면 부분은 형태의 변화로 순(협) · 설(구개)면 부분은 투과성의 변화로 상태를 알게 된다.

④ 촬영방법의 영향

파노라마 방사선사진은 선별검사(screening)를 위해 촬영하는 경우가 있고 보통은 치주조직 등을 세밀한 부분까지 관찰할 수 있는 방사선사진 촬영을 실시한다.

전악촬영(10~14매법)에는 치과필름을 이용한 2등분법이나 치경부 촬영법이 이용된다.

(2) 방사선 사진에서 얻을 수 있는 정보

방사선 사진을 관찰할 때의 관점을 정리해 두고 확실한 정보를 얻을 수 있도록 연습하는 것이 좋다.

① 치조골(alveolar bone)

치조골의 양, 형태, 그리고 질을 관찰한다.

a. **양 또는 높이** : 치근길이에 대한 비율(분수나 %)로 표현한다.

b. **형태** : 골흡수는 교합평면에 대해서 수평성 또는 수직성으로 표현한다. 따라서 치근을 따라 나타난 흡수는 수직성 골흡수로 표현한다. 순(협)측과 설(구개)측에서 치조골정의 높이가 다른 경우 영상판독이 중요하다(그림 6-28).

c. **질** : 골의 치밀도를 본다. 골량이 성글면 방사선투과성이 항진된다. 골량이 치밀하다면 방사선투과성이 저하되어 하얗게 되는데, 이러한 경우는 골경화나 골종양의 존재를 나타낸다. 또한 치조골정의 백선의 유무는 골흡수 진행상태의 유무를 나타낸다.

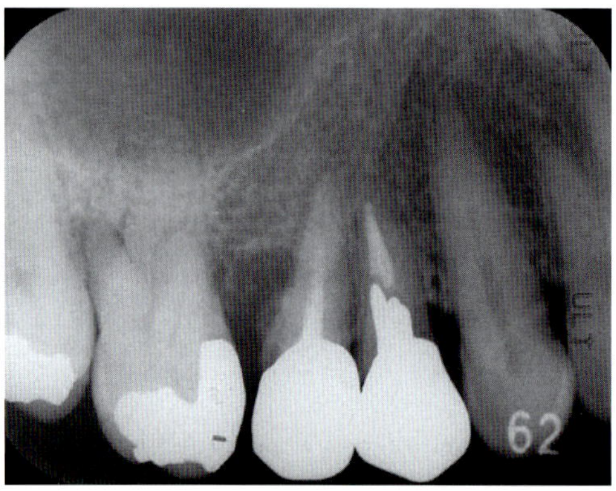

그림 6-28 **협측과 설측에서 치조골정이 달라지는 경우**

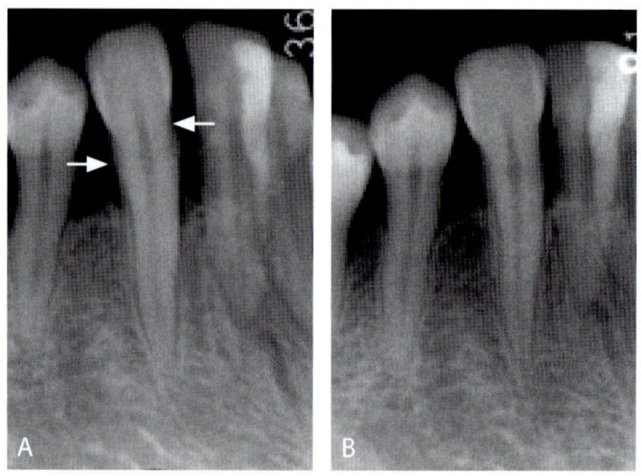

그림 6-29 **치근면의 거친 불투과상**

A : 치은연하 치석이 부착되어 있다. B : 치석 제거 후

② 치근 주위

치근의 길이와 형태는 물론, 치근 인접면부의 표면상태, 치주인대공간, 치조경선을 관찰한다.

a. **치근의 길이와 형태** : 길이는 골흡수도와 관련이 있고, 복근치는 치근이개부 병변과 관련이 있다. 분지부 위치의 관찰도 필요하다(특히 장수치, taurodontia).

b. **치근인접면부의 표면상태** : 치석의 부착상황이나 거친 정도를 본다(그림 6-29).

c. **치주인대공간과 치조경선** : 연조직인 치주인대는 방사선투과상을 나타내며 치근과 치조골 사이에 치주인대공간으로 나타난다(그림 6-30). 또한 치조골의 치주인대공간 쪽에는 주위의 치조골보다 방사선불투과성이 항진된 백선이 있는데 이것을 치조경선이라고 한다. 이들 상태가 변화되었을 때 즉 치

주인대공간이 확대되었거나 치조경선의 연속성이 중단되었거나 치조경선이 굵어진 경우는 염증이나 외상에 의해 치근과 치조골의 결합이 파괴되었다는 것을 나타낸다.

d. **기타** : 치근단 치주염과의 관련성(치근단 병변과의 복합이나 근관 쪽 가지의 존재 등)도 검사한다. 또 상악측절치의 치내치 상은 구개열구의 존재를 나타낸다.

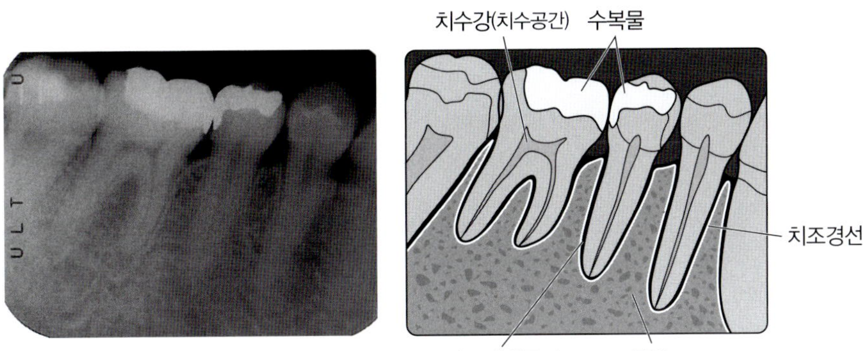

그림 6–30 **치주인대공간과 치조경선**

③ 기타 부위

치관 주위 등도 관찰한다.

a. **치관치근비** : 골흡수도와 관련해서 외상력에 대한 저항성을 예측할 수 있다. 또한 치근의 형태나 분지부의 위치와도 연관지어 관찰한다.

b. **우식 · 부적합 수복물 · 보철물** : 치면세균막의 축적을 조장하는 인자이기 때문에 주의깊게 관찰한다.

4 치주질환 병인 검사

치면세균막이나 치석 검사는 치주조직의 감염 여부를 판단하는 지표로서 중요하며 환자의 구강위생상태도 나타낸다.

1) 치면세균막 검사

치면세균막의 부착 여부 및 부착량 등을 검사한다. 치면세균막 검사결과는 치주치료뿐만 아니라 환자의 행동이나 습관변화를 위한 교육에도 필요하므로 치주치료에서는 항상 검사할 필요가 있다. 치면착색제를 이용하면 환자의 동기부여에 유용하며 평가하기가 용이하므로 검사 시 많이 이용되고 있다(그림 6-31). 또한 치면을 관찰하거나 치주낭측정기 등으로 치면에서 긁어냄으로써 치면세균막의 부착을 판단할 수 있다.

O' Leary의 치면세균막관리지수(plaque control record, PCR) 등을 이용해서 기록한다.

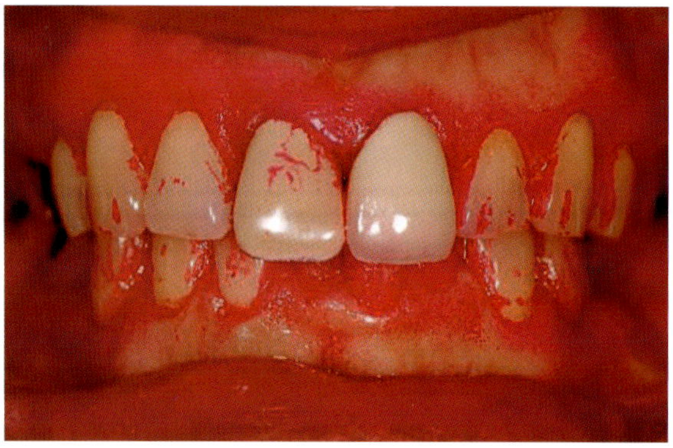

그림 6-31 치면세균막 착색 후의 구강 내 사진

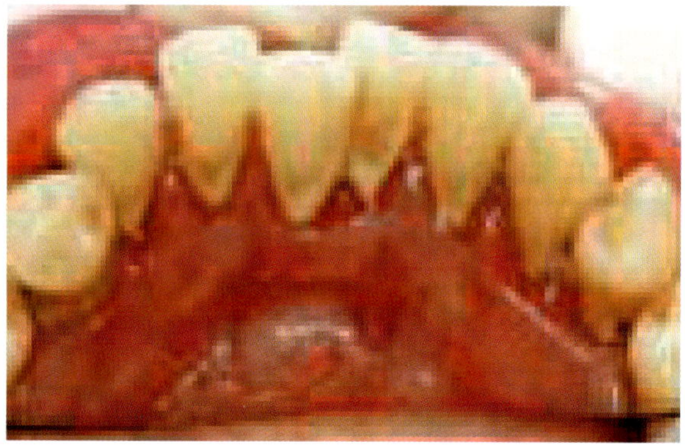

그림 6-32 치석

2) 치석침착 검사

치석은 치면세균막이 석회화된 것으로 그 표면이 거칠기 때문에 치면세균막이 부착하기 쉽다(그림 6-32). 따라서 치주질환 병인검사는 치면세균막을 기준으로 하지만 치석의 존재는 세균이 장기간 존재하고 있다는 것을 나타내므로 치석침착을 검사한다.

검사는 시진, 촉진, 방사선검사로 실시한다(표 6-3). 치석은 부착부위에 따라 치은연상과 치은연하로 나누어지는데 양쪽의 성질은 다르다.

치은연상 치석은 타액에서 유래하며 황백색으로 두껍고 단단하지 않다. 한편, 치은연하 치석은 치은열구에서 유래하며 흑갈색으로 얇고 단단하게 부착되어 있는 것이 많다. 치석은 또한 의치 등에도 부착된다.

표 6-3 치석의 검사방법

검사 방법	치은연상 치석	치은연하 치석
시진	• 직접 보면서 확인한다.	• 치은변연에서 비쳐 보이는 것이 있다. • Air syringe에 의해 치주낭 입구를 열고 입구 바로 아래의 치면을 관찰한다.
촉진	• 탐침(probing, exploring)으로 탐지한다. • 치간부는 치실 등으로 촉진한다.	• 탐침(probing, exploring)으로 촉진한다.
방사선검사	• 법랑질에 균일하지 않은 불투과상이 중복해서 나타난다. • 주로 치간부에서 관찰된다.	• 치근면에서 거친 상이 보인다.

3) 환자의 체질

체질적으로 환자가 감염되기 쉬운 상태를 문진이나 임상검사 등을 통해 확인할 수 있다. 여기에는 선천적인 요인과 후천적인 요인이 있다.

선천적인 요인의 경우에는 예방처치를 위주로 시행해야 한다.

후천적인 요인의 경우에는 환자의 건강상태나 국소적인 변화를 시간의 흐름에 따라 관찰하여 파악함으로써 환자에 대한 대응방법을 변경해야 한다.

① 질환감수성이 민감한 체질

호중구감소증이나 후천성면역결핍증후군(AIDS)과 같은 질환에 의해 면역력이 저하되는 경우 또는 연령 증가에 의해 자연적으로 면역력이나 조직재생력이 저하되는 경우가 있다. 충분한 문진을 한 다음 주치의와 협의해서 진행해야 한다.

② 구강의 해부학적 특징

치열부정이 있는 부위는 자정자용이 적고 칫솔질도 하기 힘들다. 부착치은폭이 적은 경우나 구강전정이 좁은 경우는 칫솔질을 할 때 칫솔모 끝으로 점막에 상처를 내기 쉽기 때문에 칫솔질을 충분히 하기 어려워진다. 또 소대가 높게 부착되어 있으면 칫솔질이 어려울 뿐만 아니라 저작할 때나 대화할 때 입술과 볼의 움직임에 의해 당겨진 소대가 변연치은을 치근에서 박리시키기 때문에 결과적으로 치은열구나 치주낭에 음식물잔사나 세균을 포함한 타액이 들어가게 된다. 또한 법랑돌기나 구개열구 등 치아의 해부학적 특징이 감염을 조장하는 경우도 있다.

4) 환자의 생활습관

치주질환은 생활습관병의 하나로 알려져 있는데, 치주조직의 감염을 유발시키는 요인이 되는 습관이 많다.

① 구호흡(mouth respiration)

구호흡은 치면이나 치은을 건조시킨다. 그 결과 치면세균막이 치면에 견고하게 부착되어 자정작용이나 구강청정작용의 효과를 감소시킨다. 또한 치은상피세포의 활성도가 저하되어 감염에 약하고 재생력이 부족해진다.

검사는 문진이나 대화 시의 관찰 등으로 구호흡의 유무를 조사하거나 구호흡 시 구강에 나타나는 특징의 유무를 검사한다. 특히 구취나 이갈이도 정보가 된다.

② 흡연(smoking)

흡연은 구개 측 변연치은에 구호흡과 같은 영향을 초래할 뿐만 아니라 담배연기의 화학성분과 열의 영향으로 치은의 혈류량이 감소되어 감염에 대한 저항성이 저하되고 또한 조직의 재생능력도 저하된다.

흡연으로 발생하는 치면의 부착물은 치면세균막 형성의 토대가 되는 경우가 많다.

검사 시 구취, 치면착색, 치은변색과 형태변화 등의 정보를 종합하여 판정한다. 특히, 문진에서는 흡연 사실을 말하지 않는 경우도 있어 주의가 필요하다.

③ 식이습관(dietary habit)

설탕이 함유된 음료수의 섭취는 치면세균막의 양을 증가시킨다. 따라서 구강 내 검사와 문진을 통해 이러한 음료수의 섭취 여부를 확인한다.

음주습관은 취침 시에 구강위생을 소홀히 하는 경우가 많고 아침에 칫솔질을 할 때 구토감이 발생하기 때문에 구강위생을 곤란하게 하는 요인이 될 수 있다.

5) 교합검사

교합성 외상의 유무, 원인과 정도를 검사한다. 치주질환의 발병과 진행에는 세균감염이 필수적으로 동반되는데 교합성 외상이 존재하면 감염에 의한 염증으로 치주조직 파괴가 급속하게 진행된다. 교합검사는 기구를 사용하지 않는 검사와 기구를 사용하는 검사로 나눌 수 있다.

(1) 기구를 사용하지 않는 교합검사

구강 내를 직접 시진, 촉진, 청진으로 검사하는데 가장 기본적인 검사가 되기 때문에 잘 알아두어야 한다.

개구상태에서는 교모나 마모, 교합평면의 만곡상태, 치열궁의 형태, 그리고 치아의 위치이상(전위, 경사, 정출, 변연능선 높이의 불일치 등)을 검사하는데, 특히 교합과 관련된 연조직 이상(협점막이나 설면의 교상, 설변연의 치아압흔)도 검사의 대상이 된다.

폐구상태에서는 교두감합위에서의 정중앙선의 위치, 수평피개(overjet), 수직피개(overbite), 그리고 교근 등 저작근의 긴장감을 검사한다.

하악운동 시의 검사에서는 개폐구 시의 하악의 편위(정중앙이 정중앙선에서 어긋나는 것 등), 악관절이나 교합접촉 시에 발생하는 소리, 폐구 시나 측방운동 시의 치아동요(좌우 치아의 움직임을 시진하는 외에 상악치의 촉진이 효과적), 치은변형이나 빈혈대, 교모면의 대합치끼리의 접촉상태 등을 검사한다.

(2) 기구를 사용한 교합검사

구강 내를 직접 또는 간접적으로 시진, 촉진, 청진으로 검사하는데 2차적인 검사가 되기 때문에 기구 등의 준비가 필요하다.

교합지를 이용한 검사에서는 교합접촉점이나 교합면의 교모, 마모의 유무나 위치 등을 검사하며(그림 6-33), 교합접촉의 강도도 파악할 수 있다. 특히 특수한 검사기구를 이용하는 경우도 있는데 전문성이 높기 때문에 일반적으로 사용하지는 않는다.

연구모형을 이용한 검사에서는 개별인상으로 제작한 연구용 모형을 이용함으로써 개구상태에서 검사한 내용을 다양한 각도에서 검증할 수 있다. 또한 교합기에 장착함으로써 교합의 방해가 되는 접촉도 조사할 수 있다. 그러나 치아동요나 하악운동은 재현할 수 없기 때문에 검사에는 한계가 있다는 점에 유의해야 한다.

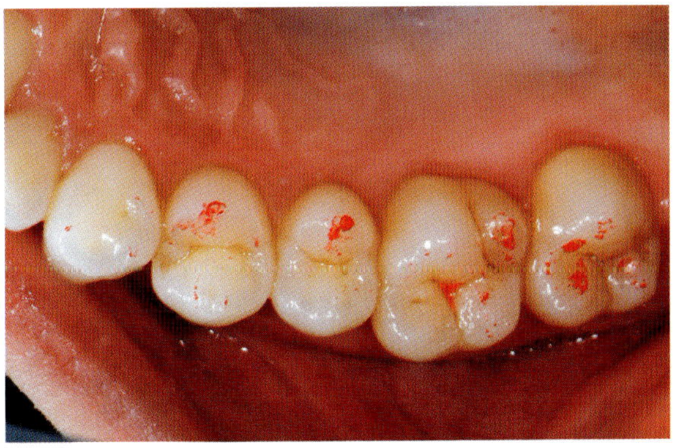

그림 6-33 교합지를 이용한 교합검사

Ⅱ 치주질환의 진단

환자의 치주질환을 분류하여 적절한 치료를 하기 위해서는 정확한 진단이 필수적이다. 이를 위해서 환자에 대한 체계적인 검사를 통해 얻어진 정보를 종합하여 치주질환을 진단한다. 치주질환의 임상적, 방사선학적 및 미생물학적인 검사결과를 토대로 치은염과 치주염으로 진단한다(표 6-4).

표 6-4 치주질환의 임상적 · 방사선학적 및 미생물학적 진단

진단	증후					
	치은염증 (탐침 시 출혈)	치주낭	부착소실	방사선학적 골소실	치은연하 치면세균막 (Aa, Pi, Pg 등)	치아동요
정상	없음	없음	없음	없음	없음	없음
치은염	있음	치은낭	없음	없음	Aa, Pi	없음 (임신 시 예외)
치주염	있음	있음	있음	있음	있음	있음

Aa : *Actinobacillus actinomycetemcomitans*
Pi : *Prevotella intermedia*
Pg : *Porphyromonas gingivalis*

인용) 치주질환의 진단과 치료계획, 김병옥, 대한치과의사협회지

Ⅲ 치주질환의 예후

1 치주질환 예후의 의의

치주질환의 진행에는 치주병원균 요인, 숙주 요인, 해부학적 요인, 의원성 요인 등 여러 가지 요인들이 영향을 줄 수 있다. 이러한 원인 요소들을 조기에 진단함으로써 치아의 예후를 높일 수 있을 것이다. 예후는 치주질환에 대한 병리학적 지식과 위험인자(risk factor)에 근거하여 치주치료에 대한 치주조직의 반응을 예측하는 것이다. 즉 질환의 진행 또는 결과를 예측하는 것을 의미한다.

표 6-5 **예후 결정 시 고려 요인**

<table>
<tr><th colspan="2">예후 결정 요인</th><th>세부적인 요인</th></tr>
<tr><td rowspan="2">전반적 예후</td><td>전반적 임상요인</td><td>• 환자의 나이(age)
• 질환의 정도(disease severity)
• 구강위생관리(plaque control)
• 환자의 협조도(patient compliance)</td></tr>
<tr><td>전신적 · 환경적 요인</td><td>• 흡연(smoking)
• 전신질환(systemic disease or condition)
• 유전(genetic factors)
• 스트레스(stress)</td></tr>
<tr><td rowspan="3">개별 치아의 예후</td><td>국소적 주요 요인</td><td>• 치면세균막과 치석(plaque and calculus)
• 치은연하수복(subgingival restorations)</td></tr>
<tr><td>해부학적 요인</td><td>• 치근형태(tapered roots)
• 법랑질돌기(cervical enamel projection)
• 분지능선(bifurcation ridge)
• 발육구(developmental grooves)
• 치근이개부 병변(furcation involvement)
• 치아동요도(tooth mobility)</td></tr>
<tr><td>보철 · 수복과 관련된 요인</td><td>• 지대치 선택(abutment selection)
• 치아우식증
• 실활치(non-vital teeth)
• 치근흡수(root resorption)</td></tr>
</table>

인용) 치주질환의 예후에 영향을 미치는 인자들, 이재관, 대한치과의사협회지

2 예후를 결정하는 요인들

치주질환의 예후는 진단 후 치료계획을 세우기 전에 결정해야 하는 것으로, 각 환자의 주관적, 객관적 정보의 분석을 통해 다양한 요인들을 고려해야 한다. 예후를 결정할 때는 전반적 예후와 개별 치아의 예후로 분류해서 생각할 수 있는데 전반적 예후에는 전반적 임상요인, 전신적 · 환경적 요인이 있고, 개별 치아의 예후에는 국소적 요인, 해부학적 요인, 보철 · 수복과 관련된 요인 등이 있다(표 6-5). 이러한 요인들을 종합적으로 분석하여 예후를 결정하게 되는 것이다.

3 예후의 결정

(1) 우수한 예후(Exellent prognosis)

골 소실이 없고 치은 상태가 우수하며, 환자의 협조도가 양호하고 전신적 · 환경적인 요인이 없는 경우

(2) 좋은 예후(Good prognosis)

적절한 잔존골의 지지, 원인 인자의 적절한 조절과 유지할 수 있는 치열의 확립, 환자의 협조가 적절한 경우, 전신적 · 환경적인 요인이 없거나 있더라도 조절이 잘 되는 경우

(3) 적절한 예후(Fair prognosis)

잔존골의 지지가 적절하지 않거나, 약간의 치아동요도, 1도 치근이개부 병소, 적절한 유지관리의 가능성, 용인될 수준의 환자 협조도, 제한적인 전신적 · 환경적 요인 중에서 한 가지 이상이 있는 경우

(4) 불량한 예후(Poor prognosis)

중등도 또는 심한 정도의 골소실, 치아 동요도, 1도와 2도의 치근이개부 병소, 유지하기 어려운 부위가 있거나 환자의 협조 불량, 전신적 · 환경적 요인 중에서 한 가지 이상이 있는 경우

(5) 의심스러운 예후(Questionable prognosis)

심한 골소실, 2도와 3도의 치근이개부 병소, 치아동요도, 접근이 안 되는 부위, 전신적 · 환경적 요인 중에서 한 가지 이상이 있는 경우

(6) 절망적인 예후(Hopless prognosis)

심한 골소실, 유지할 수 없는 부위, 발치가 적응증인 경우, 조절이 되지 않는 전신적 · 환경적 요인 중에서 한 가지 이상이 있는 경우

우수한 예후, 좋은 예후, 절망적인 예후만이 적절한 정도의 정확성을 가지고 판단할 수 있는 예후이며, 적절한 예후, 불량한 예후, 의심스러운 예후는 예측할 수 없는 다양한 인자들에 의해 영향을 받을 수 있기 때문에 1단계 치료가 끝나고 재평가할 때까지 임시적으로 예후를 설정해서 초기 치주치료에 대한 환자의 반응을 평가하여 최종적인 예후를 결정하는 것이 바람직하다.

Ⅳ 치주질환의 치료계획

1 치료계획의 의의

치주질환자를 위한 치료계획을 세우기 위해서는 치과의사, 치과위생사의 평가, 예방, 치료 및 재평가하는 기술이 필요하다. 치료계획은 치과치료를 위한 청사진이자 성공적인 치료를 위해 필수적인 것이다. 치료계획은 환자의 장기적인 구강건강을 유지하기 위한 모든 과정을 포함하여 치과의사, 치과위생사 등 치과진료팀뿐만 아니라 환자도 참여해야 한다. 외상이나 급성 질환에 의한 통증을 완화시키기 위한 응급치료의 경우를 제외하고는 치료계획을 확정해서 환자의 동의를 받기 전까지 치료를 해서는 안 된다.

치주치료는 합리적인 치료계획 수립을 근거로 시행되어야 하며 성공적인 치주치료가 되기 위해서는 첫째, 정확한 진단과 치주치료 계획 수립, 둘째, 치면세균막과 치석의 완벽한 제거, 셋째, 생리적인 치주조직의 형태 부여, 넷째, 구강위생을 위한 정기적인 검사 등이 필수적으로 시행되었을 때 가능하다.

2 치료계획 시 주의점

치료계획은 환자 개개인의 상태에 맞도록 세우고 치료를 진행하는 과정에서도 주의 깊게 관찰해야 한다. 치료계획을 세울 때는 다음과 같은 계획을 포함하여 세워야 한다.

① 내과적 질병이 있을 때에는 적절한 치료나 내과의사와의 상담이 포함되어야 한다.
② 치주치료 절차에 대해 환자에게 설명해야 한다.
③ 수복, 보철, 교정, 보존치료를 같이 고려해야 한다.
④ 치주치료 또는 임플란트 치료 중이나 치료 후에 재평가를 해야 한다.
⑤ 보조적인 치료를 위해 화학요법을 고려해야 한다.
⑥ 치주치료 과정 중 미생물학적, 유전적, 생화학적 검사 등 정밀진단을 위한 검사를 고려해본다.

3 치료계획의 단계

치료계획의 목표는 질병의 원인과 요인을 제거하거나 조절해서 건강을 유지하여 질병의 발생을 예방하는 것이다. 치료계획을 세우는 과정에서는 환자가 이해할 수 있는 용어로 문제점과 치료과정을 설명해야 한다. 치과위생사는 환자의 반응을 보고 환자의 이해수준을 판단해야 한다. 환자와 치과진료팀 간의 소통과 협력이 성공적인 치료를 가능하게 한다.

치료계획은 몇 단계로 나누어질 수 있는데, 환자 개개인에 맞는 치료계획을 세우고 치료과정에서 주의 깊게 관찰해야 한다.

치료계획은 크게 ①원인제거 단계, ②수술치료 단계, ③복합치료 단계, ④유지관리 단계로 이루어진다(그림 6-34).

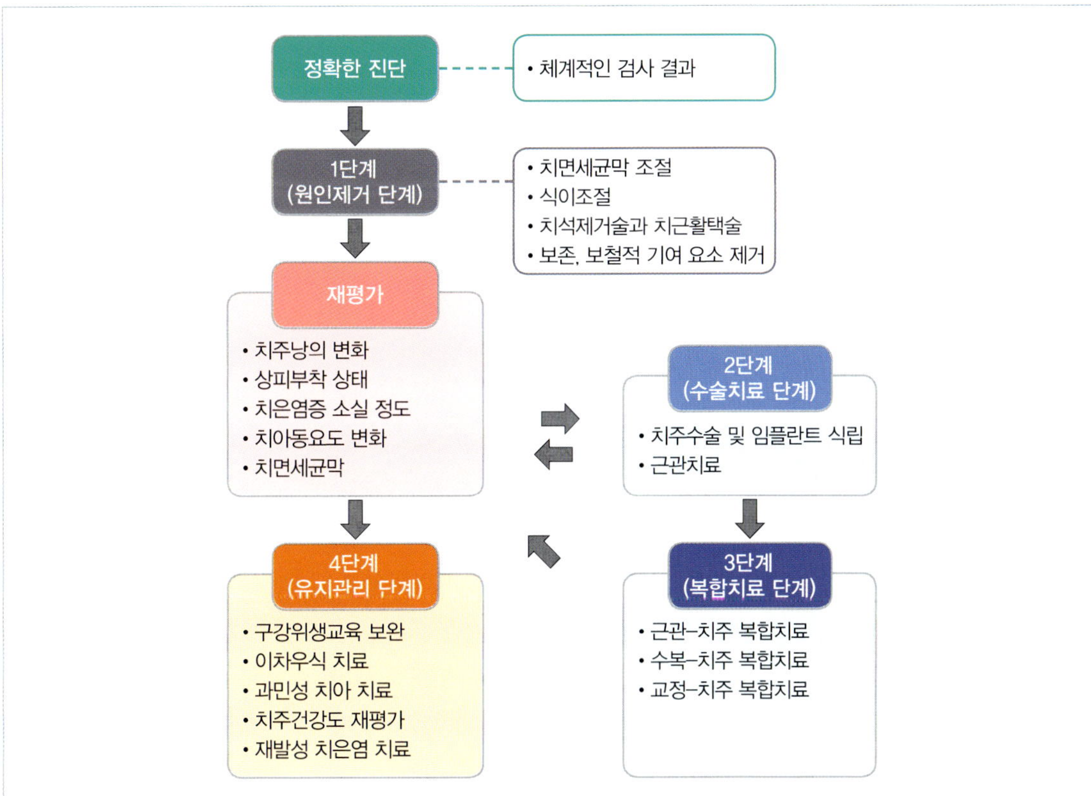

그림 6-34 치주치료 계획의 수립 단계

(1) 1단계(원인제거 단계)

치주질환을 일으키거나 진행시키는 요인들을 조절하거나 제어하는 술식으로 이루어진다. 초기에는 환자교육과 치면세균막 조절지도를 하고 다음으로 치석제거술과 치근활택술을 시행하며 항미생물제제를 사용한다. 초기치료(initial therapy), 비외과적 치료(nonsurgical therapy), 원인과 관련된 치료(cause-related therapy) 또는 위생단계(hygienic phase)라고도 한다. 항미생물제제는 집에서도 사용하도록 한다.

(2) 2단계(수술치료 단계)

수술치료 단계로서 질병의 영향을 감소시키는 과정이다. 재생적 술식이며 질병으로 인해 상실된 치주조직을 회복시킨다.

(3) 3단계(복합치료 단계)

보통 수복치료와 상실된 치아를 대체하는 과정으로서 수복치료, 광범위한 교정치료 및 필요한 교합치료를 포함한다.

(4) 4단계(유지관리 단계)

유지관리 단계로, 환자는 일생 동안 이 단계에 머문다. 이 단계를 정기검진(recall)이라고 부르지만, 환자의 치주건강이 이 단계에서부터 계속적으로 관리되어야 하므로 치주 유지관리(periodontal maintencace) 또는 치주 정기검진(periodontal recall)이라고도 한다. 유지관리 단계는 모든 단계가 끝나고 나서 시작되는 것이 아니라 1단계 이후부터 시작된다.

정기검진 간격은 환자의 치주상태, 치면세균막 관리능력, 치주낭의 심도, 치주조직의 부착도에 따라 결정된다.

Chapter 07

치주기구 및 기구조작법

학습목표

1. 비외과적 치주기구의 명칭과 용도 및 조작법을 설명할 수 있다.
2. 외과적 치주기구의 명칭과 용도를 설명할 수 있다.
3. 치주포대의 기능을 설명할 수 있다.
4. 치주기구의 연마방법을 분류하고 설명할 수 있다.

I 치주치료에 사용되는 기구

치주치료에 사용되는 치주기구는 진단용 기구, 치석제거와 치근활택술에 사용되는 기구 및 치주수술용 기구로 나누어진다.

1 진단 시 사용되는 기구

1) 치경(Dental mirror) (그림 7-1)

협점막이나 혀를 견인하거나 빛을 비추거나 반사시킴으로써 진단하고자 하는 부위의 시야를 확보하는 데 사용된다.

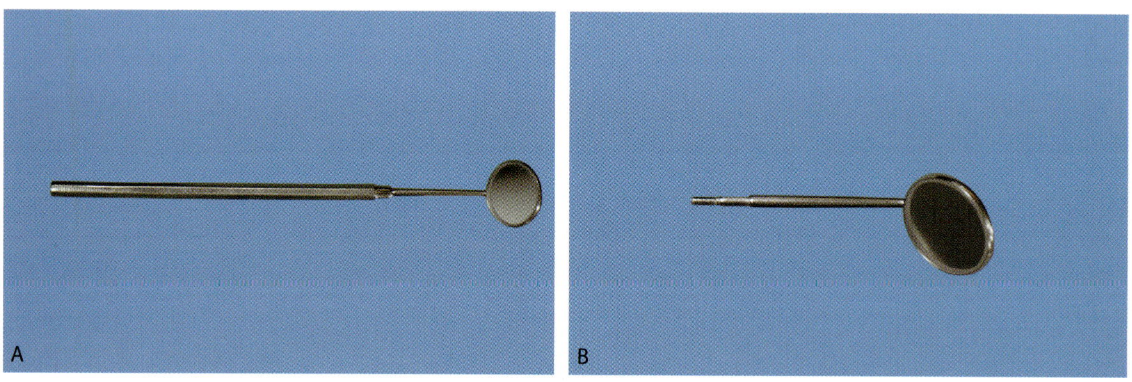

그림 7-1 **치경(dental mirror)**

2) 탐침, 탐침자(Explorer) (그림 7-2)

치근면이나 치주낭 내의 치면세균막이나 치석과 같은 침착물, 분지부 병소, 보철물의 변연 적합도, 치아우식증을 발견하는 데에 사용되며, 치근활택술 후 치근면의 활택도 평가에도 사용된다.

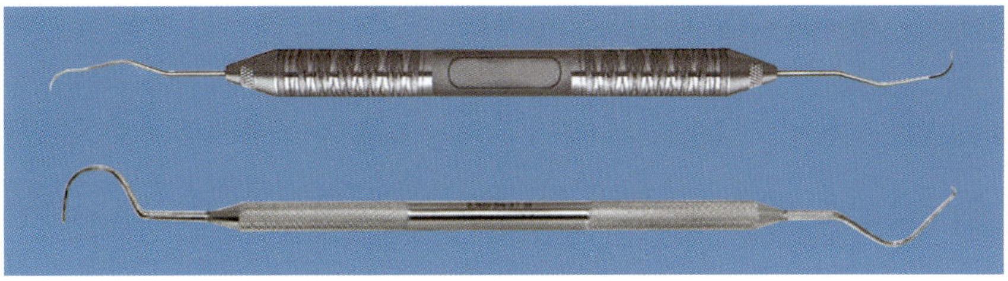

그림 7-2 탐침(explorer)

3) 치주낭측정기, 치주탐침자(Periodontal probe) (그림 7-3)

치주낭 속에 삽입하여 치주낭 깊이를 측정하며, 이를 통해 질환의 유무, 치주조직의 파괴 정도를 진단하는 데 사용된다. 이 외에도 치주낭 또는 치은열구의 형태를 파악하며, 치석탐지, 부착치은의 폭 및 임상적 부착 소실을 측정하고, 탐침 시 출혈상태를 파악하는 데 사용된다. 측정기 눈금은 필요에 따라 측정 단위가 다르게 표시되어 있으며, 끝이 뾰족하지 않게 둥근 형태로 되어 있거나, 측정기 첨단에 공 모양의 구조물을 달아(특히, WHO probe) 치주낭에 손상을 적게 주면서 민감하게 촉각을 전달해 줄 수 있도록 고안된 것도 있다.

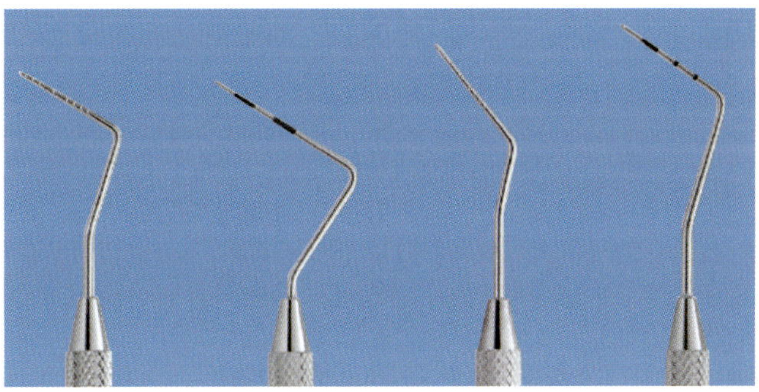

Williams CC　Marquis　Michigan O　WHO

그림 7-3 치주낭측정기(periodontal probe)

① 사용방법

치주낭 또는 치은열구의 깊이 측정 시 기구를 치아의 장축에 평행하게 위치시키고, 20~40g의 힘으로 저항을 느낄 때까지 치주낭 내로 가볍게 삽입한다. 측정기를 치아면에서 떨어지지 않게 꽉 밀착시켜, 치은 변연부가 위치한 부위의 눈금을 읽는다. 하나의 치아에서 협면 및 설면의 근심면, 중심부, 원심면의 6군데를 측정한다.

4) 핀셋(Pincette, Cotton forceps) (그림 7-4)

솜이나 거즈 등을 잡거나, 치아동요도 검사, 봉합사 제거 및 입안의 이물질을 집어내는 데 사용된다.

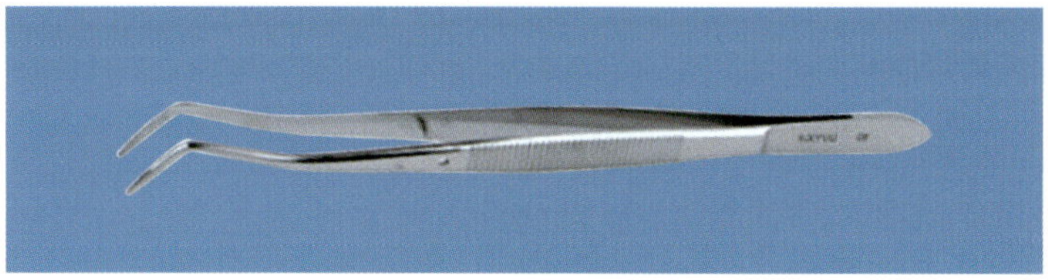

그림 7-4 핀셋(pincette)

2 치석제거 및 치근활택술에 사용되는 기구

1) 스케일러(Scaler)

(1) 시클 스케일러(Sickle scaler) (그림 7-5)

치은연상용 치석제거기로, 양측에 날(blade)이 있고 끝이 뾰족하며, 삼각형 모양의 단면을 갖는다. 치주낭 내에 깊숙히 넣으면 치은에 상처를 주기 때문에 치은연하로 1mm 이상 내려가서는 안 되며, 치은연상 치석제거에만 사용해야 한다. 치석 하단부에 기구를 걸치고 당기는 동작(pull stroke)으로 사용한다. 전치부용과 구치부용으로 나누어지므로 작업부에 맞게 선택해서 사용한다(그림 7-6).

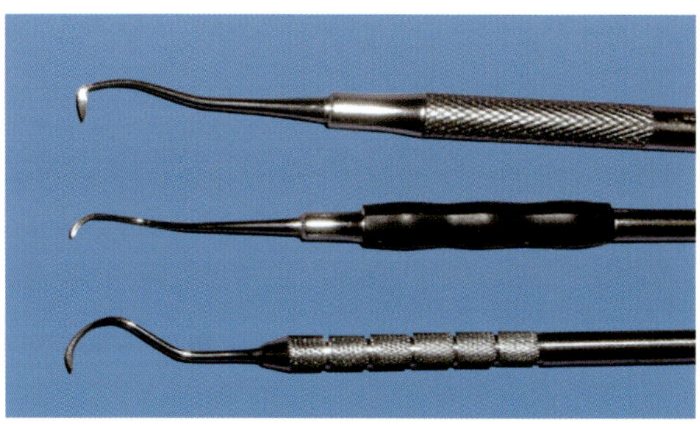

그림 7-5 시클 스케일러(sickle scaler)

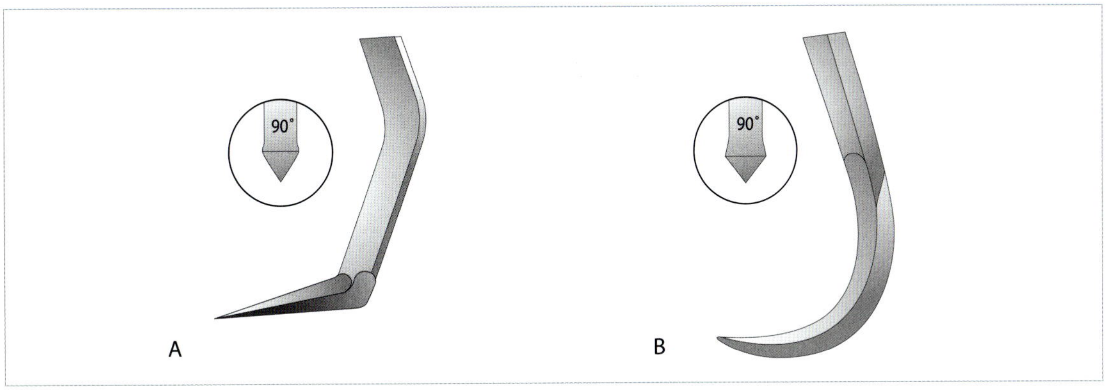

그림 7-6 **시클 스케일러(sickle scaler)**

A : 구치부용 시클 스케일러 B : 전치부용 시클 스케일러

(2) 호 스케일러(Hoe scaler) (그림 7-7)

날(blade)과 연결부위가 90~100° 각도를 이루고 있으며, 주로 크고 단단한 치은연상부 치석 제거에 사용된다. 또 치은조직이 쉽게 분리될 수 있는 치은연하부의 일부 치석제거에도 사용된다. 한 치아의 근심, 원심, 협측, 설측부 치석제거를 위해서는 한 쌍의 기구가 필요하다.

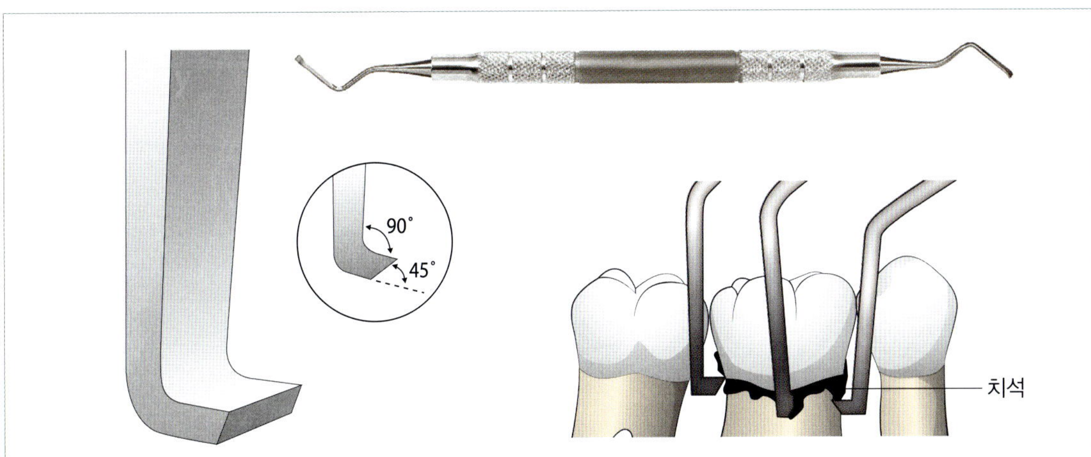

그림 7-7 **호 스케일러(hoe scaler)**

(3) 파일 스케일러(File scaler) (그림 7-8)

Hoe의 날 3~5개가 서로 일정한 간격을 두고 배열되어 있는 형태의 기구로, 단단히 부착된 치은연상 치석을 부수거나 깨뜨리거나, 과도하게 형성된 치과 수복물 변연부를 제거하는 데 사용된다. 그러나 치석제거 및 치근활택술용으로 사용하는 경우, 치면을 거칠게 하므로 많이 사용되지는 않는다.

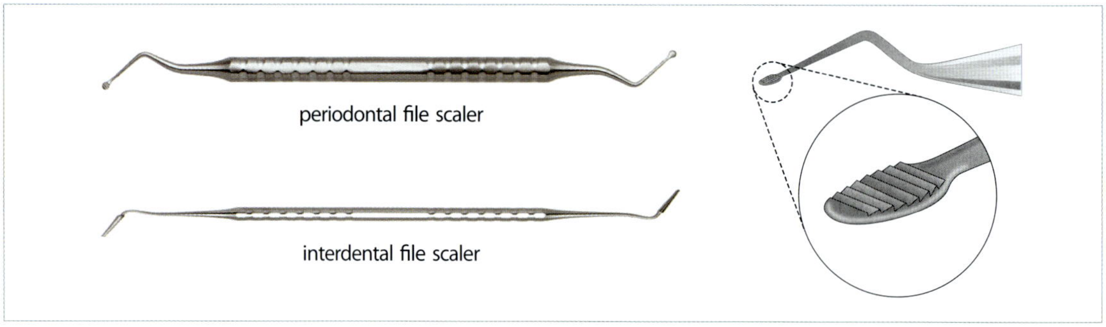

그림 7-8 파일 스케일러(file scaler)

(4) 치즐 스케일러(Chisel scaler) (그림 7-9)

작은 끌 형태로, 편평하고 45° 각도로 경사진 날을 가진 기구이다. 주로 하악 전치부 인접면의 치은연상 치석 제거에 사용되며, 순측에서 설측으로 미는(push) 동작으로 제거한다.

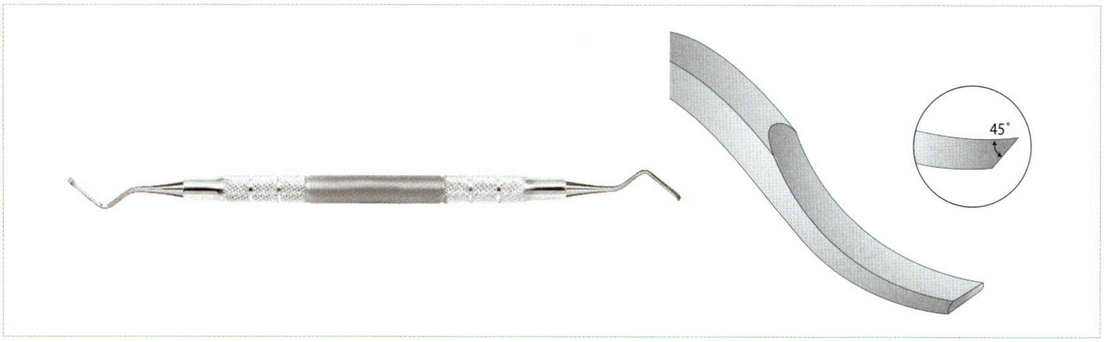

그림 7-9 치즐 스케일러(chisel scaler)

2) 음파 및 초음파기구

전자식 동력 장치에는 음파와 초음파를 이용하는 형태로 나뉜다. 음파 핸드피스는 치과 유닛의 압축공기 배선에 연결된다. 초음파 장치는 자체 발생기를 가지고 있기 때문에 치과 유닛에 연결할 필요가 없다.

초음파 장치에는 자기변형식 초음파 장치(magnetostrictive ultrasonic device)와 압전식 초음파 장치(piezoelectric ultrasonic device)의 두 종류가 있다. 물 분사에 의해 교차감염을 발생시킬 수 있으므로, 사용자는 보안경과 마스크를 착용하고 고압흡입기를 사용한다.

(1) 음파 스케일러(Sonic scaler)

1,500~7,000Hz 이하의 진동주파수를 만들어내며, 진폭 1.5mm의 타원운동으로 이물질을 제거한다. 그러나 치질 삭제능력이 크기 때문에 치은연상에만 국한해서 사용해야 한다.

(2) 초음파 스케일러(Ultrasonic scaler)

20,000Hz 이상의 주파수를 가진 초음파를 이용해서 미세한 기계적 진동을 일으켜 치석을 제거하는 방식이다. 보다 적은 힘으로 빠른 시간 내에 치석 및 침착물 제거가 가능하며, 치근분지부 적용 시 수기구보다 효과적이다.

① 자기변형식(magnetostrictive type)

내장된 발생기에서 25,000~40,000Hz 주파수가 만들어지고, 얇은 금속판이 진동하여 tip으로 전달된다. 작동 시 열이 발생되며, 이를 식히기 위해 반드시 물이 분사되는 상태에서 작동시켜야 한다. 또한, 사용 시 발생되는 자기장으로 인해 심장보조박동기(cardiac pacemaker)를 장착하고 있는 환자에게는 사용하지 말아야 한다.

② 압전식(피에조전기식, piezoelectric type) (그림 7-10)

전류의 방향성에 따라 진동하는 압전결정(piezoelectric crystal)을 진동시켜 45,000Hz 이상의 주파수를 만들어 내고, 이를 tip으로 전달하여 진동을 만들어낸다. Crystal 자체 진동으로 인한 열 방출은 거의 없으나, 작업부에서의 tip의 진동에 의해 열이 발생하기 때문에 물 분사가 필요하다(그림 7-11). 그러나 자기장은 발생되지 않으므로 심박동기 장착 환자들에게 사용 가능한 기구로 알려져 있다. 측면에서 선형의 전후진동이 발생하므로, 기구의 측면을 이용하여야 한다. 중등도 이상의 치주낭(4mm 이상)에서 수기구와 비슷한 치유효과를 보이긴 했으나, 기계적 제거 기능뿐만 아니라 초음파에 의해 세균의 세포벽을 직접 파괴시키고, 카비트론(cavitron) 효과를 통해 세균총을 균형적으로 변화시키는 부가적 임상효과를 가지고 있다.

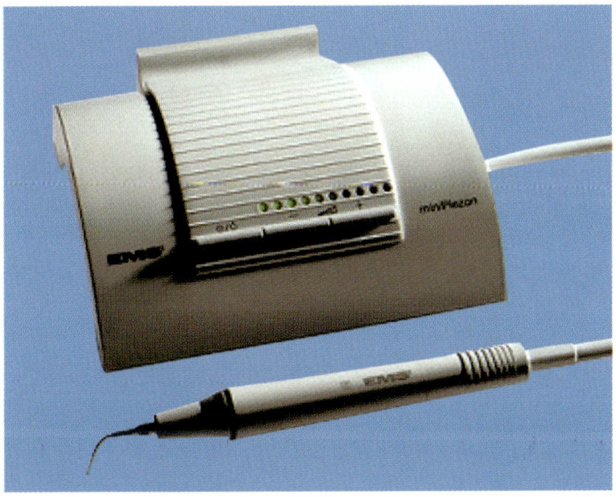

그림 7-10 피에조전기식 스케일러(Piezoelectric scaler)

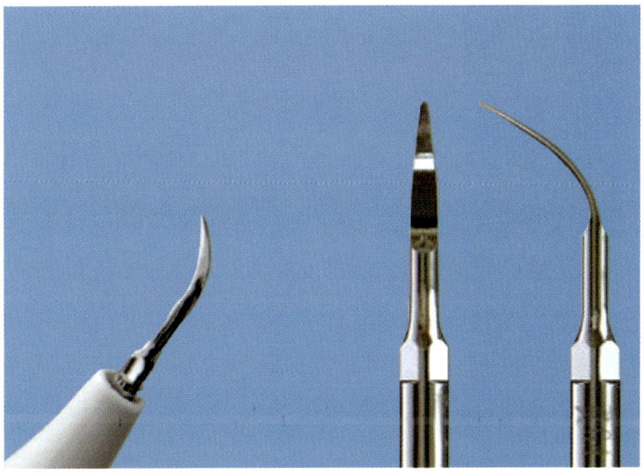

그림 7-11 여러 가지 초음파 세척기구 팁(tip)

3) 큐렛(Curette)

큐렛은 병적 백악질을 제거하고 백악질 표면을 활택하게 연마하는 데 사용하며, 치은연하의 치석 및 치주낭 내면의 염증조직을 제거하는 데 사용하는 기구이다. 끝이 둥글고 반달형의 단면을 가졌으며, 크기가 작고 뒷면이 구면으로 처리되어 있어 치주낭 내에 삽입하기 편리하게 되어 있다(그림 7-14). 또한, 작용부가 뒤틀려 만곡되어 있으므로 둥근 치면 및 치근부에 접근하기 좋게 되어 있다.

큐렛은 날 부위와 연결 부위의 형태에 따라 범용(universal)과 특수형(gracey)의 두 종류로 구분된다.

(1) 범용 큐렛(Universal curette) (그림 7-12)

범용 큐렛은 모든 부위에 사용 가능한 일반적인 큐렛이다.

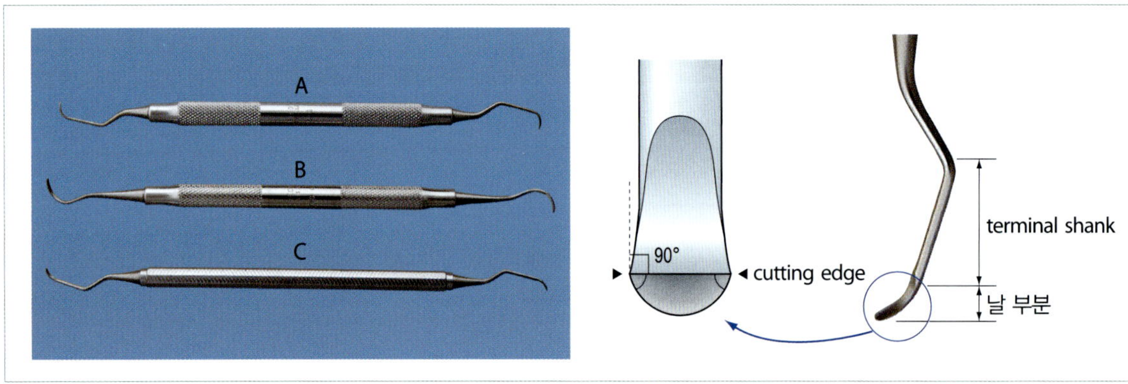

그림 7-12 **범용 큐렛(universal curette)의 종류**

A : 랭거 타입 B : McCALL type C : Columbia type

(2) 특수 큐렛(Gracey curette) (그림 7-13)

특수 큐렛은 전치부와 구치부 또는 근심면과 원심면 등 각 부위의 치아에 맞게 고안된 특수한 큐렛이다. 치주기구 중 치근면에 대해 가장 민감하게 사용할 수 있는 기구로, 연결부위가 다양하게 고안되어 있으므로 각 치아마다 적당한 큐렛을 선택하여 적용한다(표 7-1).

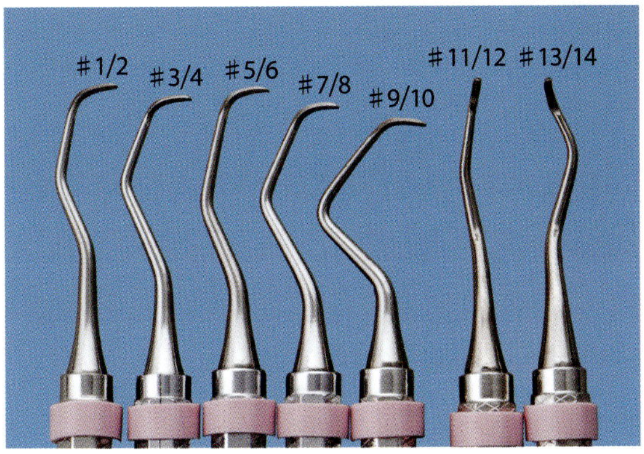

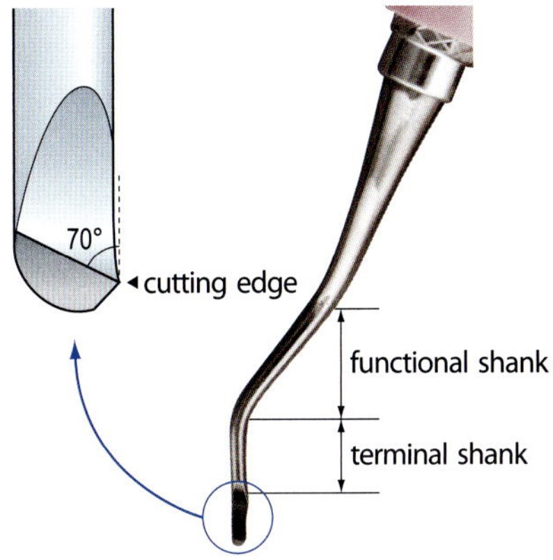

그림 7-13 특수 큐렛(gracey curette)

표 7-1 **특수 큐렛(gracey curette)의 종류와 적용 부위**

특수 큐렛의 종류	적용 부위
No.1-2, No.3-4	전치부
No.5-6	전치 및 소구치부
No.7-8, No.9-10	구치부 협 · 설면(인접면 제외), 소구치부 근 · 원심면
No.11-12	구치부 근심면, 소구치부 근 · 원심면
No.13-14	구치부 원심면
No.15-16	구치부 근심면. No.11-12의 변형으로 날 연결부가 예각으로 형성되어 있다. 경사가 심한 구치부에 접근성이 좋다.
No.17-18	구치부 원심면. No.13-14의 변형으로 날 연결부가 예각으로 형성되어 있다. 경사가 심한 구치부에 접근성이 좋다.

추가 변형된 특수 큐렛(gracey curette)으로는 'Mini-five curette'과 'After-five curette'이 있다. After-five 큐렛은 일반적인 특수 큐렛보다 하방연결부의 길이가 3mm 정도 더 길며, 치은연하부 팽창을 줄일 수 있도록 가늘게 만들어져서 깊은 치주낭에 접근이 용이하다. Mini-five 큐렛은 After-five 큐렛과 변형된 부분은 같으나 날의 길이가 1/2 정도 짧아 깊고 좁은 치주낭이나 치근분지 부위에 사용하기가 편리하다(그림 7-14~7-17).

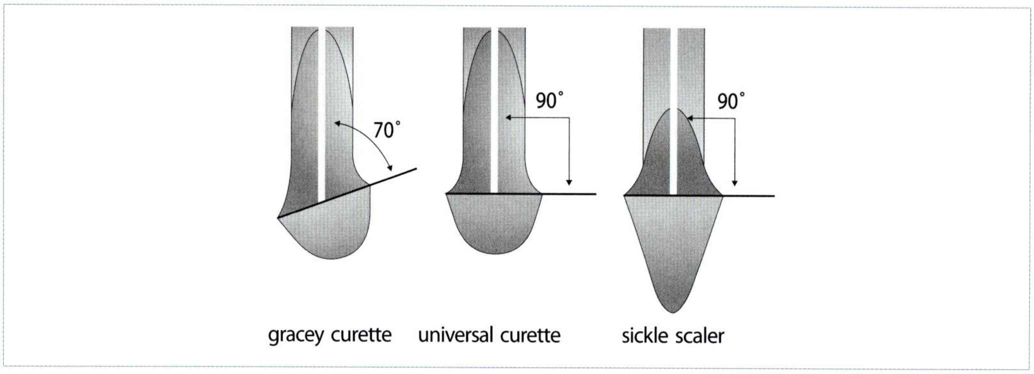

그림 7-14 스케일러와 큐렛의 단면도 비교

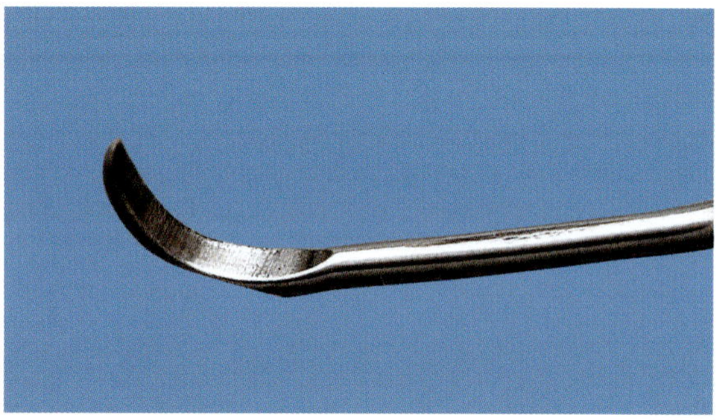

그림 7-15 특수 큐렛의 날부분의 만곡

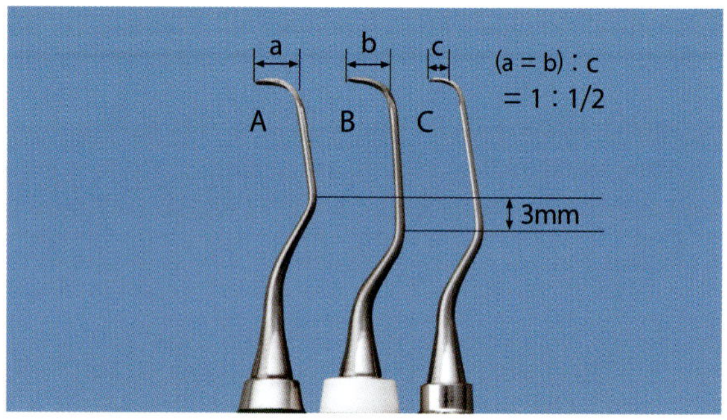

그림 7-16 특수 큐렛의 연결부(shank)와 날부분

A : Standard B : After Five C : Mini Five

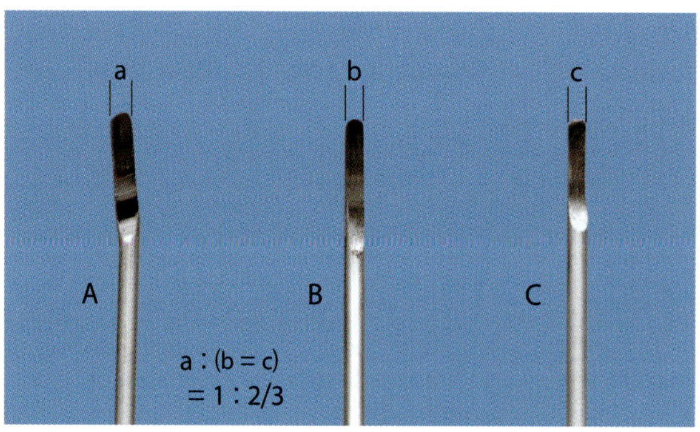

그림 7-17 특수 큐렛의 날부분의 폭

A : Standard B : After Five C : Mini Five

3 치주수술에 사용되는 기구

치주수술 시 사용되는 특별한 기구들을 제외한 장비와 기구들은 일반적으로 구강외과에서도 종종 필요한 것들이다. 치주치료를 위해 사용하는 수술용 기구들은 각 사용범위에 따라 필요한 기구를 최소한으로 하고 수술 순서대로 배치하여 쉽게 찾아낼 수 있도록 해야 한다.

기구들은 멸균된 'ready-to-use' pack이나 tray에 보관해야 한다.

수술기구와 장비의 조작, 보관, 상표는 소독 품목과 비소독 품목이 바뀌지 않도록 주의해야 하며, 또한, 기구들을 작업하기 좋은 상태로 유지하는 것도 중요하다. 고정된 날을 가진 스케일러, 큐렛이 날카로운지, 가위, rongeurs, needle holder의 경첩부위가 부드러운지 등을 수시로 확인해야 한다. 또한 소독된 여분의 기구들이 있어서 결함이 있거나 오염된 기구를 대체시킬 수 있도록 해야 한다.

(1) 치주낭표시자(Pocket marker) (그림 7-18)

치은 표면에 출혈점을 표시하는 데 사용되며, 치은절제술 시 치주낭의 깊이를 알 수 있게 해준다.

(2) 치과용 주사기(Dental syringe) (그림 7-19)

치과용 주사기를 마취액의 흡입가능 여부에 따라, 마취액을 흡인할 수 있는 주사기와 없는 주사기로 나뉜다. 치주수술을 포함한 구강 내 소수술 시에 사용할 수 있는 마취액은 에피네프린이 포함된 1:50,000, 1:80,000 및 1:100,000 리도카인 등이 있으며, 에피네프린은 사용 시 혈압을 증가시킬 위험성이 있으므로 고혈압 환자에서는 에피네프린이 적은 마취액을 사용한다.

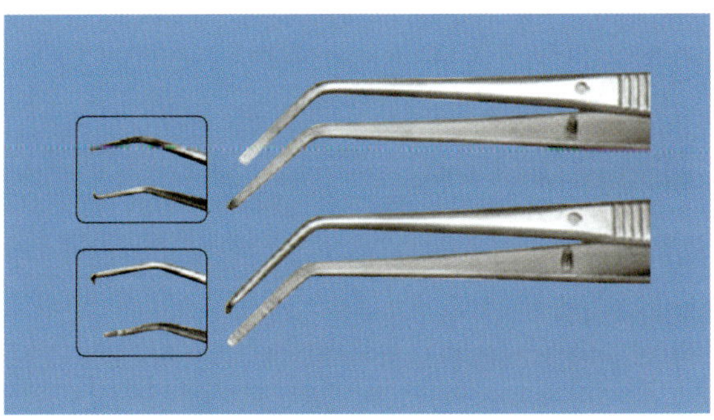

그림 7-18 치주낭표시자(pocket marker)

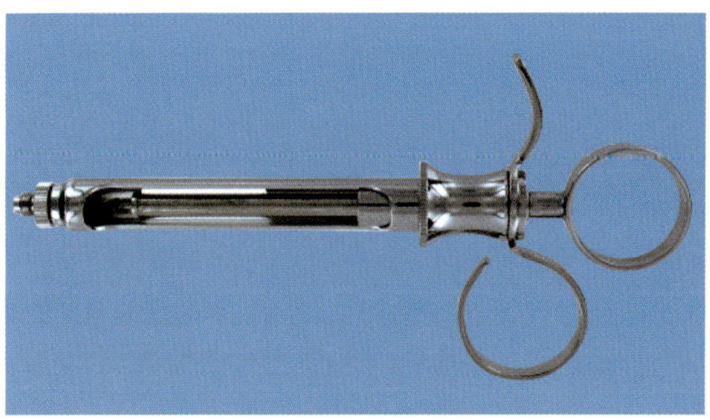

그림 7-19 치과용 주사기(dental syringe)
카트리지용 주사기

(3) 절개와 절제용 기구

① 외과용 수술칼(surgical blade) (그림 7-20, 7-21)

구강 내 점막 및 치은을 절개할 때 사용하며 No. 11, 12, 15 날이 주로 사용된다.

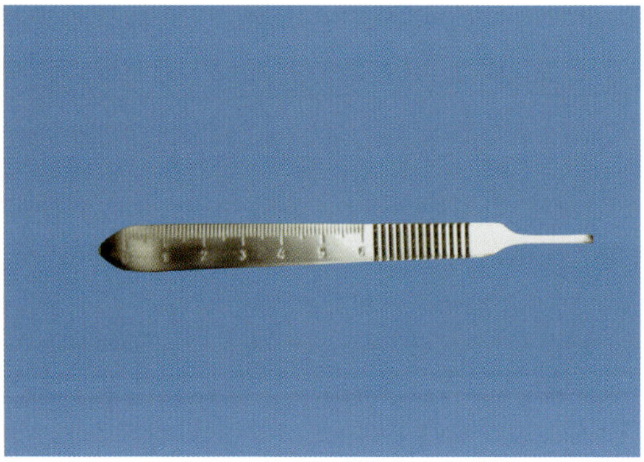

그림 7-20 **Blade holder**

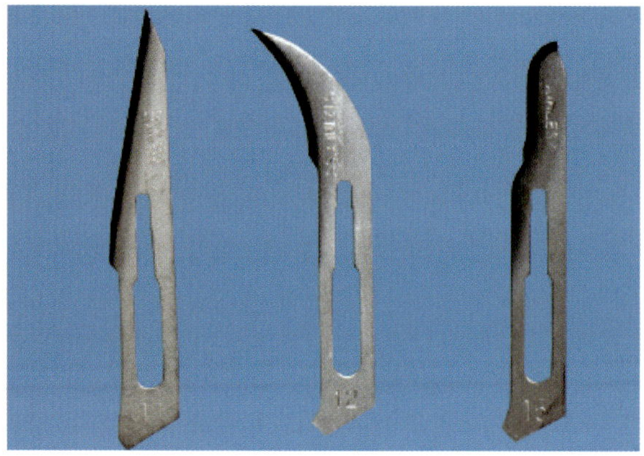

그림 7-21 **Blade(#11, #12, #15)**

② 치은절제용 수술칼(kirkland knife, kidney-shaped knife) (그림 7-22)

날 부위가 콩팥처럼 생겼으며 치은절제술에 가장 많이 사용된다.

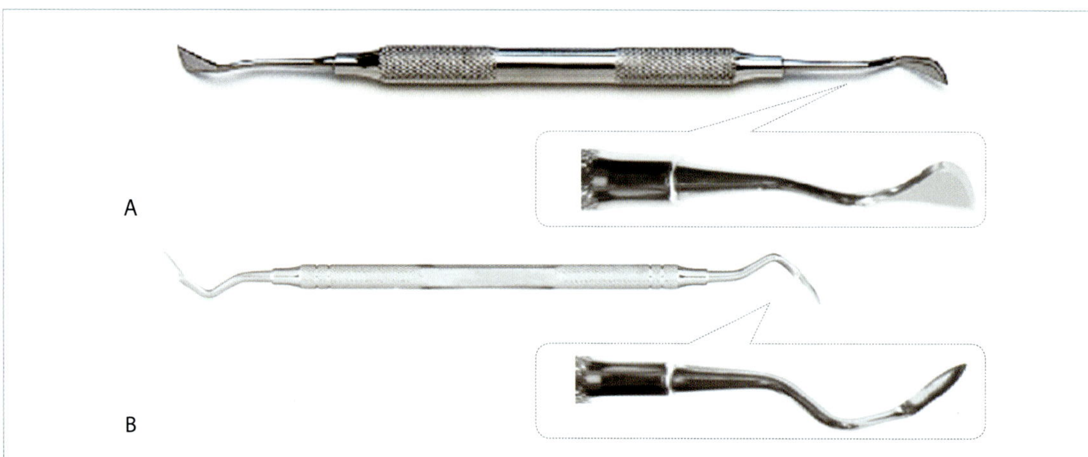

그림 7-22 **치은절제용 수술칼**

A : 치은절제용 수술칼(Kirkland knife) B : 치간치은용 수술칼(interdental knife(orban knife))

③ 치간치은용 수술칼(interdental knife, orban knife) (그림 7-22)

주로 치간부위 치은절제술을 시행하는 데 사용되며 창같이 생겨서 다양한 부위에 적용이 가능하다.

④ 레이저(laser) (그림 7-23)

레이저를 이용하면 연조직 절개 시 통증 감소, 출혈 방지, 시간 단축 등 환자의 불편감을 최소화할 수 있다.

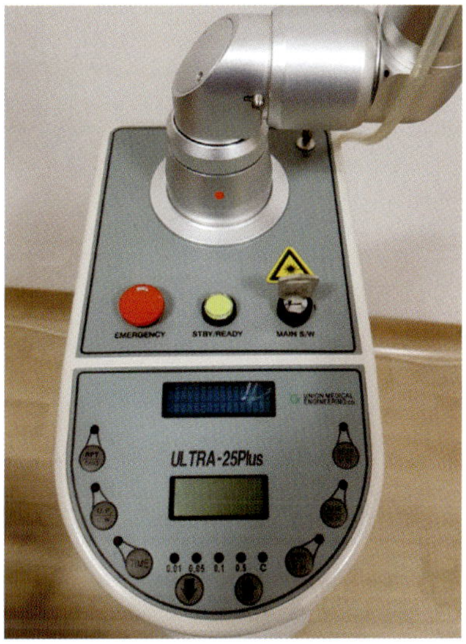

그림 7-23 이산화탄소(CO_2) 레이저

(4) 골막기자(Periosteal elevator) (그림 7-24)

치주판막수술 시 절개 후에 판막을 거상하는 데 사용된다.

(5) 치주 큐렛(Gracey curette)과 외과용 큐렛(Surgical curette)

치주 큐렛(gracey curette)은 치은연하부의 염증조직 제거에 사용되고, 외과용 큐렛(surgical curette; straight, curred)은 발치와 등에 잔존하는 염증성 육아조직을 제거하는 데 사용된다.

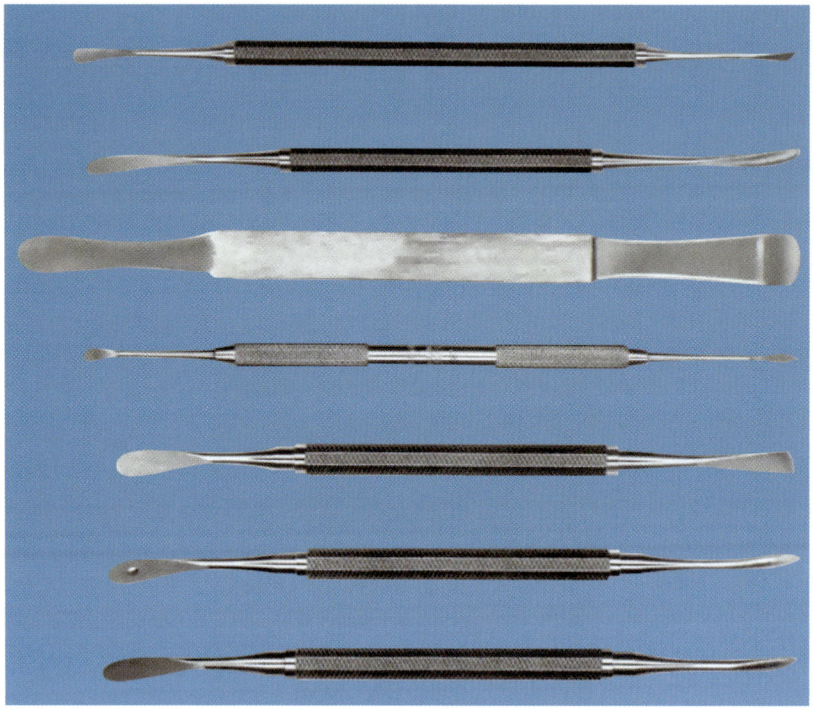

그림 7-24 다양한 골막기자(periosteal elevator)

(6) 외과용 치즐(Chisel), 호(Hoe), 파일(File), 외과용 버(Bur) (그림 7-25)

치주수술 시 거친 골면을 다듬거나 치조골 형태 개선을 위해 골을 제거하는 데 사용된다.

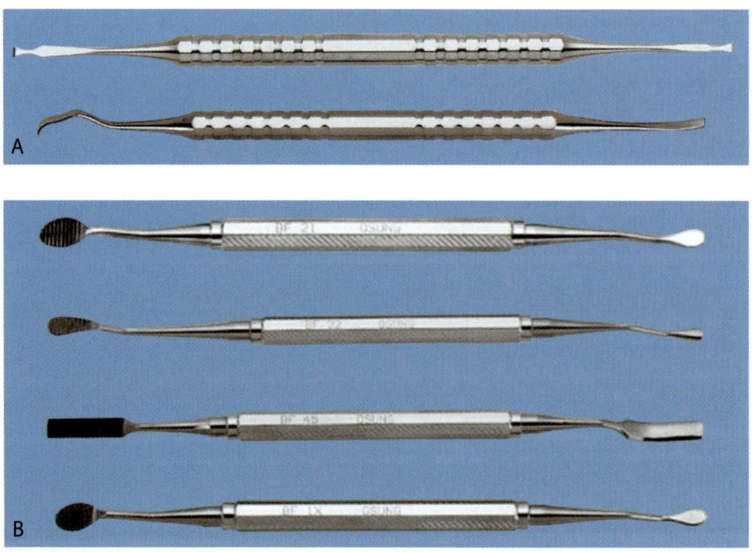

그림 7-25 A : 외과용 치즐(surgical chisel) B : 외과용 골파일(surgical bone file)

(7) 골겸자(Bone rongeur) (그림 7-26)

치조골을 제거하거나 형태를 다듬는 데 사용된다.

(8) 조직용 가위(Tissue scissors) (그림 7-27)

치주수술 시 잔존하는 조직을 제거하여 치은 및 치은판막을 정교하게 다듬는 데 사용된다. 치은절제술 후 치은성형술이나 치주판막술 시 판막변연부 수정, 치은치조점막 수술 시 섬유 및 근육부착의 제거 등을 위해 사용된다.

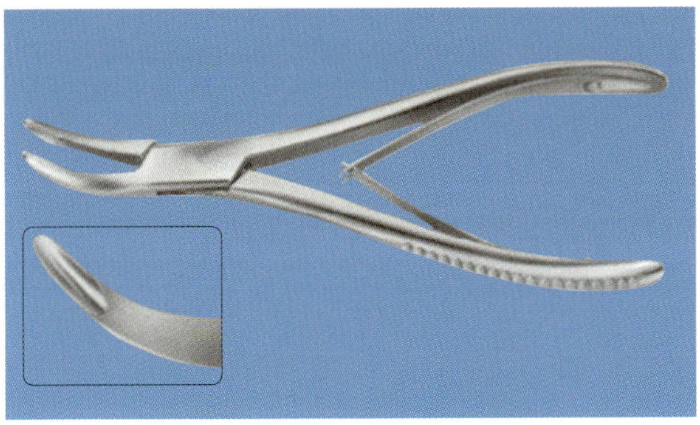

그림 7-26 골겸자(bone rongeur)

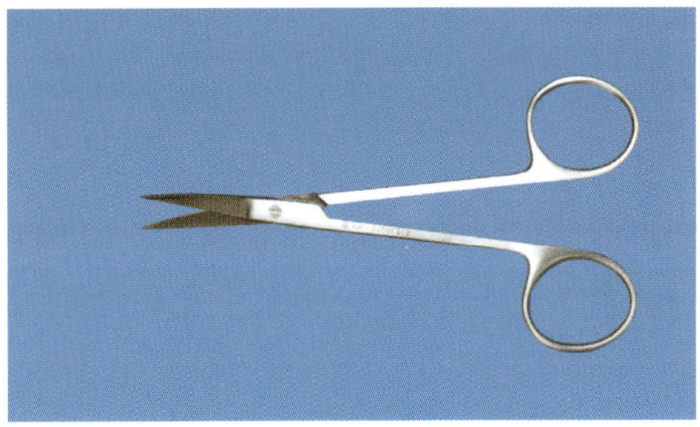

그림 7-27 조직용 가위(tissue scissors)

(9) 지혈겸자(Hemostatic forcep) (그림 7-28)

지혈 목적으로 혈관을 잡아 조여주거나 수술 시에 조직을 잡는 데 사용된다.

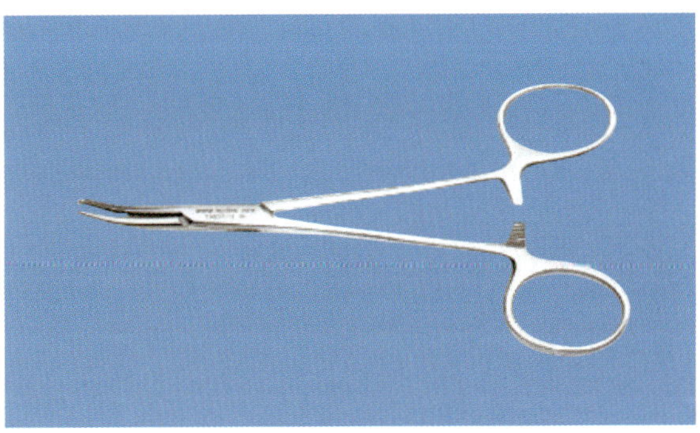

그림 7-28 지혈겸자(hemostatic forcep)

(10) 지침기(Needle holder) (그림 7-29) 및 봉합사 전용 가위(Dean scissors) (그림 7-30)

봉합침을 잡아 봉합할 때 사용된다.

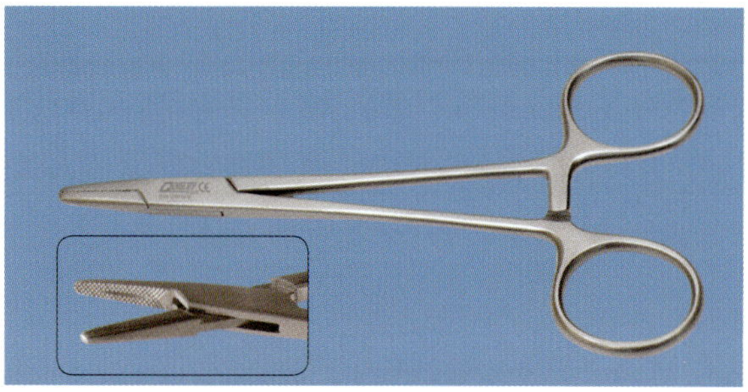

그림 7-29 지침기(needle holder)

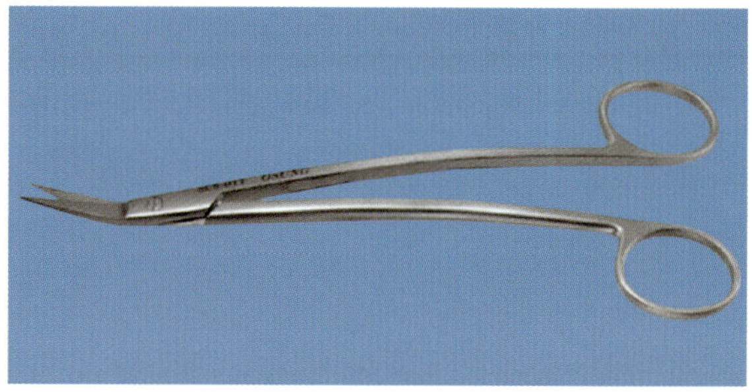

그림 7-30 봉합사 전용 가위(dean scissors)

(11) 봉합사(Suture)와 봉합침(Suture needle) (그림 7-31)

Silk와 봉합침을 연결해서 봉합할 때 사용되며, 흡수성과 비흡수성이 있다.

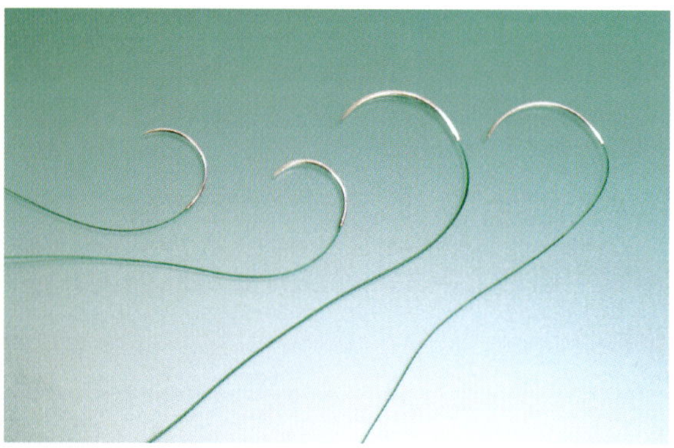

그림 7-31 봉합사가 부착된 봉합침

4 치주 드레싱(Periodotal dressing; Periodontal pack, 치주포대)

드레싱(dressing)이란 붕대와 같이 수술 부위 보호를 위해 창상 위를 덮는 덮개, 혹은 덮는 행위를 말하며, 치주 드레싱의 목적은 수술 후 상처부위 보호, 출혈 방지, 통증경감, 치유 촉진, 과도한 육아조직 형성 방지, 치아의 고정 등이다.

가장 일반적으로 사용되는 치주 드레싱은 페이스트 형태의 비유지놀계 치주포대(COE-pak®, GC America, Inc., Alsip, IL)이다. 주약(base)과 촉진제(accelerator) 두 개의 튜브로 제공되며, 각 튜브에서 같은 길이로 짜서 고르게 섞어 이용한다(그림 7-32).

(1) 치주포대의 분류

① **유지놀계** : 점막에 과민반응을 일으킬 수 있다.

② **비유지놀계** : 현재 많이 사용되고 있다.

(2) 치주포대의 사용방법 (그림 7-33)

① 치주포대를 사용하기 전에 수술 부위의 출혈은 지혈시켜야 한다.

② 치주포대를 사용하기 전에 치아와 연조직은 거즈 등을 이용해서 건조시킨다.

③ 재료가 손가락 끝에 달라붙지 않도록 장갑을 촉촉하게 한다.

④ Base와 catalyst를 동일한 길이로 mixing 패드에 짠 후, 균일하게 혼합한다.

⑤ 긴 roll 모양으로 치주포대를 다듬은 다음, 협 · 설면에 위치시키고 roll을 치아 쪽으로 압박하여 재료가 치간부 속으로 들어가게 한다.

⑥ 치주포대 적용 시에는 치면의 치경부 1/3 이상을 덮지 않도록 지혈된 치은부위와 치관 중앙 1/3 부위 사이에 치주포대를 접합시킨다.

⑦ 판막과 골 사이 또는 판막과 치근면 사이에는 재료가 들어가지 않게 확인하는 것이 중요하며, 잘 떨어지지 않도록 치간 부위는 탐침을 이용하여 밀어넣는다.

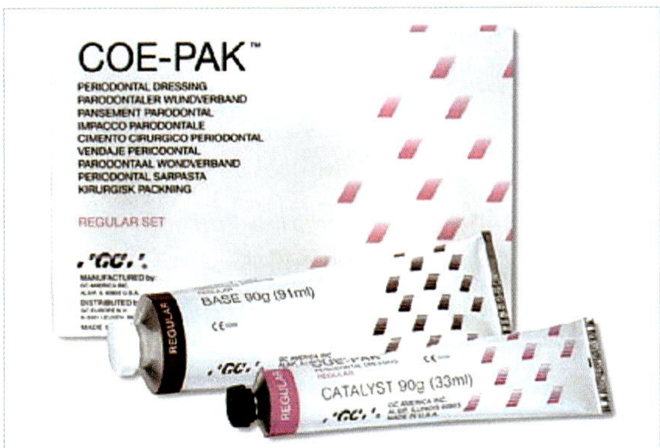

그림 7-32 **치주포대(periodontal pack)**

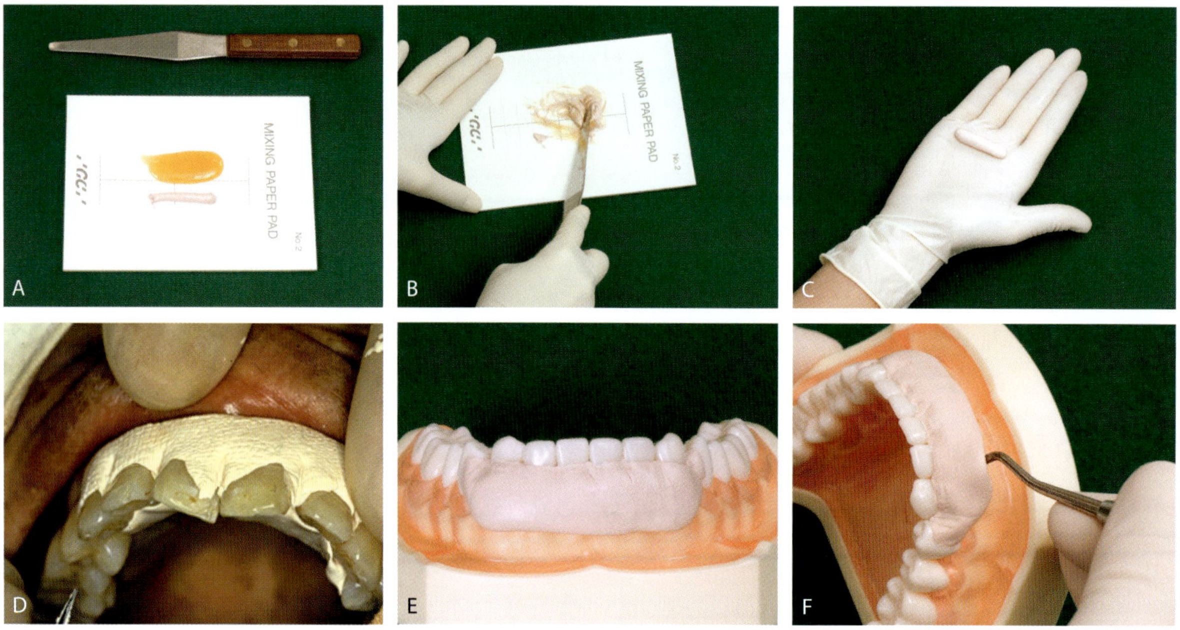

그림 7-33 치주포대의 사용방법

A : 준비. 종이연판에 베이스와 캐탈리스트를 같은 길이로 준비 B : 혼합
C : 수술 부위에 맞추어 막대모양으로 성형 D, E : 치주포대의 장착 F : 치주포대의 제거

(3) 치주포대 부착 후 환자 주의사항

① 환자에게 치주포대 부착의 필요성을 설명하여 이해시킨다.

② 치주포대가 부착되어 있지 않은 쪽으로 식사하고 거칠거나 뜨거운 음식 등의 섭취는 삼가도록 한다.

③ 치주포대가 부착되어 있는 부위는 다음 내원 시까지 칫솔질을 하지 않도록 한다.

④ 다음 진료일 전에 치주포대가 탈락하거나 불편감을 느끼면 내원해서 재부착하도록 한다.

(4) 치주포대의 제거

① 치주포대의 가장자리 부위에 외과용 큐렛이나 탐침을 넣고 치주포대를 치은으로부터 분리한다.

② 치은과 분리된 치주포대 공간 사이로 봉합가위를 넣어 봉합사를 절단한 후 치주포대를 제거한다.

③ 치간 사이의 잔여 치주포대제는 스케일러를 이용해서 제거한다.

④ 따뜻한 식염수를 이용해서 세척한다.

⑤ 치주포대를 제거한 직후의 치주낭 탐침은 치유를 방해하므로 삼간다.

⑥ 치주포대 제거 후 통증이나 불편감이 있거나 치유가 지연되는 경우 필요에 따라 1주일 정도 다시 부착한다.

Chapter 08

비외과적 치주치료

학습목표

1. 비외과적 치주치료의 목적을 설명할 수 있다.
2. 비외과적 술식을 구분할 수 있다.
3. 치석제거술과 치근활택술을 정의할 수 있다.
4. 초음파치석제거의 적응증과 금기증을 기술할 수 있다.
5. 교합조정의 적응증을 설명할 수 있다.
6. 치주고정장치를 정의할 수 있다.
7. 치주고정장치(임시고정장치와 영구고정장치)의 종류를 열거할 수 있다.

I 비외과적 치주치료의 목적과 효과

1 비외과적 치주치료의 목적

치주질환의 원인은 세균성 치면세균막(dental plaque)이며, 교합의 부조화가 치주질환을 악화시키기도 한다. 치주치료는 크게 비외과적 치주치료, 외과적 치주치료 및 재활치료로 나눌 수 있다. 비외과적 치주치료는 치주치료 과정 중의 첫 단계로서 환자의 치주치료 결과를 좌우할 만큼 중요한 단계이다. 비외과적 치주치료는 치주기본치료, Initial Preparation, 치주초기치료, Phase I 치료 또는 원인제거요법이라고도 한다. 비외과적 치주치료의 목적은 치주조직의 염증을 경감시키는 것으로, 염증을 일으키는 모든 국소적 자극원을 제거하여 건강한 상태로 치주조직을 유지하고, 환자에게 치면세균막 조절방법을 교육시켜 치주치료에 대한 동기를 유발시키는 데 있다.

이와 같이 비외과적 치주치료는 치주질환의 원인요소를 제거함으로써 치주조직의 건강을 회복시킬 수 있는 초기단계의 치료이다. 비외과적 치주치료에는 치료 후에 실시하는 재평가까지 포함된다.

2 비외과적 치주치료의 효과

비외과적 치주치료에는 치석제거, 불량 수복물의 수정, 우식치료, 일상적인 치면세균막 조절 등이 포함되며, 치주질환을 유발시키거나 악화시키는 발병인자를 감소시키거나 제거하는 데 필요한 치료방법이다(그림 8-1).

비외과적 치주치료의 대상은 치은염부터 만성 치주염 환자, 외과치료를 필요로 하지 않는 환자부터 깊은 치주낭이나 골결손으로 인해 외과치료가 필요한 환자까지 모든 환자가 대상이 된다. 치주치료의 성공 열쇠는 치주기본치료를 통해 개선된 건강한 치주상태를 유지하는 것이며, 외과적 치주치료에 의존하는 부분은 그보다 적다고 알려져 있다. 따라서 비외과적 치주치료는 치주치료에 있어서 매우 중요한 치료단계이다.

또한, 비외과적 치료과정을 통해 조직의 반응성이나 환자의 협력(compliance) 정도를 평가하는 기회도 얻을 수 있다. 일반적으로 비외과적 치주치료의 효과는 재평가 시 다음 항목의 달성 여부로 평가된다.

① 급성 증상의 완화 및 만성 염증의 경감
- 치은출혈 감소
- 치은낭, 치주낭의 깊이 감소
- 국소적 요인 및 미생물 제거로 인한 치은염증 완화

② 교합의 기능장애 제거와 교합의 안정화

③ 치주조직의 반응성과 환자의 협력 정도의 확인

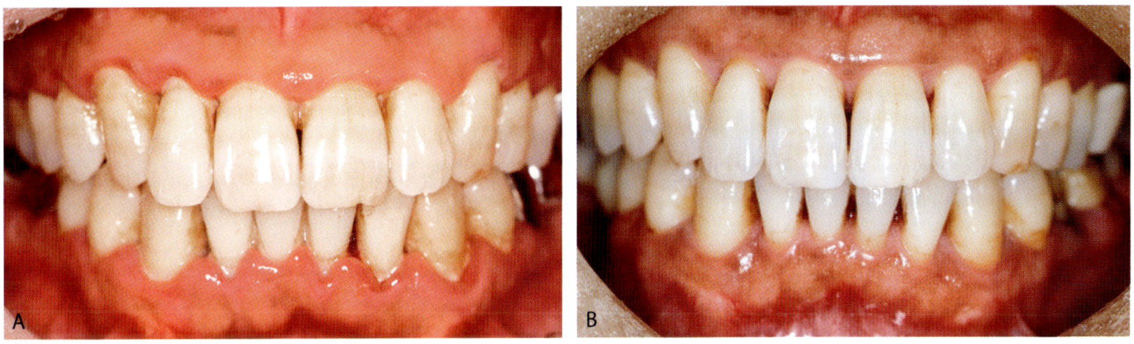

그림 8–1 **비외과적 치주치료의 효과**

A : 초진, 치면세균막 침착으로 인한 치주염 B : 재평가, 치면세균막 및 치석 제거로 치은부 염증 완화

Ⅱ 비외과적 치주치료의 진행

비외과적 치주치료의 개념은 1940년대에 Goldman에 의해 발표되었으며, 최근에는 환자교육을 추가하여 시행한다(표 8-1). 환자에게 치주질환에 관한 올바른 지식을 제공하고 치료의 동기를 부여하며, 또 이를 유지하기 위한 지속적인 교육은 성공적인 치료결과를 위해 필수적이다.

표 8-1 **치주기본치료의 내용**

• 환자교육 • 긴급처치 • 치면세균막 조절 • 치석제거 · 치근면활택 • 치주낭 소파 • 우식, 경조직질환의 치료 • 교합조정	• 임시고정 • 발치 • 치료용 장치 • 부분교정 • 나쁜 습관의 교정 • 재평가

1 환자교육(Education for patients)

치주질환은 만성 질환으로 통증을 수반하지 않고 중증으로 진행되는 특징을 가지고 있어 환자가 치과에서 검진을 받는다고 해도 자신이 치주질환에 이환되었다는 자각이 부족한 경우가 많다. 따라서 환자에게 그 원인, 진행과정, 그리고 악화를 초래하는 위험요인에 대해서 설명하고 이해시켜야 한다.

치주질환의 원인은 치면세균막이며, 이것을 제거하기 위한 환자 스스로의 구강위생관리는 치주치료를 하는 데 있어서 매우 중요한 의미를 가지고 있다. 치주치료 과정에서 환자 자신이 구강건강 상태를 회복시키기 위한 노력을 하지 않으면 효과적인 치주치료는 성공할 수 없다.

이러한 점에서, 환자에게 치주질환의 원인이나 진행의 특징 및 위험인자에 대한 충분한 설명과 치주치료에 대한 동의(informed consent), 그리고 환자의 협력이 필수적이다.

1) 환자에 대한 설명과 동의

환자의 이해도에 따라 치주질환 관련 지식을 제공하고, 환자의 구강 내 상황을 이해시킨다. 또한, 앞으로 실시할 치주조직 검사, 치료방침 및 그 장점, 단점, 대체치료 등을 설명하여 환자를 충분히 이해시켜 치료에 대한 동의를 얻는다.

환자에게 설명할 때, 치주질환에 관한 서적이나 팸플릿, 또는 동영상 등의 시각교재를 병용함으로써 더욱 효과적인 사전동의(informed consent)를 얻을 수 있다.

2) 환자의 협력

치주치료는 환자의 협력 없이 성공할 수 없다. 완벽한 치료를 제공했더라도 환자가 구강을 청결하게 유지하지 않으면 치주질환은 재발한다. 이를 위해 불량한 생활습관들을 개선하며, 환자 자신에 의한 구강위생관리, 치주질환의 위험인자가 되는 흡연이나 전신질환의 개선 등이 이루어져야 한다.

2 치면세균막 조절

치면세균막 조절이란 치주질환의 원인인 치면세균막 및 기타 연성 부착물을 제거하는 것을 말한다. 적절한 치면세균막 조절은 염증성 치주질환을 예방할 뿐만 아니라, 치주치료 후의 유지관리에 필수적인 요소로 치료과정의 일부가 된다. 환자 자신이 적극적이고 지속적으로 시행해야 하는 과정으로 이것의 성공 여부가 치주치료의 성공과 직결된다. 치면세균막 조절의 목적은 다음과 같다.

- 치년 및 치은열구 내의 세균 감소
- 치은의 혈액순환 촉진
- 구강상피의 각화를 촉진하여 외부 침입물질에 대한 방어벽 형성
- 치은열구상피의 각화를 촉진하여 치면세균막 세균의 침입 억제

치면세균막 조절의 종류(표 8-2)는 크게 기계적 치면세균막 조절과 화학적 치면세균막 조절로 나누어지며, 화학적 치면세균막 조절은 기계적 치면세균막 조절의 보조적인 역할을 한다. 환자 자신이 일상적으로 실시하는 칫솔질은 대표적인 기계적 치면세균막 조절이며, 살균효과가 있는 구강양치액의 사용은 화학적 치면세균막 조절에 해당한다.

표 8-2 **치면세균막 조절의 종류**

기계적 치면세균막 조절법	화학적 치면세균막 조절법
칫솔(일반칫솔, 전동칫솔) 치실 치간칫솔 기타 보조구강위생용품	구강양치액 항생제 적용(국소적, 전신적) 치약(항균성분)

1) 기계적 치면세균막 조절법

(1) 칫솔질

치면세균막 제거를 위해 많은 칫솔질법이 개발되었으나 유의하게 효과적인 한 가지 방법은 존재하지 않으며 각각의 특징을 가지고 있다.

여기서는 가장 기본적인 회전법(rolling method), 바스법(bass method), 변형 스틸만법(modified Stillman's method)에 대하여 소개하겠다.

① 회전법(rolling method) (그림 8-2)

건강한 치은을 가지고 있는 경우의 칫솔질법이지만 치주질환이 있는 경우에도 기본적으로 이용되는 칫솔질법이다. 칫솔 손잡이를 네 손가락으로 쥐고 칫솔목에 엄지손가락을 고정시킨 후 칫솔모를 치아 장축과 평행하게 하거나 45° 각도로 치근 부위 치은에 대고 교합면을 향해 약간의 압력을 가하여 쓸어내리거나 손목을 돌려준다. 칫솔이 위치되는 부위당 약 10회 정도로 칫솔질을 해주는 것이 좋다. 전치부 설면은 칫솔모가 치아 배열과 평행하도록 아래로 세워서 구강 내에서 구강 밖으로 큰 원을 그리듯이 쓸어내려준다.

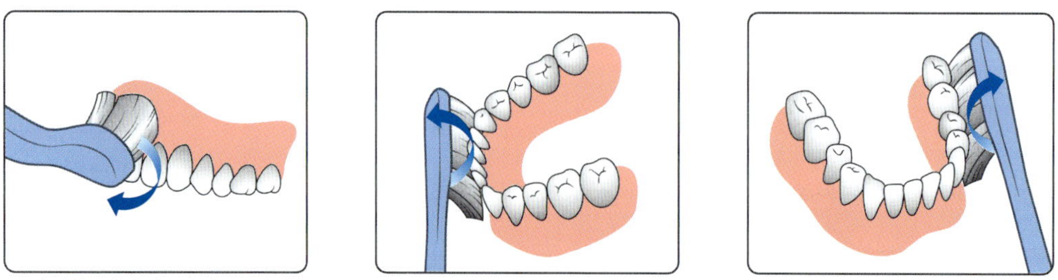

A. 상악은 위에서 아래로, 하악은 아래에서 위로 각 부위마다 같은 동작으로 7~10번씩 닦는다.

B. 순면은 치은에서 치아 방향으로 돌리며 닦는다.

C. 구치부의 협면은 치은에서 치아 방향으로 돌리며 닦는다.

그림 8-2 **회전법**

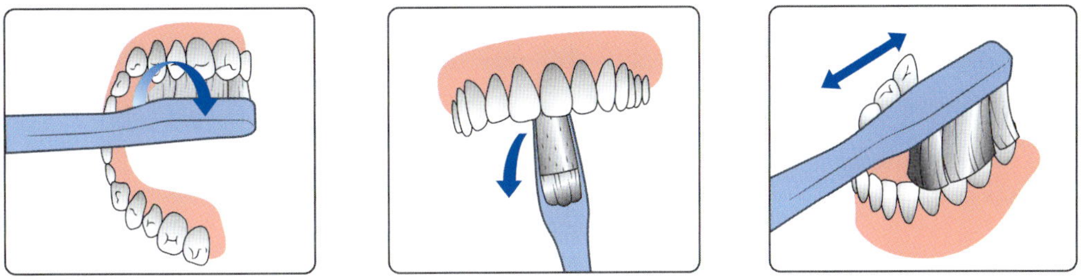

D. 구치부 설면은 치은에서 치아 방향으로 돌리며 닦는다. 칫솔 손잡이를 중절치 사이로 지나게 한다.

E. 전치부의 구개면과 설면은 칫솔을 세워서 안쪽에서 바깥쪽을 향해 원을 그리듯이 닦는다.

F. 교합면은 전후로 왕복운동을 한다.

그림 8-2 **회전법 (계속)**

② 바스법(bass method) (그림 8-3)

주로 치은에 염증이 있을 때 이용된다. 칫솔을 잡고 칫솔모 끝을 치아와 치은의 경계에 약 45° 각도로 갖다 댄다. 이때 1~2개 정도의 치아를 대상으로 칫솔모가 그 경계의 홈에 들어가도록 한다. 그리고 칫솔모 끝을 그 탄력성을 이용해 1~3mm 정도의 밀기(stroke)로 치아 표면을 맞추듯이 조금씩 10~20회 정도 움직인다. 절치나 구치 등 치아의 종류나 치열에 따라 칫솔을 세로 또는 가로로 사용하며 모든 치아 표면을 순서대로 닦는 것이 요령이다. 이때 치아와 치아 사이에도 칫솔모 끝이 최대한 들어가도록 한다.

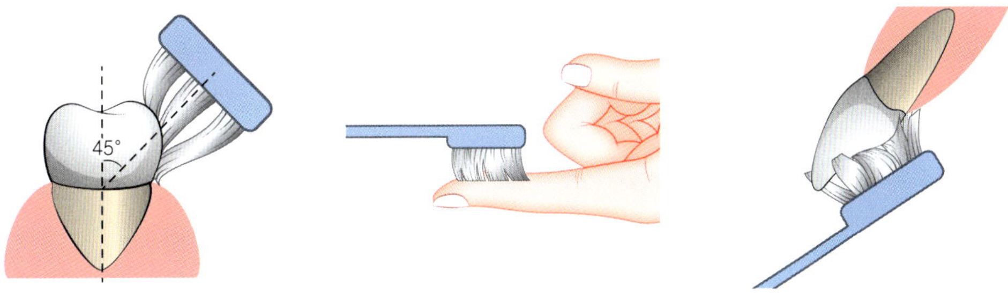

A. 칫솔은 치아와 치은의 경계에 대고 칫솔모 끝을 끼우듯이 한다.

B. 가는 칫솔모 끝의 휘어짐을 이용한다.

C. 상악 절치의 뒤

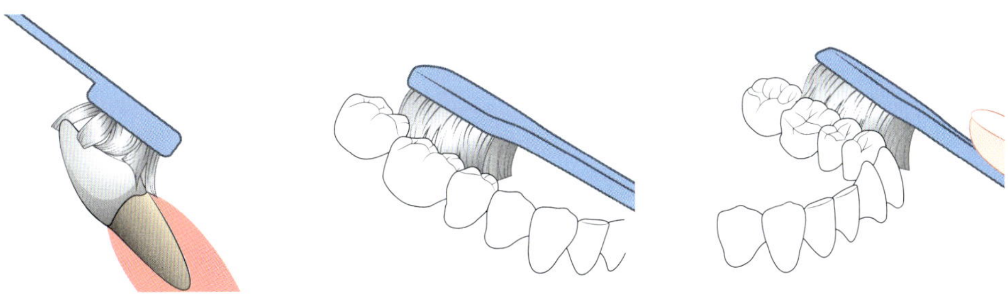

D. 하악 절치의 뒤

E. 하악 구치 뒤에 대는 법

F. 치아와 치아 사이에 칫솔모 끝을 삽입한다.

그림 8-3 **바스법(bass method)**

③ 변형 스틸만법(modified Stillman's method)

치면세균막 제거 효과가 좋고 치은 마사지 효과가 우수한 방법으로 알려져 있다. 칫솔모를 부착치은에서 치근단부를 향해 45° 각도로 댄 후, 칫솔모 옆면과 치아배열이 평행하게 측방압을 가하면서 약간의 전후 진동과 함께 칫솔을 점차 교합평면상으로 이동시켜 진행한다. 이때 갖다 댄 칫솔모 끝은 치아쪽이나 점막쪽으로 치우치지 않도록 하며, 전후로 작게 흔들리는 정도로 하며 크게 움직이지 않도록 주의하며 닦는 것이 요령이다.

(2) 구강보조용품의 사용

치실, 치간칫솔, 물사출기, 치약의 마모제 성분 등을 이용해 치면세균막을 기계적으로 제거할 수 있다. 또한 나무자극기, 고무자극기 등을 이용해 치간치은을 마사지하면 혈액순환을 원활하게 하는 효과가 있다.

① 치실(dental floss)

치아 사이의 이물질을 제거하고 치아 인접면과 인공치아의 기저면을 깨끗하게 하기 위해 사용한다. 손가락이나 치실손잡이를 사용해서 치실을 치아 접촉부 아래로 부드럽게 통과시킨 후 한쪽 인접 치아면 주위를 위아래로 이동시켜 닦고 반대편 인접 치아면으로 옮겨 마찬가지 방법으로 닦는다(그림 8-4).

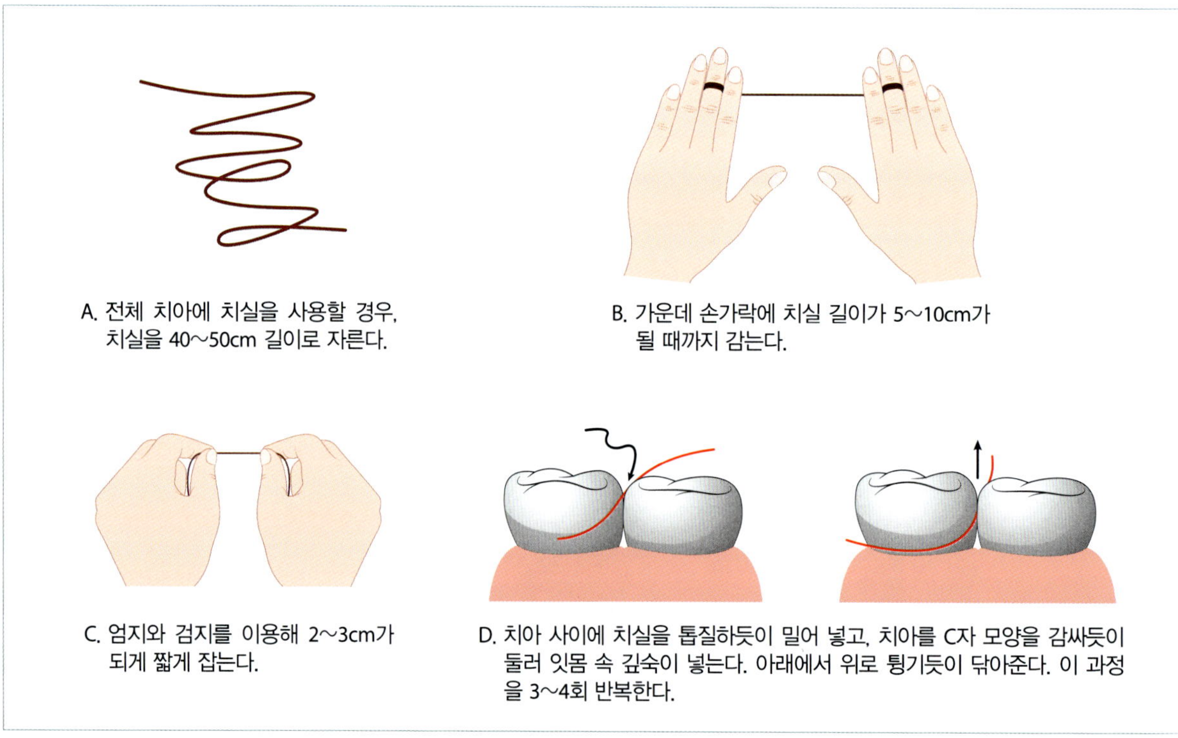

A. 전체 치아에 치실을 사용할 경우, 치실을 40~50cm 길이로 자른다.

B. 가운데 손가락에 치실 길이가 5~10cm가 될 때까지 감는다.

C. 엄지와 검지를 이용해 2~3cm가 되게 짧게 잡는다.

D. 치아 사이에 치실을 톱질하듯이 밀어 넣고, 치아를 C자 모양을 감싸듯이 둘러 잇몸 속 깊숙이 넣는다. 아래에서 위로 튕기듯이 닦아준다. 이 과정을 3~4회 반복한다.

그림 8-4 **치실 사용법**

② 치간칫솔(interdental brush)

칫솔로 잘 닦이지 않는 큰 치아 사이의 공간과 노출된 치근이개부를 깨끗하게 하기 위해 사용하는 칫솔로, 모양과 두께가 다양해서 각 개인의 치간공극에 맞추어 사용하는 것이 좋다(그림 8-5).

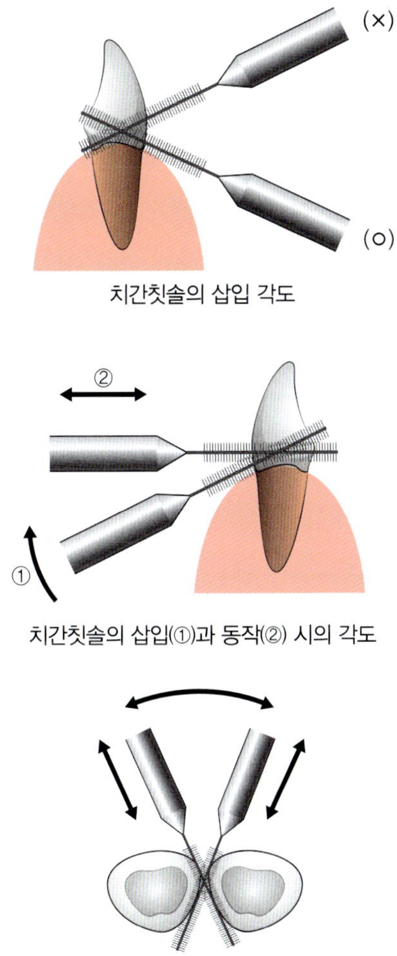

치간칫솔의 삽입 각도

A. 치은의 형태를 고려해서 치아 방향으로 어느 정도 각도를 주면서 삽입한다.

치간칫솔의 삽입(①)과 동작(②) 시의 각도

B. 치간칫솔을 세워서 90°로 앞뒤로 움직이면서 닦는다.

치아의 형태를 고려한 치간칫솔의 동작

C. 앞뒤로 움직이면서 동시에 좌우로도 어느 정도 각도를 주면서 움직이면 인접면 부위도 닦을 수 있다.

그림 8-5 **치간칫솔 사용법**

③ 물사출기(oral irrigator device)

고압으로 물을 분사시켜 치아면과 치아 사이의 치면세균막과 음식물잔사를 제거하는 기구로, 흔히 워터픽(water pik)으로 알려져 있다(그림 8-6).

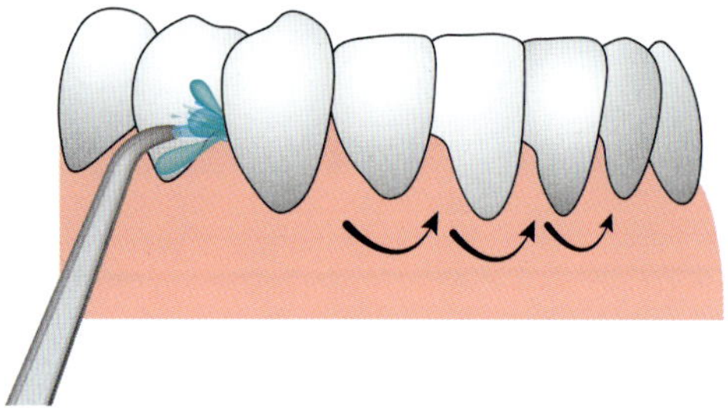

A. 팁(tip)을 치아 장축에 직각이 되도록 한다.
B. 협측에서 설측으로 물을 분사하면서 치아 사이에서 잠시 멈춘다.
C. 구강의 모든 면과 치아가 깨끗해질 때까지 계속한다.

그림 8-6 워터픽 사용법

④ 나무자극기(wood stimulator)

중등도 이상의 치간유두퇴축이 있는 경우에 사용한다. 치간부의 침착물을 제거해내고 하방의 치간치은을 자극하여 혈액순환을 원활하게 한다(그림 8-7).

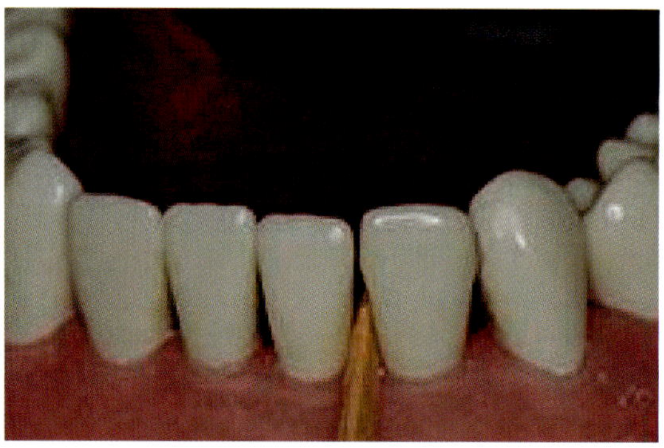

그림 8-7 나무자극기

⑤ 고무자극기(rubber stimulator)

원뿔 모양의 부드러운 고무가 부착된 기구로, 치간을 깨끗하게 하고 치간치은의 혈액순환을 촉진시킨다. 고무 팁을 치아에 45~90° 각도로 치아 사이에 삽입한 후 왕복운동의 압력을 사용하며, 치아 사이가 넓을 때에는 원을 그리듯이 팁을 움직여서 자극을 준다(그림 8-8).

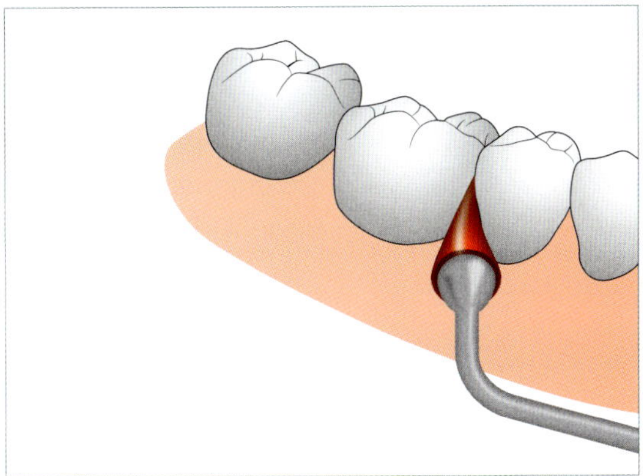

그림 8-8 고무자극기

2) 화학적 치면세균막 조절법

(1) 구강양치액

외과적 치주치료 후, 치료 부위에 칫솔질을 할 수 없는 기간에 많이 사용한다. 양치액에 함유된 성분의 약리효과와 음식물잔사 등을 씻어내 구취예방이나 청량감을 주는 효과를 얻을 수 있다. 다양한 제품이 있으므로 선택해서 사용한다.

(2) 항생제 투여

치주조직 내 세균총의 종류 및 상호관계가 치주질환의 진행에 있어 중요한 역할을 하므로, 병원성 세균만을 선택적으로 제거하고 유익한 미생물종에 대한 증식을 유지하기 위해 항생제(표 8-3)를 투여하는 방법이다. 치주치료에서 항생제를 이용한 약물요법은 국소투여와 전신투여로 크게 나눌 수 있는데, 비외과적 치주치료와 외과적 치주치료의 보조 요법 및 술후 감염 예방법으로서 사용된다. 단, 치료를 약물요법에만 의존하지 말아야 하며, 구강위생지도를 포함한 치주기본치료를 철저하게 시행한 다음 필요한 부위에 외과적 치주치료를 실시하는 것이 기본이다.

① 국소 전달(local drug delivery system, LDDS)

깊은 치주낭에서는 스케일러 등 기구가 도달하기 어렵기 때문에 기계적인 치면세균막 조절만으로는 충분하게 회복되지 않는 경우가 있다. 이러한 경우 항생제 등의 약물요법을 병용하면 효과적이다. 치주낭 내의 세균은 바이오필름을 형성해 항생제 등에 저항할 수 있으므로 기계적으로 바이오필름을 파괴한 다음에 약물요법을 시행한다. 치주낭 내에 약물을 장시간 체류시키기 위해 서방성 연고가 전달체로 사용되며, 치주낭 내에 쉽게 투여할 수 있도록 시린지에 충전된 형태로 공급된다(그림 8-9).

표 8-3 **치주치료에 사용되는 항생제**

종류	약제	주요 특징
테트라사이클린(Tetracycline)계	독시사이클린(Doxycycline)*	• 광범위의 미생물에 효과적. 전신 및 국소적용 • 숙주방어를 위한 화학적 치료에 이용 시, 항생제 용량 이하로 사용(SDD, Periostat)
	미노사이클린(Minocycline)	• 광범위의 미생물에 효과적. 전신 및 국소적용
	테트라사이클린(Tetracycline)	• 광범위의 미생물에 효과적
페니실린(Penicillin)계	아목시실린(Amoxicillin)	• 광범위한 항생작용이 우수. 전신적용
	오그멘틴(Augmentin)	• Amoxicillin과 Clavulanate potassium의 혼합 • 페니실린분해효소(Penicillinase) 분비 미생물에 효과적. 전신적용 • 주요 적응증 : 급진성 및 난치성 치주염, 전신질환과 연관된 치주염 환자
니트로미다졸(Nitromidazole)계	메트로니다졸(Metronidazole)	• 혐기성 세균에 효과적. 전신 및 국소(겔형태)적용 • 주요 적응증 : 급진성 및 난치성 치주염, 전신질환과 연관된 치주염, 괴사성 궤양성 치주염 환자
퀴놀론(Quinolone)계	시프로플록사신(Ciprofloxacin)	• 그람음성간균에 효과적
마크로라이드(Macrolide)계	아지스로마이신(Azithromycin)	
린코마이신(Lincomycin)계	클린다마이신(Clindamycin)	• 페니실린 알러지 환자에 사용 • 혐기성 세균에 효과적. 전신적용

* 독시사이클린 준항생제 용량(Subantimicrobial-dose Doxycycline, SDD)
관례적인 50mg 또는 100mg 정제 대신, 20mg 정제의 저용량 독시사이클린을 이용하면 교원질분해효소가 억제될 수 있다. 항교원질분해효소 효과만 있고 항세균 효과는 없으며, 치주 죽은조직제거술(데브리망) 후 매일 두 번, 3개월 이상의 지속적인 복용 시 임상적 치주지표가 개선될 수 있다. 단, 저용량이더라도 주의사항 및 비적응증에 유의해야 한다.

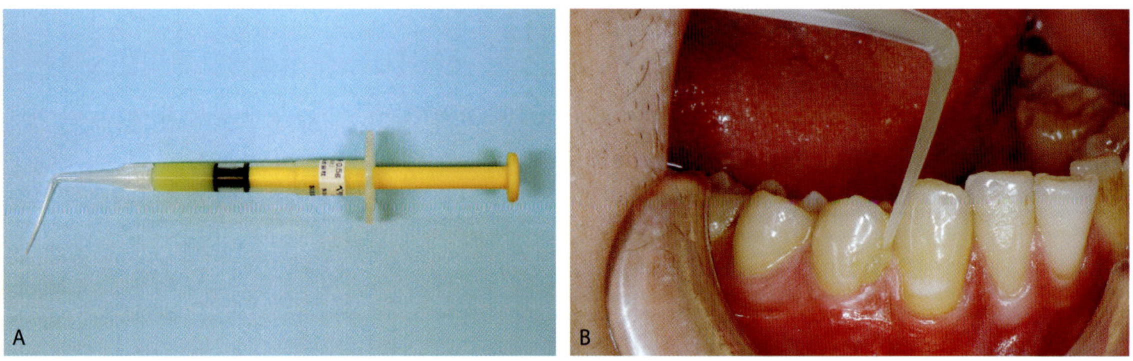

그림 8-9 **항균제의 국소투여**

A : 사용법 : 기본치료 후 재평가 결과, 치주낭이 4mm 이상인 부위에 대해 계획적으로 1개월 동안(1주일에 1회, 4회 정도) 사용한다. 치주낭 세정 후 치주낭바닥 부분까지 시린지 끝을 삽입해서 구석구석까지 연고가 도달할 수 있도록 하는데, 연고가 천천히 조금씩 흘러나올 때까지 주입한다.
B : 급성 치주질환에서의 사용법 : 만성 치주염의 급성 증상 시나 치은농양이 형성된 경우, 치주낭 세정 후 증상 완화를 목적으로 치주낭 내에 약제를 주입한다.

② 전신적 투여

전신적 항생제 투여는 치근 및 조직 내로 침투한 세균 등 기계적인 치료로 제거할 수 없는 세균을 제거하거나 감소시키기 위한 목적으로 사용된다. 테트라사이클린계, 페니실린계, 메트로니다졸, 클린다마이신 등의 약물을 장기간 투여한다.

3 치석제거술 및 치근활택술

1) 치석제거술 및 치근활택술의 정의

치석제거술(scaling) 및 치근활택술(root planing)(그림 8-10)은 비외과적 치주치료로 분류되며, 치은염을 일으킬 수 있는 요소들(치면세균막, 치석, 변성 백악질)을 완전히 제거하여 치은부 염증제거 또는 감소 유도, 외과적 치료를 위한 전단계 조치 등을 목적으로 시행한다. 치석제거와 치근활택술은 치주치료의 가장 기본이 되는 치료로서, 분리된 술식이 아니며 치석제거술 및 치근활택술을 통칭해 SRP(scaling and root planing)라고 한다.

치석제거술이란 치면에 부착된 치석이나 침착물을 제거하는 것을 말한다. 치석(그림 8-11)은 그 자체로는 치주질환의 원인이 된다고 할 수 없지만, 치석이 존재함으로써 세균성 치면세균막의 부착과 증식을 유발하여 치주질환을 발병, 악화시시키므로 반드시 제거해야 하며, 이를 위한 술식이 치석제거술이다. 임상치관에 부착된 치은변연 상방의 치석제거술을 치은연상 치석제거술(supragingival scaling)이라 하고, 치주낭 내에 침착된 치석제거술을 치은연하 치석제거술(subgingival scaling)이라 한다.

치석제거술에 사용되는 기구로는 시클 스케일러(sickle scaler), 큐렛(curette), 초음파 스케일러 등이 있으며, 이들 기구 사용 후에는 미세한 연마제를 사용하여 마무리한다.

치근활택술이란 치근 표면의 치석제거가 끝난 후, 세균이나 내독소 등에 의해 오염된 병적 백악질이나 연화 상아질을 제거하고, 치근 표면의 불규칙한 면을 매끄럽게 형성하는 것을 말한다. 매끄러운 치면에는 치면세균막의 부착이 어려워져 치면세균막을 감소시킬 수 있다.

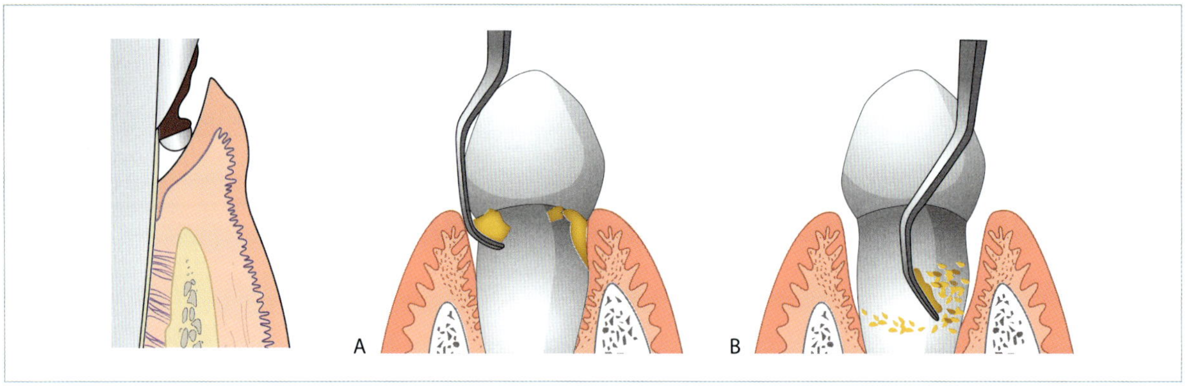

그림 8-10 **SRP(scaling and root planing)**

A : 치석제거술 B : 치근활택술

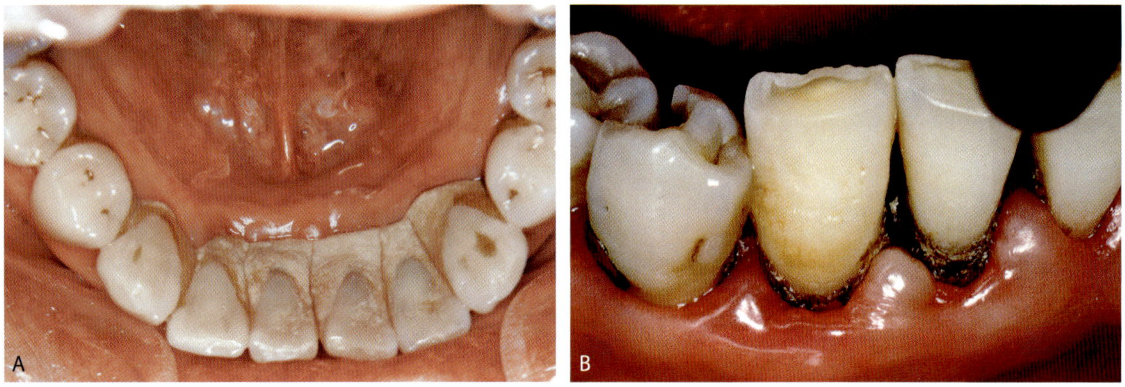

그림 8-11 **A : 치은연상 치석 B : 치은연하 치석**

2) 치석제거술 및 치근활택술의 일반적인 원칙

(1) 술자와 환자의 위치

환자의 시술 부위가 가능한 한 최대로 잘 보이는 위치를 선정하여 자리를 잡고, 넓적다리가 땅과 평행이 되도록 진료보조의자의 높이를 맞춘다. 환자는 바로 누운 자세(supine position)를 취하게 하고 상악 치료 시에는 턱을 약간 올려서 위치시키고 하악 치료 시에는 턱을 바닥과 평행하도록 위치시켜서 술식을 진행한다.

(2) 시야 및 조명

직접 시술부위를 보는 것이 제일 좋은 방법이나, 직접적인 시야 확보가 불가능하거나 불편한 경우에는 치경을 이용해 간접적으로 시야를 확보하며, 치경이나 손가락 등을 사용해 혀, 볼, 입술 등을 젖혀내어 추가적으로 시야를 넓힐 수 있다. 조명 또한 직접 빛을 비추는 것이 제일 좋으나 치경을 이용해 간접적으로 비추는 방법도 있다.

(3) 기구 잡는 법(Instrument grasp)

기구 잡는 법은 시술부위나 사람에 따라서 여러 가지 방법이 있으나 다음의 두 가지 방법이 많이 사용된다.

① 변형 연필잡기법(modified pen grasp) (그림 8-12)

펜을 잡을 때처럼 첫째와 둘째손가락으로 기구를 잡은 채, 기구조작이 보다 용이하도록 가운데 손가락 안쪽으로 기구를 고정시켜 사용한다.

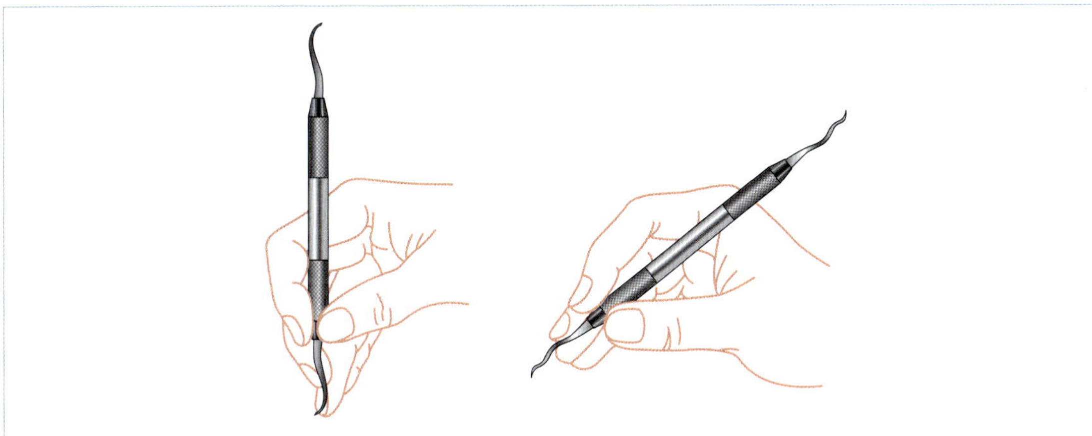

그림 8-12 변형 연필잡기법(modified pen grasp)

② 손바닥과 엄지법(palm and thumb grasp)

손바닥에 기구를 놓고 네 손가락으로 잡은 다음, 기구 연결부위를 엄지 손가락으로 받쳐서 사용하는 방법으로 기구 연마 시에 주로 사용된다.

(4) 손가락 고정(Finger rest)

안정된 받침점을 줌으로써 기구와 손의 안정성을 확보하고 기구 사용을 원활하게 하기 위한 기구 사용 방법이다. 손가락 고정이 잘 되면 치석 등을 보다 효과적으로 제거할 수 있으며 치은의 상처나 파열 등을 방지할 수 있는데, 대부분 넷째 손가락을 많이 사용한다. 손가락 고정은 구강 내(그림 8-13)와 구강 외(그림 8-14) 부위로 나뉘는데, 바로 인접치아나 건너편 악궁에 손가락 고정을 두는 구강 내 부위와 환자 얼굴 등의 구강 외 부위가 이용된다.

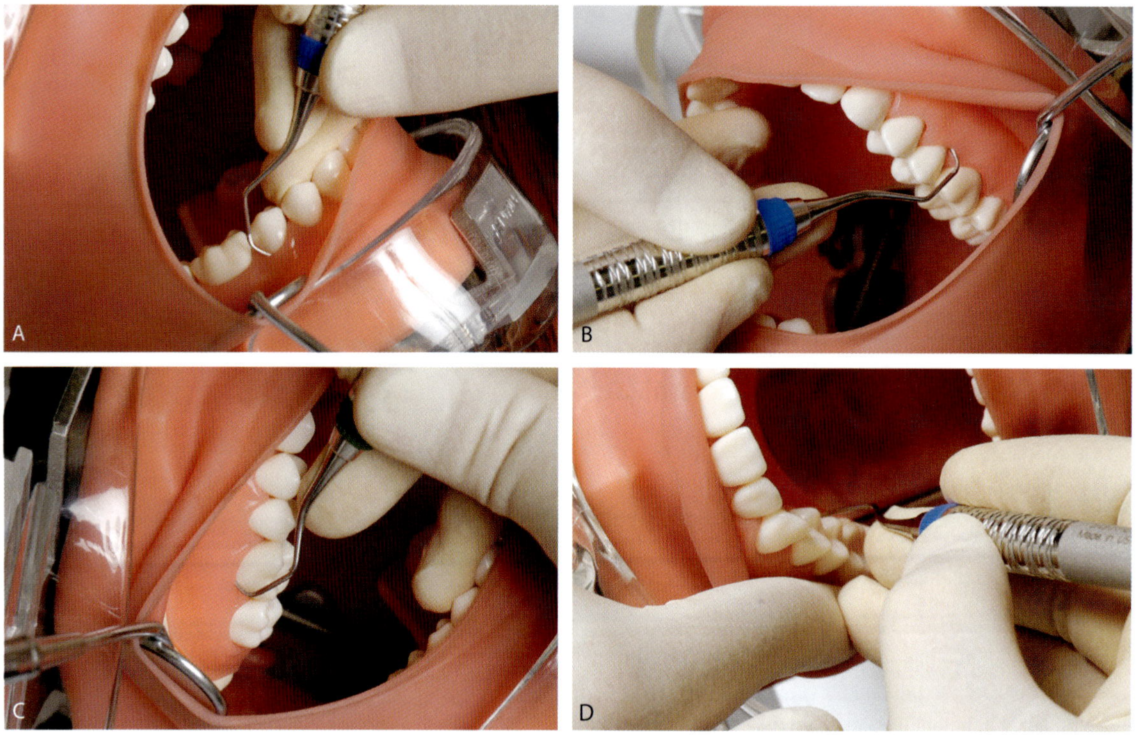

그림 8-13 구강 내 손가락 고정

A : 작업부 근처에 고정 B : 반대쪽에 고정 C : 교합치열에 고정 D : 다른 손가락에 고정

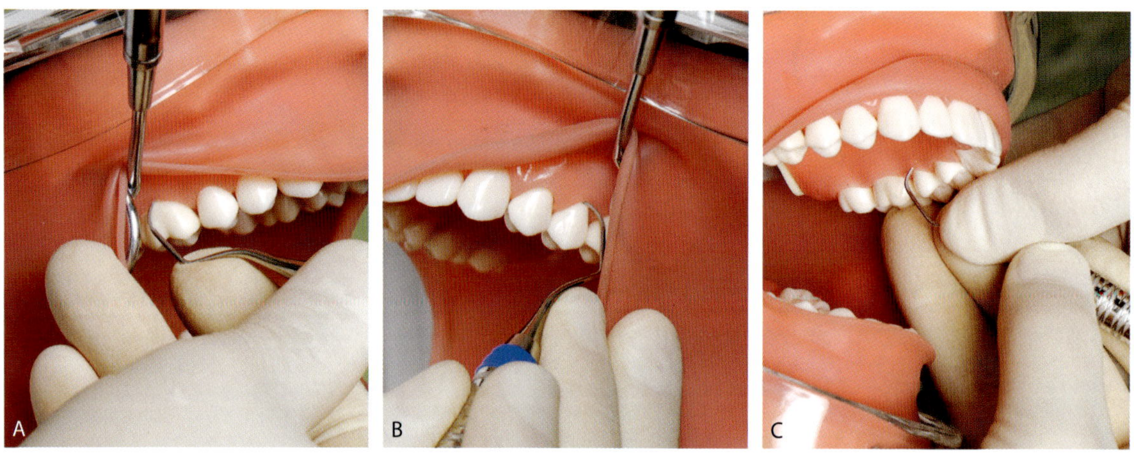

그림 8-14 구강 외 손가락 고정

A : 손바닥을 위로 향한 구강 외 고정 B : 손바닥을 아래로 향한 구강 외 고정 C : 유지 고정

(5) 손기구의 적용(치면과 기구가 이루는 각도)

효율적인 기구작업 및 주변조직 손상 방지를 위해 치아와 기구의 날이 이루는 각도에 주의해야 한다. 치주낭 안쪽으로 기구를 삽입할 때는 0°를 유지하며 넣어야 기구가 잘 들어가며, 치석제거나 치근활택술 시의 적절한 각도는 45~90°(그림 8-15)이다.

만약 45° 이하가 되면 치석이 완전히 제거되지 않고 표면만 매끄럽게 만들어 제거가 더 어려워지며, 90° 이상 큰 각도가 되면 치근 표면이나 주변 치주조직에 상처나 흔적을 남기기 쉽다(그림 8-16).

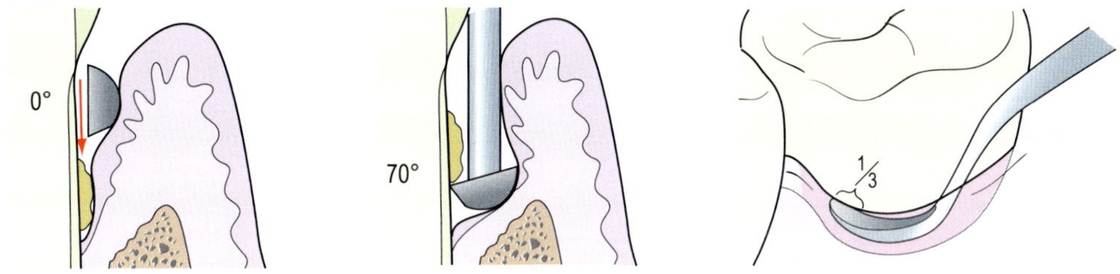

A. 치주낭 내의 삽입각도　B. 치주낭 내에서의 조작각도　C. Cutting edge와 치면의 적합 Cutting edge의 끝 1/3을 댄다.

그림 8-15 치석제거기의 조작

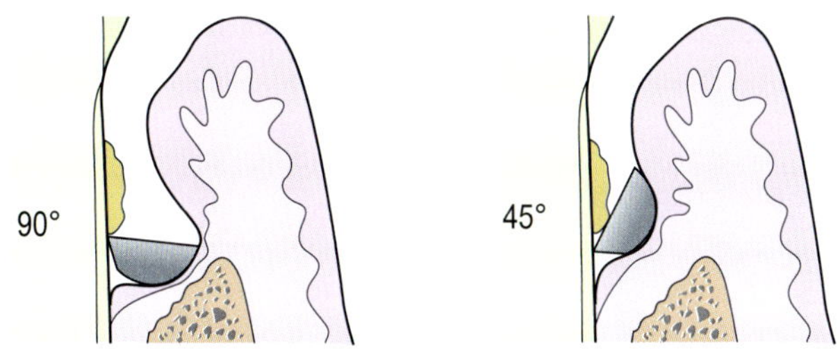

A. 90° 이상이면 치면과 치은의 손상 원인이 된다.　B. 45° 이하에서는 효과적으로 제거할 수 없다.

그림 8-16 치석제거기의 잘못된 조작각도

(6) 기구동작(Stroke)

기구동작 방법은 미는 방법(push)과 잡아당기는 방법(pull)이 있고, 방향은 수직, 수평, 사선의 세 가지 방향이 있다(그림 8-17).

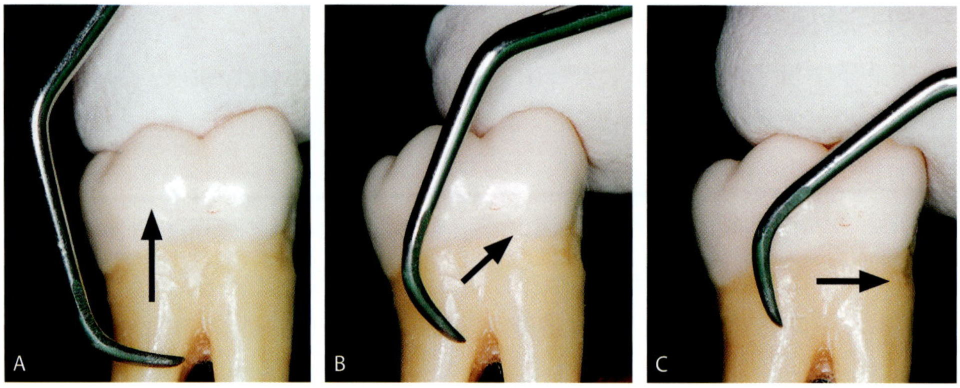

그림 8-17 **기구동작 방향**

A : 수직 방향 B : 사선 방향 C : 수평 방향

① 탐침 동작(exploratory stroke)

치주낭의 형태와 깊이, 치석의 유무, 치근 표면의 상태 등을 알기 위하여 탐침을 하는 것으로, 아주 가볍게 기구를 원하는 곳에 삽입하여 손에 오는 감촉을 느끼며 기구를 작동한다.

② 치석 제거 동작(scaling stroke)

짧고 확고하게 잡아당기는(pull) 방법으로, 치은연상 및 연하 치석 제거에 적용한다. 기구의 날을 치석 맨 하단부에 위치시킨 후 치관 쪽으로 수직 및 사선 방향으로 기구를 당겨 작업한다.

③ 치근활택술 동작(root planing stroke)

약하거나 중등도의 힘으로 잡아당기는 방법이다. 치석제거보다 약한 힘으로 작업하며, 치근 표면을 매끄럽게 활택시킬 목적으로 사용된다.

(7) 초음파 치석제거기(초음파 스케일러)

큰 치석 및 착색제거를 위해 사용되며, 초음파 기구를 사용한 치석제거술은 종종 고르지 못한 치면을 형성하므로, 손기구를 이용해 치면을 매끄럽게 마무리해주어야 한다(그림 8-18A). 적절하게 사용하면 손기구로 하는 전통적인 치석제거의 유용한 대체물이 될 수 있다. 초음파 치석제거기 사용 시의 주의사항은 다음과 같다(그림 8-18B).

- 물 분사를 적절히 조절하고, 치석제거 이상의 강한 강도로 사용해서는 안 된다.
- 물 분사로 인한 에어로졸의 흡입을 최소화하기 위해 술자는 마스크를 착용한다.
- 변형 연필잡기법으로 잡고, 안정된 손가락 고정 하에 사용한다.
- 초음파 기구의 작업부를 치면에 적합시키고, 일정한 속도로 치면 위를 쓸어내듯이 전후로 움직여 진동의 형태가 치면에 손상을 주지 않도록 평행하게 주행하도록 한다.

- 초음파 기구 말단 끝부분이 치면과 접촉 시 손상을 일으킬 수 있으므로 주의한다.
- 초음파 치석제거기 사용 후에는 손기구로 마무리해야 하며 모든 기구 조작 후에는 탐침(explorer)을 이용해 잔여 치석이 있는지 확인한다.

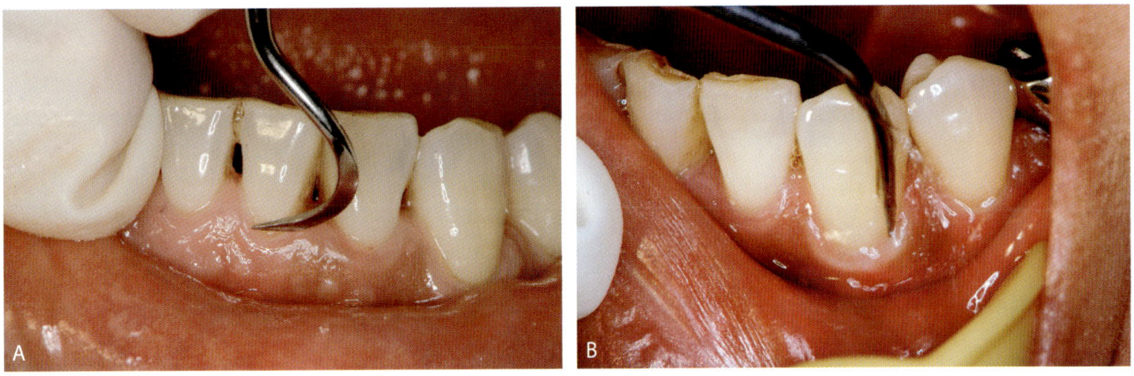

그림 8-18 **치석제거술**

A : 손기구(스케일러)에 의한 치석제거 B : 초음파 스케일러에 의한 치석제거

4 우식, 경조직질환의 치료

치경부에 우식이 있으면 치면세균막의 정체를 촉진할 뿐만 아니라 충분한 구강위생관리를 할 수 없다. 이때에는 우식와를 충전시킴으로써 치면세균막이 정체되기 쉬운 환경을 제거해야 한다.

5 교합조정

1) 교합조정(Occlusal adjustment)의 목적

치주질환은 치면세균막 속의 세균 감염으로 발병하는데, 교합은 치주질환의 진행을 조장시켜 병태를 악화시키는 인자의 하나로 매우 중요하다. 정상 교합관계에 장애를 주는 교합간섭은 외상성 교합의 원인이 되는데 주로 조기접촉과 교두간섭으로 분류된다. 치아정출이나 병적인 이동에 의한 조기접촉이나 교합간섭은 치주질환을 악화시키는 커다란 인자이다. 따라서 치주질환자에게 외상성 교합이 나타난 경우 치주기본치료 단계에서 교합조정을 함으로써 외상성 교합을 제거하여 적절하고 기능적인 교합접촉을 부여해야 한다.

교합조정이란 넓은 의미로는 교정치료, 수복물 및 보철물을 이용해서 교합관계를 회복시키는 방법도 포함되는데 일반적으로는 회전절삭기구를 이용한 삭제조정(그림 8-19)을 의미한다. 이것을 실시하는 목적은 교합간섭을 제거하고 외상성 교합력을 제거함으로써 조직손상이나 비정상적인 치아동요를 수복하는 것이다.

> **Tip**
>
> ▶ **조기접촉(premature contact)**
>
> 폐구 시 상하악의 안정된 교합접촉 상태가 나타나기 전에 일부의 치아만이 교합접촉을 하는 상태를 말한다.

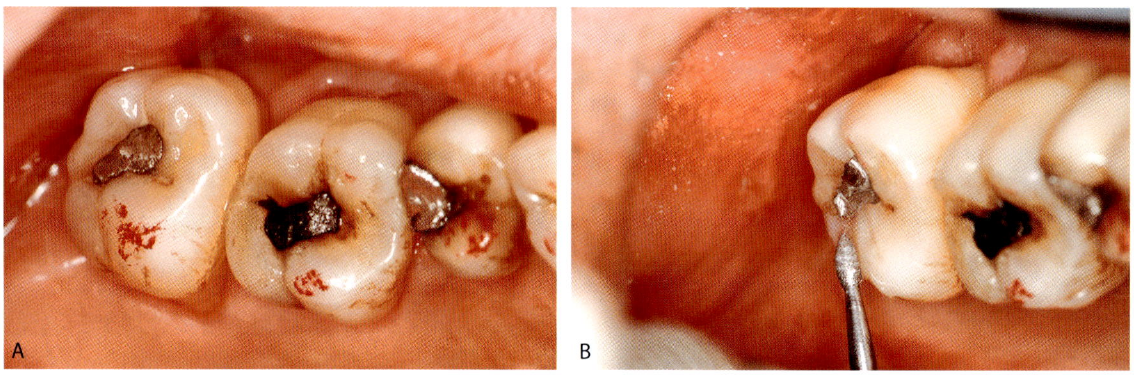

그림 8-19 조기접촉부의 삭제에 의한 조정

2) 교합조정의 원칙

교합조정(그림 8-20)은 구강위생지도나 치석제거 · 치근활택술 등의 치면세균막 조절이 끝나고 치은염증이 제거된 다음에 실시한다. 그러나 응급치료로서 염증이 제거되기 전에 실시하는 경우도 있으며, 교합조정의 원칙은 다음과 같다.

① 측방압을 감소시켜 치축방향으로 교합력이 가해지도록 한다.
② 교합고경을 변화시키지 않는다.
③ 치질의 삭제량은 법랑질의 범위 내로 제한하여 최소한의 필요량으로 한다.
④ 현저한 동요가 나타나는 경우에는 임시고정 후에 시행한다.
⑤ 교합접촉 면적을 작게 하고 치관형태를 정리하면서 시행한다.
⑥ 예방치료로서의 교합조정은 하지 않는다.

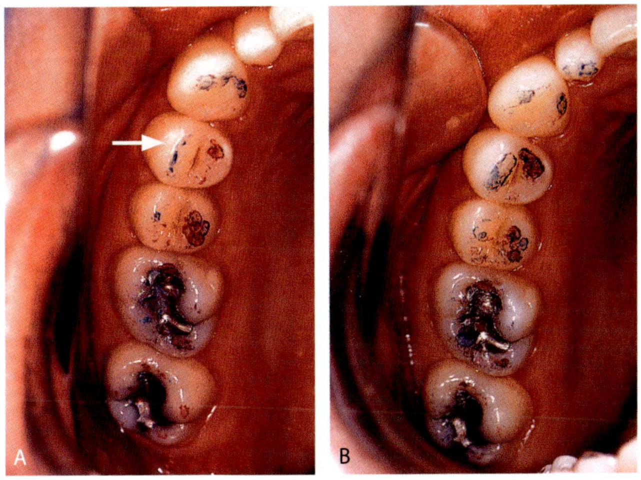

그림 8-20 **교합조정(occlusal adjustment)**

측방운동 시의 작업측 4|의 교두간섭
A : 조정 전. 흰색 화살표는 교두감합위를 나타낸다. B : 조정 후. 파란색은 작업측의 교합접촉상태를 나타낸다.

6 임시고정

치주질환에 의해 치주조직이 파괴되고 지지치조골의 흡수가 일어나면 치아동요가 증가하여 정상적인 구강기능을 할 수 없게 된다. 이러한 치아동요를 방지하기 위해서 치주기본치료의 한 가지 방법으로서 일시적으로 동요치아를 고정시키는 것을 임시고정(temporary fixation)이라고 하는데 최종적인 보철치료 등에 의한 영구고정과는 구별된다. 임시고정은 치아동요를 감소시켜 치주조직을 안정시키고 염증을 경감시키는 것을 목적으로 한다. 임시고정은 교합력을 다수의 치아에 분산시켜 음식압입, 병적 이동, 정출을 방지한다.

임시고정이 적용되는 치아는 치아동요가 순설측으로 1.0~2.0mm 또는 근원심적인 동요이상이 수반되는 경우이다. 고정원으로는 동요가 없는 인접치아를 이용한다.

고정이 치질의 외측에 위치하는 것을 외측성 고정, 치질 내로 제한되는 것을 내측성 고정이라고 한다. 또한 철거할 수 있는 것을 가철식 고정, 철거할 수 없는 것을 고정식 고정이라고 한다(표 8-4, 그림 8-21).

표 8-4 **임시고정의 종류**

고정식 고정법	외측성 고정	와이어결찰 레진고정법 에나멜본딩 레진고정법(접착성 레진고정법)
	내측성 고정	A – splint
가철식 고정법	가철식 의치 occlusal splint	

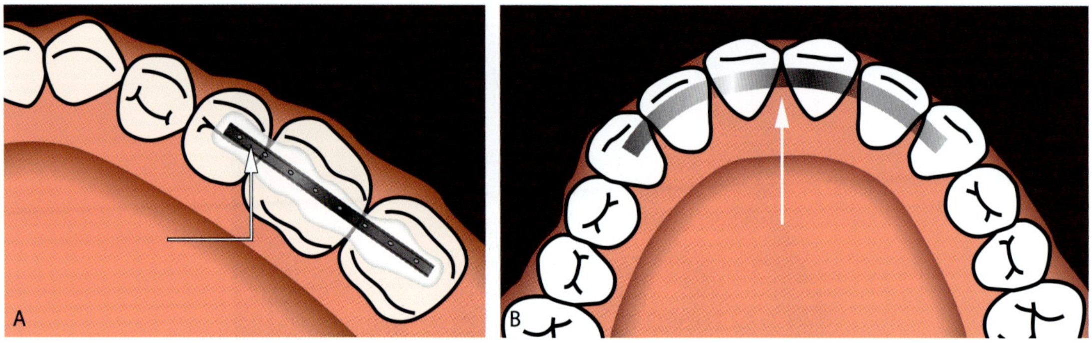

그림 8-21 치아고정
A : 내측성 고정 B : 외측성 고정

7 치료용 장치

변연부의 적합상태가 나쁜 불량 보철물이나 수복물은 치경부에 치면세균막 부착을 일으켜 치주질환의 악화를 초래한다. 불량 보철물을 제거한 다음에 일시적으로 치질 보호나 기능성 · 심미성을 회복시키는 방법으로는 임시 피복관이 있다. 또한 발치 등에 의해 결손부가 생긴 경우에는 임시 피복관에 의한 가공의치, 가철성 보철장치인 치료용 의치(그림 8-22)에 의해 임시적인 교합회복을 기대할 수 있다.

1) 가철성 보철장치

결손치가 다수 있어서 잔존치만으로는 적절한 교합지지력을 얻을 수 없거나 저작장애나 심미장애가 있는 경우, 그리고 최종보철물을 장착할 때까지 치주치료를 실시할 필요가 있는 경우에는 치료용 의치(그림 8-22)를 제작한다.

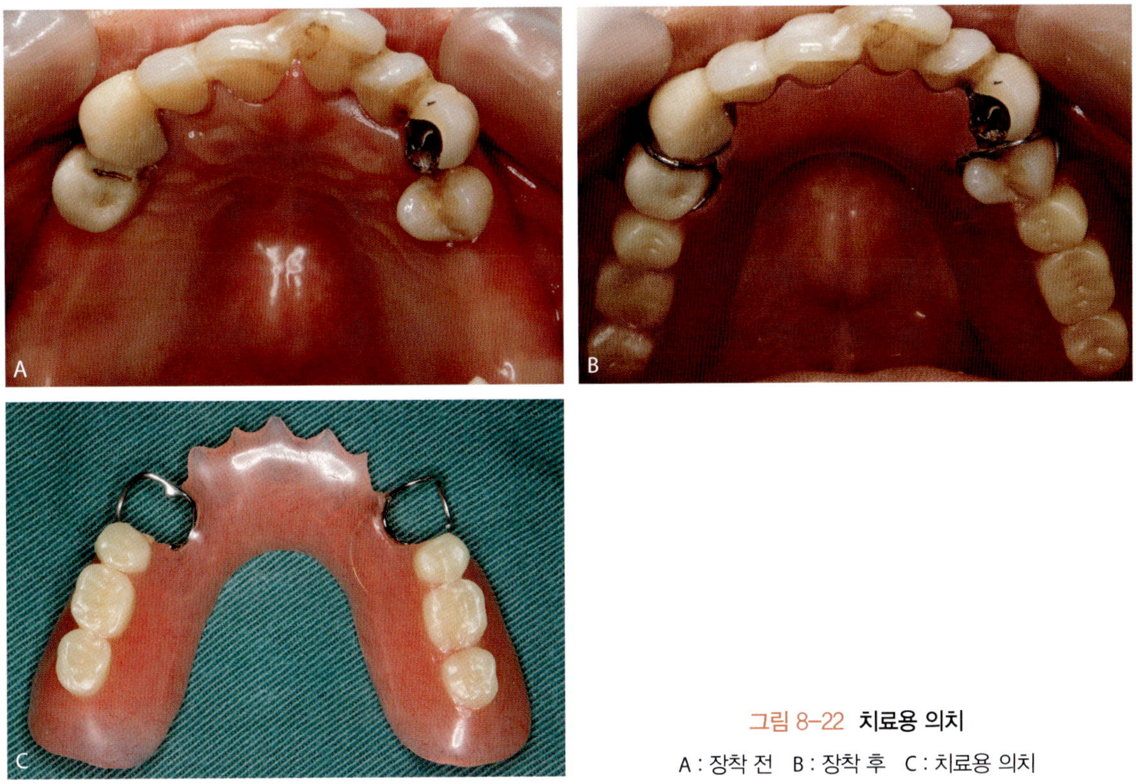

그림 8-22 치료용 의치

A : 장착 전 B : 장착 후 C : 치료용 의치

2) 임시 피복관

불량 보철물이 있는 경우 이를 제거한 다음 아크릴레진 재료로 만든 임시 피복관(temporary crown)(그림 8-23)을 장착시키고, 치면세균막조절 및 교합관계를 잘 조절한다. 임시 피복관을 장착함으로써 영구보철을 장착하기 전까지 안정된 교합 및 안모의 심미성을 일시적으로 회복시킬 수 있다.

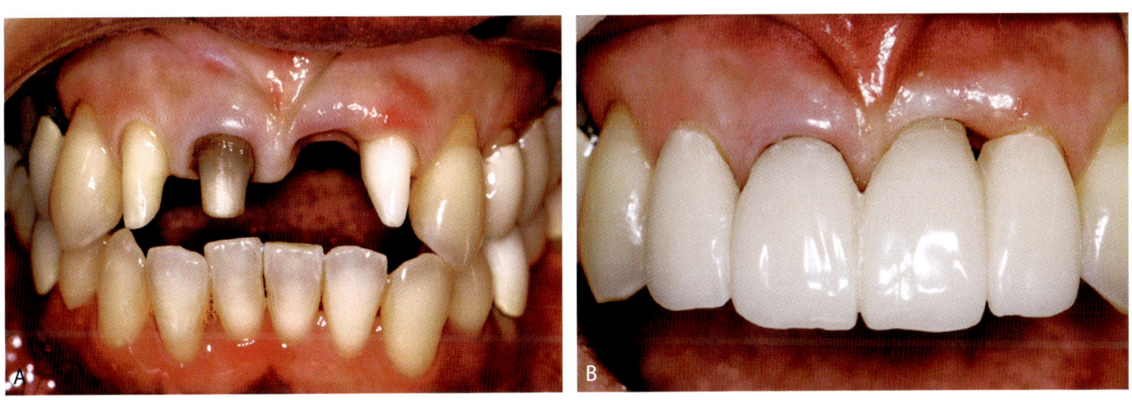

그림 8-23 임시 피복관

A : 장착 전 B : 장착 후

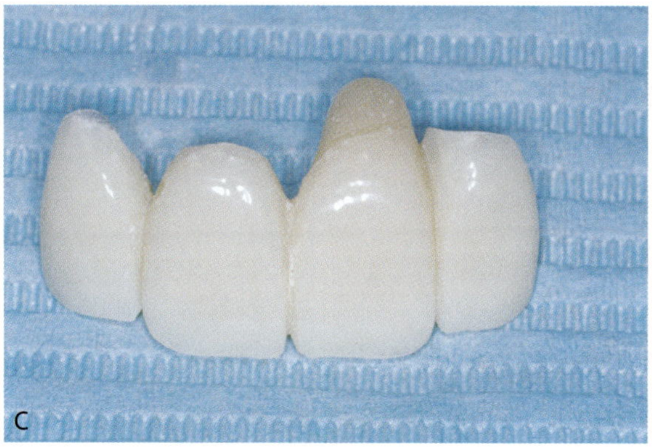

그림 8-23 **임시 피복관** (계속)

C : 임시 피복관

8 부분교정

치아의 총생, 전위, 경사가 있거나 인접치아와의 접촉점이 벌어져 있으면 치면세균막 조절의 불량이나 교합의 불안정을 유발하는 경우가 많다. 이때 부분교정(localized orthodontic treatment, LOT)(그림 8-24)을 시행하면 제한적인 치아이동에 의해 청결성과 치주조직의 염증을 개선할 수 있다.

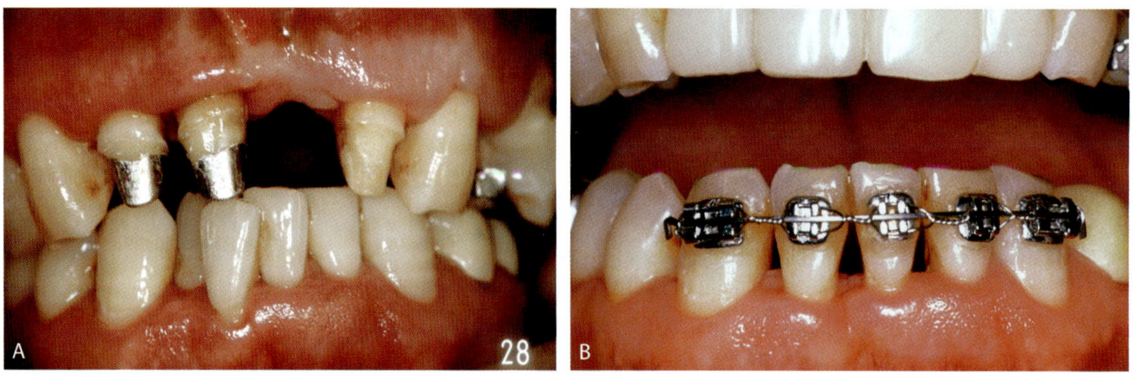

그림 8-24 **부분교정**

A : 교정치료 전(하악 전치부에 총생이 관찰됨) B : 교정치료 후

9 나쁜 습관의 교정

1) 구호흡(Mouth respiration)

문진이나 구강 내 소견에서 구호흡이 의심되는 경우(긴장능선, 구호흡선 등)에는 치료가 필요하다. 비호흡이 곤란한 비성 구호흡의 경우는 이비인후과에서 검진을 받아야 하며, 치열부정이나 구순폐쇄가 곤란한 치성 구호흡의 경우는 oral screen이나 구순에 테이프를 붙임으로써 구강 내 건조를 방지하고 근기능 훈련으로 구순폐쇄를 시도한다.

2) 이갈이(Bruxism)

이갈이증(grinding)이나 이악물기(clenching) 등은 교합성 외상을 일으켜 치주조직의 파괴를 초래한다. 검사에서 이갈이가 확인된 경우는 교합장치를 장착함으로써 균등한 치아접촉 상태를 회복시켜 치주조직을 안정시킨다(그림 8-25).

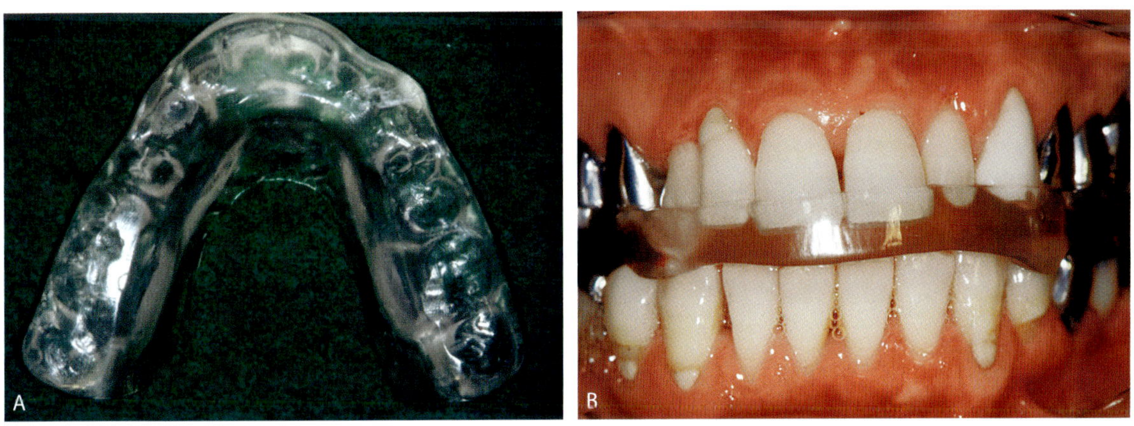

그림 8-25 교합장치(occlusal splint)

10 재평가

치주기본치료 후에 치주조직 검사를 실시하고 그 상태를 치료 전의 검사결과와 비교함으로써 치료효과 및 치주조직의 반응성을 알 수 있으며, 환자의 협력 정도도 알 수 있다. 이들 결과를 토대로 치료계획을 재검토하여 치주기본치료를 다시 실시하는 경우도 있고 또한 필요에 따라 치주외과치료를 실시하는 경우도 있다. 병태가 안정되었다고 판단된 경우에는 유지관리에 들어간다.

치주기본치료 중에서 치과위생사가 직접 관여하는 분야는 환자교육, 치면세균막 조절, SRP 등을 들 수 있으며, 이것은 치주치료에서 중요한 의미를 가지고 있기 때문에 치주기본치료에서 치과위생사가 담당하는 역할은 매우 크다고 할 수 있다.

Chapter 09

응급 치주치료

학습목표

1. 치주농양의 응급치료법을 설명할 수 있다.
2. 급성 괴사성 궤양성 치은염의 응급치료법을 설명할 수 있다.
3. 급성 포진성 치은구내염의 응급치료법을 설명할 수 있다.
4. 치관주위염의 응급치료법을 설명할 수 있다.

치과에서 발생하는 응급 상황은 대부분 급성 질환에 의해 갑자기 증상이 나타나며 통증이 수반되고 정상적인 기능이 저해되어 즉각적인 치료가 필요하다. 치과 의료진은 환자의 의과병력과 치과병력을 잘 파악하여 이러한 응급 상황에 철저히 대비해야 한다.

1 치주농양(Periodontal abscess)

치주농양은 세균감염에 의해 치주조직 내에 농(고름)이 축적된 상태를 말한다. 감염부위 주변으로 염증세포들이 침윤되면서 치은 및 결합조직이 파괴되고, 변성된 세균성 조직들은 피막화되어 고름을 형성한다. 통증, 부종 및 불편감 등이 나타날 수 있다.

1) 증상

(1) 급성 치주농양(Acute periodontal abscess) (그림 9-1)

이물질로 인해 치주낭 입구가 차단되어 만성 치주염의 염증성 부산물 및 치은열구액이 정상적으로 배출되지 않는 경우에 발생한다. 이때 심한 염증반응이 일어나는데, 치은열구나 누공을 통해 농이 배출되면 증상이 완화될 수 있다. 이환된 치아는 대부분 타진에 민감하며, 치아가 정출된 것 같은 느낌이 들며 통증이 발생한다. 때로 치은이나 점막에 윤이 나며 붉고 융기된 둥근 덩어리가 형성되며, 손으로 누르면 농이 나올 수 있다. 전신증상으로 발열 및 국소림프절 비대가 나타날 수 있다.

(2) 만성 치주농양(Chronic periodontal abscess) (그림 9-2)

급성 치주농양과 증상이 비슷하며, 병원성 세균의 과도한 증식으로 인한 화농이 특징이다. 병소부위의 치은은 부종과 발적을 나타내며 치주낭이나 누공 및 배농로를 통해 외부로 농이 배출되기 때문에 보통 통증이 없다. 이전에 종종 급성 감염에 의한 통증이나 부종을 경험한 적이 있는 경우에 발생한다.

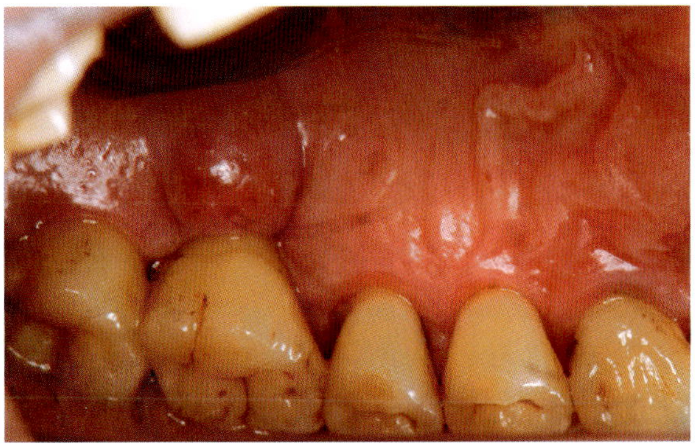

그림 9-1 급성 치주농양

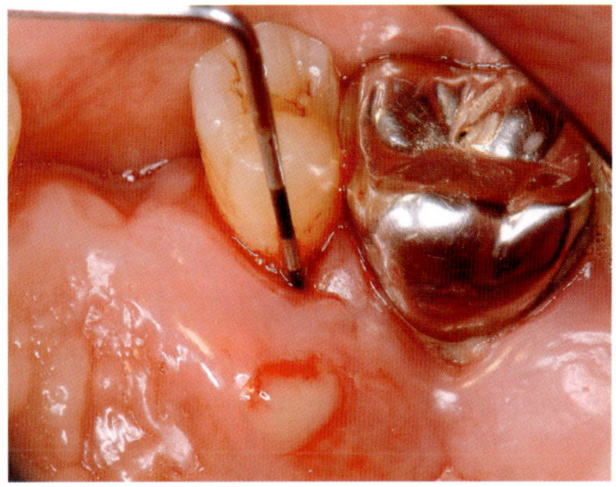

그림 9-2 만성 치주농양

2) 치료

치료 전에 감별진단을 통해 치근단 농양을 배제하는 것이 중요하다. 감염확산 방지 및 통증 경감을 위해 즉시 치료해야 하며, 주된 치료방법은 배농과 항생제 사용이다. 치주농양의 치료는 두 단계로 이루어진다. 첫 번째 단계는 배농을 통해 급성 증상을 조절하는 것이며, 배농 후 모든 원인 인자를 제거하고 치은연하 세척을 통해 배농을 확인한다. 술후, 휴식과 충분한 수분섭취, 미지근한 식염수 세척을 하고, 전신적 이환이 의심될 경우에는 항생제(주로 tetracycline)를 처방한다. 일반적으로 24시간 내로 증상이 호전되고 부종이 가라앉는다. 만약 증상이 지속되면 약을 추가로 복용하게 하고 다음 날 다시 내원하게 한다. 급성 증상이 완화되면 두 번째 단계의 치료가 진행되는데, 만성으로 이행되는 것을 방지하기 위해 치주낭 제거 및 잔류 치주 병소 치료를 시행한다. 배농은 치주낭 또는 절개를 통해서 시행하는데, 치주낭을 통해서 하는 것이 더 바람직하다.

(1) 치주낭을 통한 배농 (그림 9-3A)

마취하에 치석제거 및 치근활택술을 시행하고, 치주탐침이나 큐렛을 이용해 초기 배농을 시행한다. 그 다음에 육아조직의 제거를 위해 소파술을 시행한다.

(2) 절개를 통한 배농 (그림 9-3B)

농양을 거즈로 격리시킨 후 도포마취를 한다. 가장 파동성 있는 부분 또는 누공 부위에 수직절개를 가한 다음 조심스럽게 육아조직과 잔사조직을 긁어낸다. 혈액과 농을 배출시키고 따뜻한 식염수로 씻어낸다.

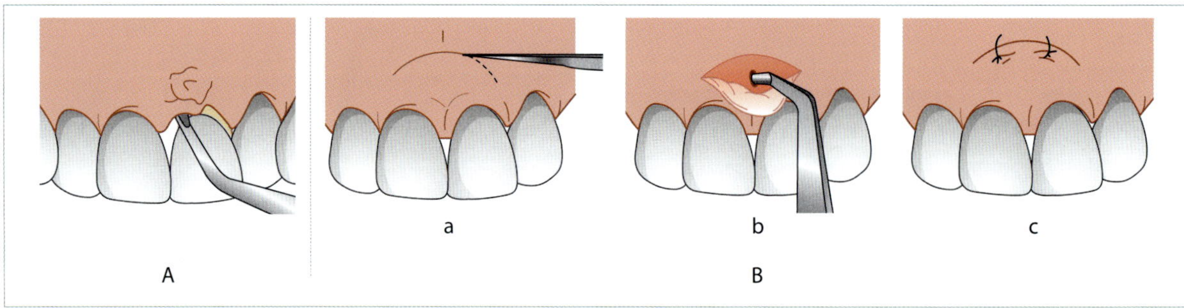

그림 9-3 배농(drainage)

A : 치주낭을 통한 배농 B : 절개를 통한 배농[a. 치은연을 포함시키지 않고 농양부의 상단부를 절개한다. b. 판막형성 후 소파술을 실시한다. 농양의 개구부(orifice)도 윤상으로 절개하고 소파한다. c. 판막을 제자리로 돌려놓고 봉합한 후 치주포대를 부착하고 1주일 후 봉합사를 제거한다.]

2 치관주위염(Pericoronal abscess, Pericoronitis)

치관주위염은 완전 또는 부분맹출된 치아에서 치관을 부분적으로 덮고 있는 치은조직 아래쪽에 음식물 잔사 및 세균 등이 침착되어 치관 주변 조직에 염증이 발생된 상태로, 하악 제3대구치에서 호발한다.

1) 증상

급성 치관주위염의 증상은 치은부 발적, 종창 및 극심한 통증이다. 악취를 호소하는 경우도 있으며, 귀나 목, 구강저의 쏘는 듯한 통증, 고열, 림프선염 및 개구장애를 동반할 수 있다. 감염이 구강 인후부 및 혀 기저부 등 주변부로 전파되어 합병증이 유발될 수 있는데, 봉와직염, 루드비히 앙기나(Ludwig's angina)가 발생할 수 있다.

2) 치료

치료법은 병소 부위의 크기, 염증의 심도 및 전신적 합병증 상태에 따라 달라진다. 초기치료는 통증을 감소시키는 증상 완화에 목적을 둔다. 병소 부위에 국소마취를 시행하고, 미지근한 식염수나 묽은 과산화수소수로 세척하며 음식물잔사 및 세균을 제거한다. 필요하면 큐렛이나 초음파 치석제거기로 침착물들을 제거해주는 것도 효과적이다. 그러나 치료 초기에 기구로 조직을 과도하게 조작하거나 제거하는 술식은 지양한다. 휴식 및 충분한 수분섭취를 하게 하고, 열이나 전신증상이 있을 경우에는 항생제를 처방한다. 상태가 호전되더라도 다음 날 내원하도록 해야 한다. 급성 증상이 소실된 후에는 발치를 해야 하는지 또는 치아보존을 위한 외과수술이 필요한지에 대해 평가해야 한다(그림 9-4).

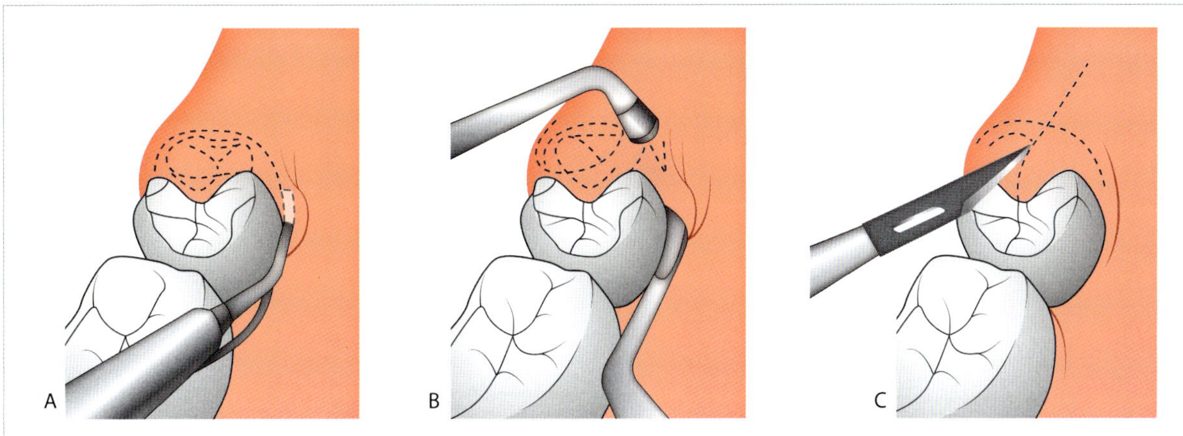

그림 9-4 **치관주위염의 치료**

A : 시술 부위의 조직잔사 제거 B : 온수 세정과 소파술 C : 전후방 절개

3 급성 포진성 치은구내염(Acute herpetic gingivostomatitis)

급성 포진성 치은구내염(그림 9-5)은 전염성 질환으로, 단순포진바이러스(herpes simplex virus, HSV I & HSV II)의 일차감염에 의한 구강 내 증상이며 주로 영아와 어린이에게서 호발한다. 감염된 환자들은 HSV 보균자로서, HSV가 일차감염 후 신경절에 잠복해 있다가 활동성을 띠게 되면 포진성 구순염(herpes labialis)의 형태로 재발한다.

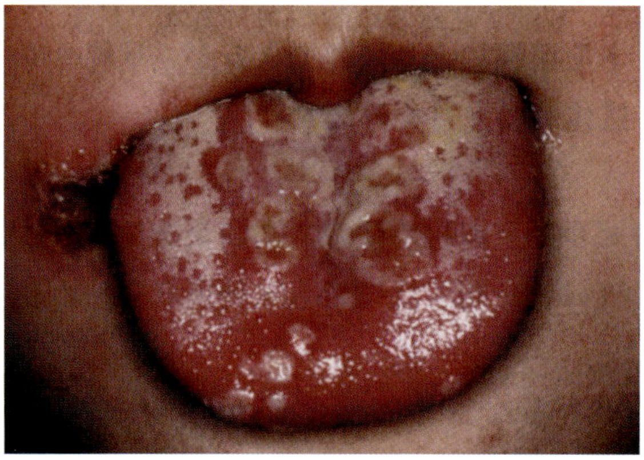

그림 9-5 급성 포진성 치은구내염

1) 증상

급성 포진성 치은구내염은 단순포진바이러스(HSV)에 의한 감염으로 발생하며, 1~2주 정도 지속된다.

증상은 수포형성으로 시작되며, 전구증상이 있다.

수포 발생 전 1~2일 동안 발열, 두통, 구강통증, 림프절증 및 전신무력감이 나타나며, 이후 치은이나 순 · 협측점막, 연구개, 인후, 설측점막, 혀 등 구강 전체에 노란색의 작은 구형 수포들이 나타난다. 이들 수포는 약 24시간 후 파열되기 시작하면서 노란-회색의 궤양을 만들며 심한 통증을 수반하고, 궤양 주변은 반짝이면서 붉게 변한다. 내원 시 수포들은 이미 파열되어 관찰하기 어려우나 치은과 구강점막 전체에 걸쳐 반짝이는 방산형 발적, 치은출혈 등의 급성 치은염 증상이 나타나며, 극심한 통증으로 음식이나 음료 섭취가 어려워진다.

2) 치료

급성 포진성 치은구내염은 7~10일 후면 자연 치유되므로, 증상이 소실될 때까지 보존적 치료를 하면서 환자의 불편감을 줄여주는 데 목적을 둔다. 치면세균막이나 치석 제거와 같은 간단한 비외과적 치료만 시행하고, 그 외의 치주치료들은 급성 증상이 소실될 때까지 연기한다. 환자에게는 적절한 식사 및 금주, 구강위생을 유지하도록 하고 충분한 휴식을 취하게 한다. 필요 시 도포마취제(통증경감, 예 : 자일로케인), 해열제(발열억제, 예 : 아세트아미노펜) 및 항바이러스제(감염기간 단축, 예 : 아시클로버)를 사용하며, 코르티코스테로이드(corticosteroid)는 사용하면 안 된다.

4 괴사성 궤양성 치은염(Necrotizing ulcerative gingivitis)

괴사성 궤양성 치은염(그림 9-6)은 일반적으로 20~30대 사이에서 빈발하는 질환으로 빈센트 감염(Vincent's infection)이라고도 한다. 심한 스트레스 상태에 있는 젊은 환자나 면역력이 저하되어 있는 환자에게서 발생하는 기회감염으로, 구강 내 세균 구성에서 나선균과 그람음성균이 우위인 경우에 발생하며 전염성은 없다. 그러나 이들 세균들이 조직 내로 침투하여 병소의 외형을 이루는 특징적인 위막을 형성한다. 염증이 심하여 지지조직의 파괴가 동반되는 경우에는 급성 괴사성 궤양성 치주염(acute necrotizing ulcerative periodontitis, ANUP)이라고 한다.

1) 증상

괴사성 궤양성 치은염은 구취나 치은 형태 등 다른 급성 병소와 구별되는 임상적 특징이 있다. 치은은 붉게 발적되고, 치간유두는 급속한 궤양 및 괴사로 분화구(punched out) 형태를 나타내며, 치은 표면의 궤양들은 죽은 세균과 괴사된 조직들로 구성된 회색 위막으로 덮인다.

병소는 특정 부분에 발생할 수도 있고, 구강 전체에 걸쳐 발생할 수도 있다. 환자들은 심한 구취와 통증을 호소한다.

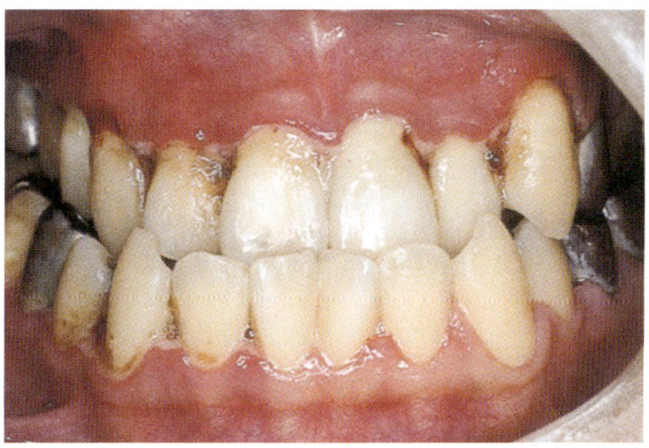

그림 9-6 괴사성 궤양성 치은염

2) 치료

괴사성 궤양성 치은염 및 치주염의 치료는 ①통증 경감, ②급속 염증 완화, ③발열이나 무력감 등의 전신 증상 완화, ④발병원인 제거를 목적으로 접근해야 한다. 질환의 원인인 세균을 제거하되, 환자가 견딜 수 있는 범위 내에서 단계를 나누어 점진적으로 시행한다. 일차 내원 시에는 환자가 불편감을 호소하지 않는 범위 내에서 치은연상부 치면세균막 및 치석 제거를 시행하고, 과산화수소를 묻힌 면봉으로 일부 괴사된 조직 및 위막을 제거한다. 통증이 극심하므로 제한된 조직제거만 시행한다. 단, 급성인 경우에는 치은연하 치석제거나 치근활택술은 감염을 심부로 이행시켜 균혈증을 야기할 수 있으므로 금기이며, 필요하면 진통제 및 항생제를 처방한다. 환자에게 과산화수소수를 따뜻한 물로 희석(1 : 4)하여 2시간마다 양치하게 하고, 술, 담배나 자극성 음식물의 섭취 금지, 비타민(B 및 C) 섭취, 충분한 휴식을 취하게 하며 적절한 구강위생관리 방법 등을 교육한다.

이후 1~2일 간격으로 내원시키고 환자의 상태를 평가하면서 점진적으로 치은연하 치면세균막 및 치석을 제거한다. 응급치료가 끝난 후에는 치주평가를 시행하고 치주수술이 필요하다면 증상 소실 이후에 시행한다.

Chapter 10

외과적 치주치료

학습목표

1. 외과적 치주치료의 목적을 설명할 수 있다.
2. 치주외과술식을 구분할 수 있다.
3. 치주외과술식의 특징을 설명할 수 있다.
4. 치은연하소파술의 특징을 설명할 수 있다.
5. 치은절제술의 적응증과 금기증을 설명할 수 있다.
6. 치은절제술의 기본술식을 설명할 수 있다.
7. 비변위판막술의 특징을 설명할 수 있다.
8. 비변위판막술의 기본술식을 설명할 수 있다.
9. 치은-치조점막술을 분류할 수 있다.
10. 조직유도재생술의 특징을 설명할 수 있다.
11. 소대절제술의 특징을 설명할 수 있다.
12. 치근이개부 병변의 치료법을 분류할 수 있다.
13. 치주수술 후의 주의사항을 설명할 수 있다.
14. 치주치료 후 치유과정을 설명할 수 있다.

1 외과적 치주치료의 목적

치주기본치료에 의해 초진 시에 나타났던 치은 염증은 경감되고 치주낭은 얕아졌지만 골결손을 동반하는 깊은 치주낭 내의 치면세균막을 완전히 조절하는 것은 어려운 일로 치석제거 · 치근활택(SRP) 시 기구의 도달성에도 한계가 있다. 따라서 치주외과치료는 치주염의 진행에 따라 깊은 치주낭이나 골결손이 존재하여 구강위생지도나 SRP 등의 치주기본치료만으로는 개선이 불량한 증례에 대해서 치주조직의 형태개선, 나아가 치주질환의 진행방지와 파괴된 치주조직의 재생을 목적으로 실시한다.

또한 치주기본치료에서의 치주낭 내 SRP는 손짐작으로 실시되기 때문에 치근면이나 치근분지의 형태, 골연하결손의 형태에 따라 치석의 잔존부위나 치근활택의 불완전한 부위가 존재한다고 생각할 수 있다. 따라서 치은판을 박리시키고 육아조직을 제거한 후 육안으로 직접 관찰하면서 SRP를 실시하는 것도 치주외과치료의 커다란 목적의 하나이다.

그 외에 우식의 진행에 따라 수복처리나 보철치료 전에 생물학적 폭경을 외과적으로 재현할 필요가 있는 증례(치은연하, 골연하 우식 등), 구강위생을 충분히 실시할 수 없는 증례(부착치은의 상실, 구강전정의 협소 등)에 대해서 치주조직의 형태개선을 목적으로 시행한다.

최근에는 조직재생유도(guided tissue regeneration, GTR)법이나 에나멜매트릭스 단백질(엠도게인®겔)을 사용한 재생요법이 치주조직의 재생을 목적으로 시행되는 경우가 많다. 또한 심미성의 개선을 목적으로 한 치주외과치료도 시행된다.

외과적 치주치료의 목적 및 적응증을 정리하면 다음과 같다.

① 치주기본치료만으로는 개선하기 어려운 깊은 치주낭 및 골결손의 제거
② 치주기구 도달이 어려운 부위의 치석 및 치주낭 제거를 직접 육안으로 관찰하면서 시행
③ 구강위생을 어렵게 하는 치은, 치조골, 소대, 구강점막의 형태이상 개선
④ 상실된 치주조직(치조골, 치주인대, 백악질, 치은)의 재생
⑤ 치은퇴축, 치은증식이나 비대로 인한 심미불량의 개선
⑥ 적절한 수복처리 및 보철치료를 실시하기 위한 치주조직의 형태수정

이들에 대한 임상적인 성공 여부는 임상 부착수준의 안정 및 향상, 염증(탐침 시 출혈 등)의 최소화, 탐침 깊이의 감소 등으로 측정된다.

단, 치주수술에 대해서 동의를 얻을 수 없는 경우나 다음과 같은 상태에서는 치주수술이 금지되거나 적어도 연기되어야 한다.

① 혈액질환(혈소판감소증, 혈우병 등) 환자 및 항응고제(와파린 등) 복용자 등, 과도한 출혈과 출혈 조절이 어려울 것으로 예상되는 환자 : 출혈 조절 가능 시에 치료 가능

② 호중구감소증 및 백혈병 등 감염에 대한 저항력이 떨어져 있는 환자 : 전신질환 치료가 우선
③ 임신 환자 : 임신 중에는 기본적으로 외과치료를 하지 않음
④ 중증 심장질환 등 조절 불가능한 전신질환이 있는 환자 : 담당의에게 확인하여 꼭 필요한 경우에만 시행
⑤ 치주수술을 견디어 낼 수 없는 환자(유아, 노인, 장애인 등)
⑥ 예후가 불량한 치아의 치료
⑦ 치면세균막 조절이나 치주 유지 약속에 비협조적인 환자 : 동기 부여 및 교육을 통해 협조 유도 후 시행
⑧ 전치부 등 수술 후 치은퇴축 등 심미적 결과에 대한 우려가 큰 환자

2 치주수술에 따른 치유형태

치주조직 치유의 특징은 치유부위에 치은(상피 또는 결합조직), 백악질, 상아질, 치주인대, 치조골 등 복수의 조직이 존재하여 각 조직의 치유속도 및 치유형태가 다르다는 점이다(그림 10-1). 또한 창상치유 장소가 치주낭에 근접해 있기 때문에 창상치유 과정이 치주병원세균이나 그 생산물에 영향을 받기 쉽다.

치주치료 후 발생할 수 있는 치주조직의 네 가지 치유반응은 다음과 같다.

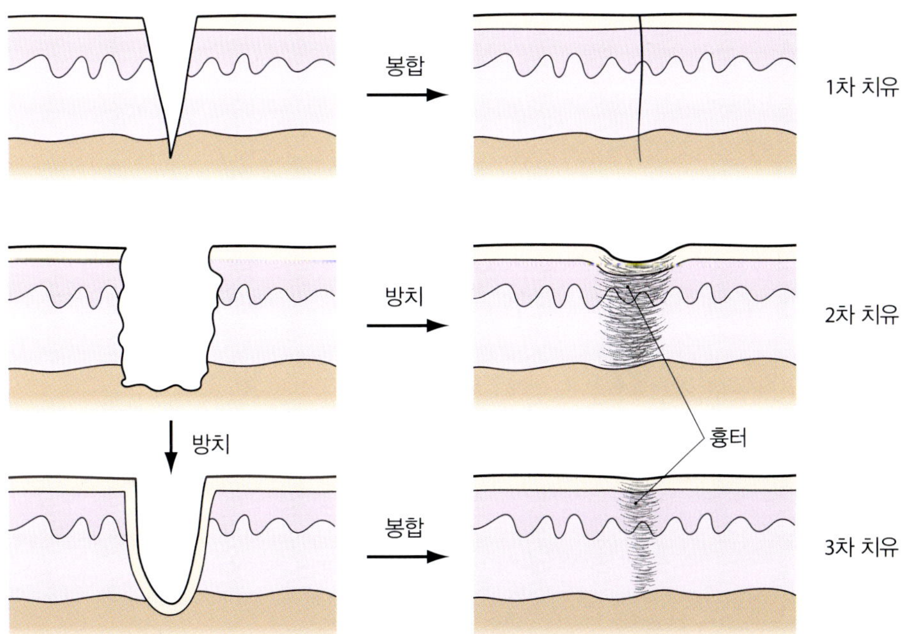

그림 10-1 창상치유의 형태

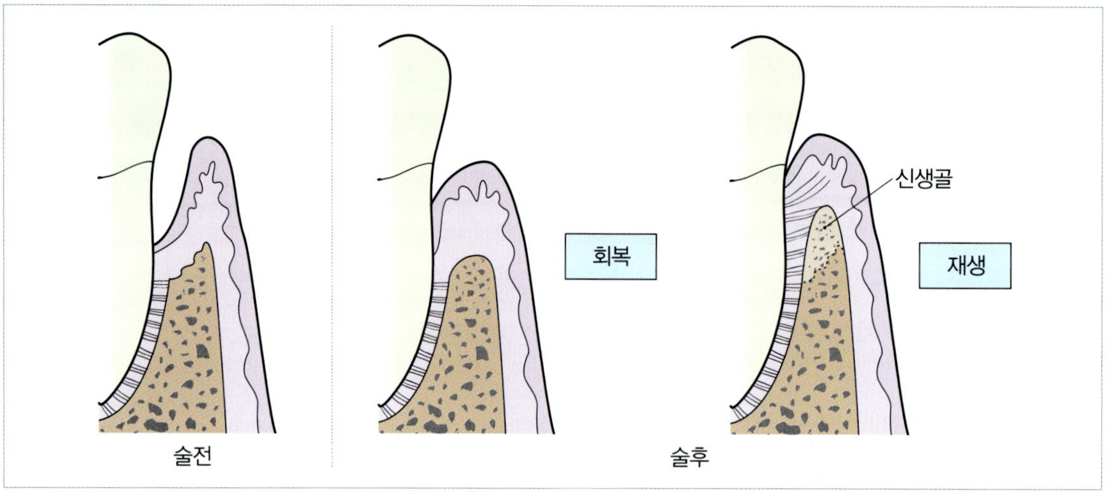

그림 10-2 회복(repair)과 재생(regeneration)

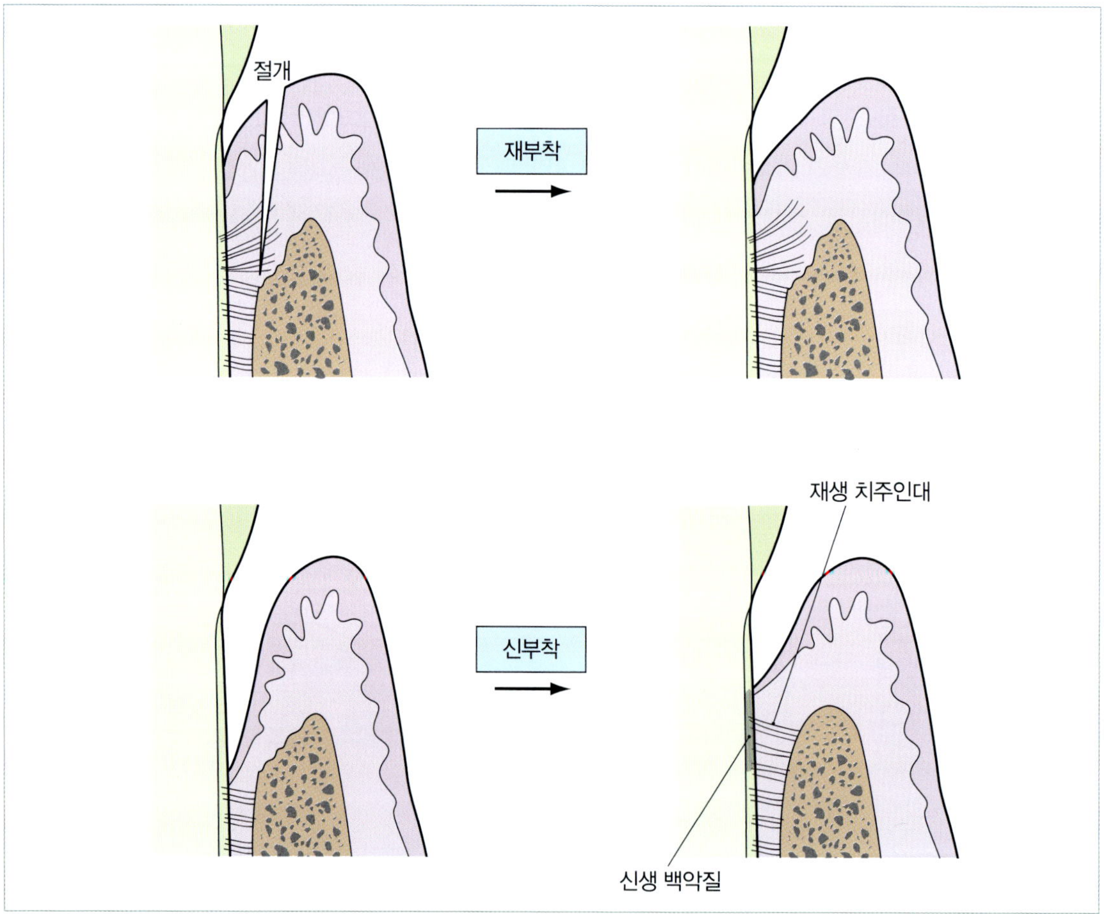

그림 10-3 재부착(reattachment)과 신부착(new attachment)

(1) 회복(Repair) (그림 10-2)

치주조직의 구조가 완전히 회복되지 않은 상태로 치유되는 형태이다. 새로운 상피와 결합조직이 형성되긴 하나, 손상되기 전 원래의 조직으로 대체되지는 않으며, 치주수술 후 대개는 접합상피가 치근면을 따라 이주하여 생성된 긴 접합상피 부착을 형성한다(그림 10-4).

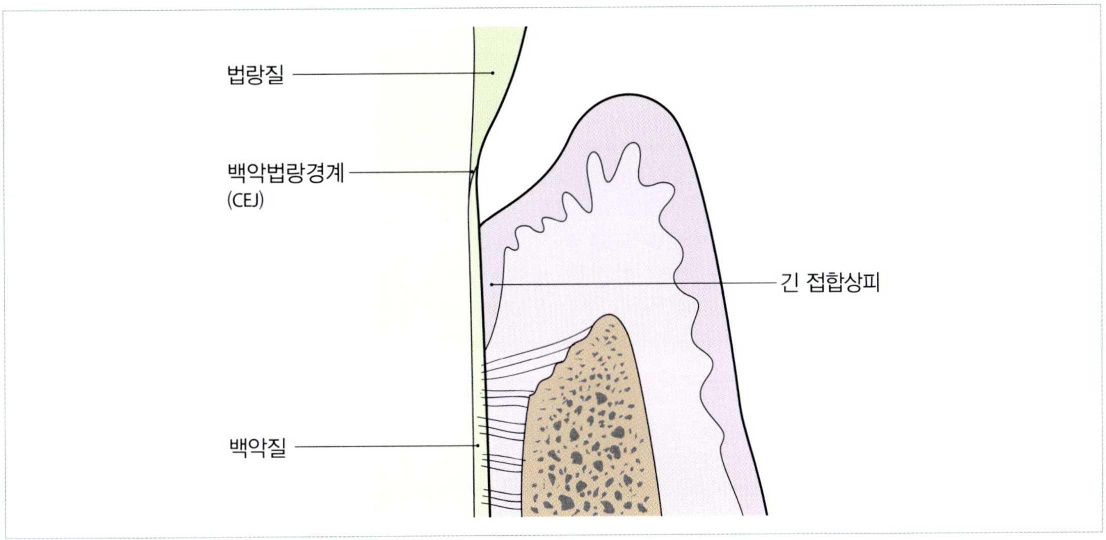

그림 10-4 긴 상피성 부착

(2) 재부착(Reattachment) (그림 10-3)

재부착이란 상피나 결합조직이 절개나 외상으로 인해 분리되기 전 원 부착기관에 재결합되는 것을 말한다.

(3) 신부착(New attachment) (그림 10-3)

신부착이란 치주인대가 존재하지 않는 치근면 위에 치주인대섬유가 매립된 백악질이 신생되어 새로운 결합조직성 부착이 형성되는 것을 말한다.

(4) 재생(Regeneration) (그림 10-2)

치주질환에 의해 파괴되었던 치주조직(치은, 백악질, 치주인대 및 치조골)이 새로운 조직으로 재형성되어 질환 이전의 상태로 복원되어 기능하는 것을 말한다. 이상적인 치료 결과로 여러 치주수술의 궁극적 목표이지만 늘 달성할 수 있는 것이 아니며, 오히려 부분적인 재생이나 신부착이 더 많이 일어난다.

치주조직의 결손이나 치은퇴축 양이 적어 수술 후의 재부착 또는 신부착을 기대할 수 있는 술식으로는 치은연하소파술, 신부착술 및 치주판막술(플랩수술)이 있다. 이들 수술 후의 창상치유 형태는 치근면을 따라 치은상피세포가 증식해서 침입한 긴 상피성 부착 형태인데 골결손부에 근접한 부위에서는 신생 백악질의 형성을 동반한 신부착이 일부 형성된다. 한편, 치주조직의 재생을 촉진하기 위한 치료법으로는 치근면 신부착 및 골결손부에 대한 골재생을 목적으로 하는 조직유도재생술 및 골유도재생술 등이 있다.

3 수술 전 준비

수술 전 준비로는 치주조직의 연성 및 경성 침전물 제거, 구강위생 자가관리 강화, 선택적 교합조정 등이 포함된다. 이들 초기 치료는 수술 전 염증을 감소시켜 수술 조직의 조작성을 높이고 치유를 촉진시키며, 나아가 수술 필요 여부를 결정하므로 중요하다. 이외에도 조절되지 않거나 불량하게 조절되는 모든 전신질환(당뇨 등)은 수술 전에 내과의와 상의하여 조절하도록 하고, 예후가 불량한 치아는 발치하며 우식성 병소는 최대한 수복하도록 한다. 근관치료가 필요하다면 치주수술 전에 시행하도록 하며, 흡연 환자에게는 금연 프로그램을 추천한다. 흡연은 염증반응에 변화를 유발하고 조직의 치유를 방해하기 때문이다.

1) 치주수술에 사용되는 기구 (그림 10-5)

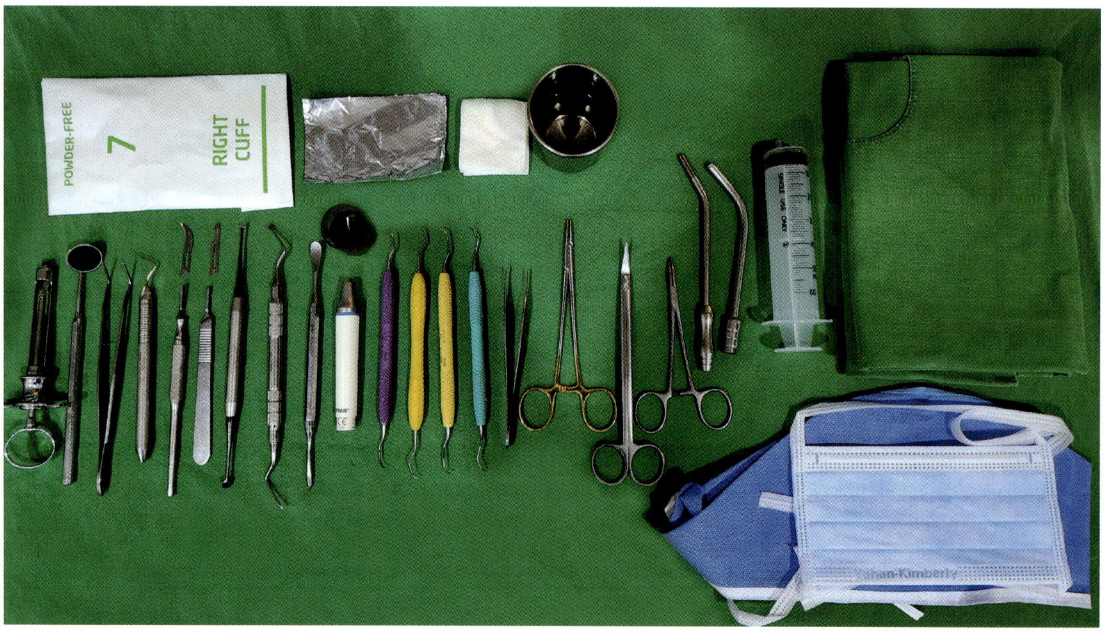

그림 10-5 치주수술기구

① 치경(Dental mirrors)

② 핀셋(Pincette, Cotton pliers)

③ 치주낭 측정기(Periodontal probe)

④ Blade holder & Blade #12, #15

⑤ Orban knife, Kirkland knife

⑥ Backaction chisel

⑦ 외과용 큐렛(Surgical curette)

⑧ 점막골막 박리자(Periosteal elevator)와 견인기(Tissue retractor)

⑨ 스케일러와 큐렛(Ultrasonic scaler, Gracey curette 전치부, 구치부)

⑩ 조직용 집게(Tissue forceps)

⑪ 조직용 가위(Tissue scissors)

⑫ 지침기(Needle holder)

⑬ 봉합용 가위(Suture scissors)

⑭ 지혈 겸자(Hemostat, Mosquito)

⑮ 국소마취용 주사기

⑯ 세정용 주사기(Irrigation syringe)와 생리 식염수(Physiologic saline)

⑰ 석션팁(Suction tip)

⑱ 거즈(Gauze)

⑲ 연마석(Sharpening stone)

⑳ Metal cup, 소독된 은박지, 덮개(공포, Draping), 수술용 장갑, 마스크, 수술용 모자

4 외과적 치주치료의 종류

외과적 치주치료는 그 목적이나 치료형태에 따라 몇 개의 범주로 나누어지며, 적절한 수술의 선택은 골소실이나 치은점막으로 이환되었는지의 여부를 보고 결정한다(표 10-1).

표 10-1 **외과적 치주치료의 내용**

① 치은연하소파술(periodontal curettage; 치주낭소파술)
② 절제형 신부착술(excisional new attachment procedure, ENAP)
③ 치은절제술(gingivectomy), 치은성형술(gingivoplasty)
④ 치주판막술(flap operation, flap surgery; 치은박리소파술)
- 비변위 판막술, 변형 위드만 판막술(modified Widman flap operation)
- 변위 판막술, 치은판 근단측 이동술(apically positioned flap operation)

⑤ 삭제형 골수술(osseous resective surgery)
- 치조골성형술(osteoplasty)
- 치조골절제술(ostectomy)

⑥ 치주성형술(periodontal plastic surgery)
- 유리치은이식술(free gingival soft tissue graft, FGG)
- 결합조직이식술(connective tissue graft, CTG), 상피하 결합조직이식술(subepithelial connective tissue graft, SCTG)
- 소대절제술(frenectomy)
- 구강전정성형술(vestibuloplasty)
- 치관측판막이동술(coronally positioned flap operation), 측방판막이동술(laterally positioned flap operation), 측유두판 측방이동술(double papillary positioned flap operation)

⑦ 임상치관연장술(clinical crown lengthening procedure)
⑧ 재생요법
- 조직재생유도(guided tissue regeneration, GTR)법

⑨ 치근이개부 병변 치료법
- 치근분리술(root separation)
- 치아절제술(hemisection)
- 치근절제술(root amputation)

1) 치은연하소파술(Periodontal curettage; 치주낭소파술, Subgingival curettage) (그림 10-6, 10-7)

큐렛을 이용해서 치주낭 상피와 염증성 상피하 결합조직의 일부를 제거하기 위한 비개방성 술식이다. 절개나 치은판 박리를 하지 않고 curette scaler만을 사용하기 때문에 치주낭 바닥부분의 염증조직이 남아 있을 가능성이 있다.

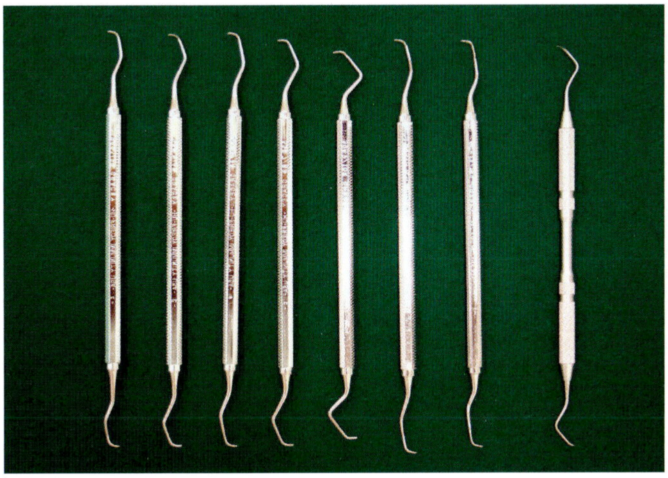

그림 10-6 치은연하소파술의 사용기구(큐렛 스케일러)

▶ 적응증과 금기증

적응증	금기증
• 3~5mm 정도의 골연상치주낭 • 치주낭이 깊어(6mm 이상) 플랩수술의 대상되지만 수술 전의 치주기본치료에서 치주조직의 염증을 가능한 경감시키고 싶은 경우 • 과거에 치주외과치료를 실시한 부위이지만 재평가 검사에서 일부에 깊은 치주낭이 나타난 경우	• 6mm 이상의 골연하치주낭 • 섬유성 치은비대증 • 치은이개부 병변이거나 복잡한 요철이나 열구가 존재하는 치근면

▶ 술식

① 수술부위를 소독 및 국소마취한다.

② 치근면을 SRP한다.

③ 치주낭 소파 : 예리한 curette scaler의 날부분을 치근면과는 반대방향을 향해, 치주낭 바닥부분에서 치은정 부분을 향해 소파를 실시한다. 이때 치은 위에서 손가락 바닥부분으로 가볍게 압박하면 소파가 쉬워진다.

④ 생리식염수로 치주낭 내를 세정한다.

⑤ 상처면을 압박해서 치주포대를 부착하는데, 봉합을 하는 경우도 있다.

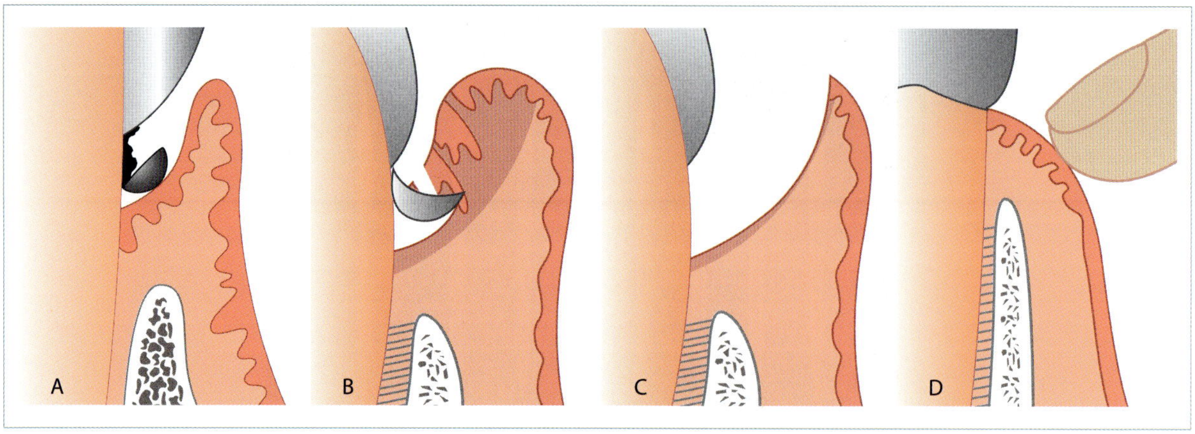

그림 10-7 **치은연하소파술(subgingival curettage)**

A : 치근면 SRP(치석 제거) B : 치주낭 소파(치주낭 상피 제거) C : 치주낭 소파(접합상피 및 육아조직의 제거) D : 치은접합 및 지혈

2) 절제형 신부착술(Excisional new attachment procedure, ENAP) (그림 10-8, 10-9)

큐렛 대신 수술칼을 이용하여 치주낭 상피를 제거하는 방법이다. 치면과 하부 결합조직 사이의 신부착을 도모하고자 하는 술식으로, 치주낭상피 및 염증성 상피하결합조직을 절제함으로써 신부착을 얻을 수 있다. 그러나 실제로는 대부분 긴 상피성 부착에 의한 치유과정을 거친다.

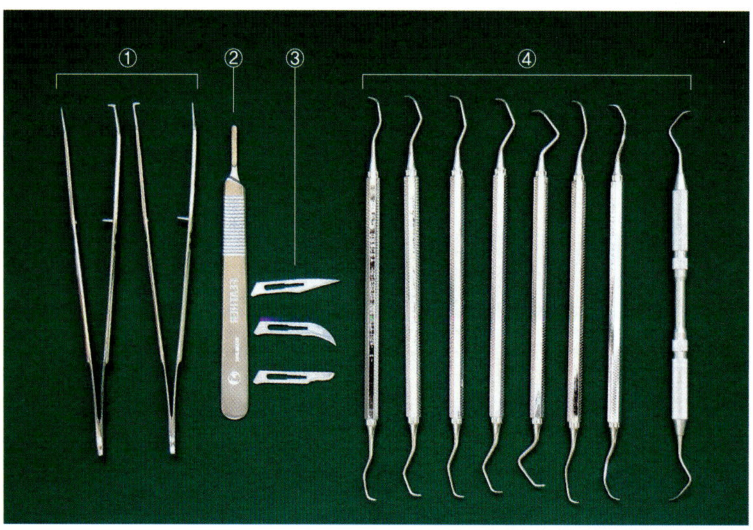

그림 10-8 **신부착술의 사용기구**

① 치주낭표시자 ② 블레이드홀더 ③ 교체용 블레이드(No. 11, No. 12, No.15) ④ 큐렛 스케일러

▶ 적응증과 금기증

적응증	금기증
• 3~5mm 정도의 골연상치주낭 • 심미성을 중시한 전치부	• 골연하치주낭 • 깊은 골결손을 동반한 치주낭

▶ 술식

① 수술부위를 소독 및 국소마취한다.

② 치주낭표시자를 이용해서 치주낭의 바닥 위치를 출혈점으로 표시한다.

③ 변연치은에서 치주낭 바닥부분을 향해 내사절개를 한다.

④ 절개한 상피 및 결합조직의 제거 : curette scaler로 절개된 치은판을 제거한다.

⑤ 치근면의 SRP를 실시한다.

⑥ 생리식염수로 치주낭 내를 세정한다.

⑦ 봉합(8자봉합을 실시하는 경우가 많다)

⑧ 치주포대 부착(지혈이 완전한 경우는 부착하지 않는 경우도 있다)

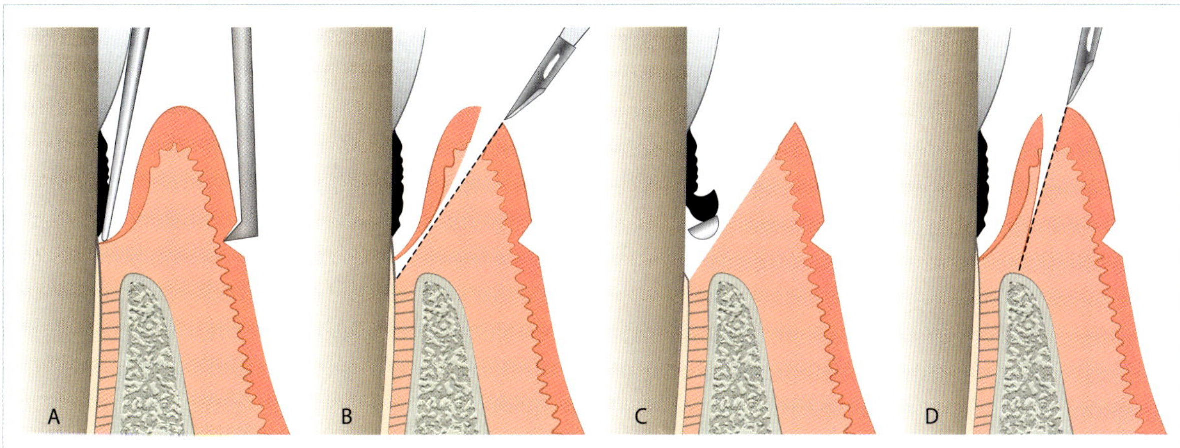

그림 10-9 **절제형 신부착술**

A : 치주낭 깊이 표시 B : 치주낭 상피벽 절개(내사절개) C : 절개 조직의 제거 및 치근면 SRP D : 치은 접합 및 지혈

3) 치은절제술(Gingivectomy) (그림 10-10, 10-11)

병적인 치은조직을 절제함으로써 치주낭을 제거하는 술식이다. 치은절제술에 이어서 치은성형을 시행하는데, 치은 형태를 더욱 생리적인 상태에 가깝게 성형하는 것을 목적으로 한다. 치은절제를 시행하기 전, 골연하낭의 존재 여부, 충분한 부착치은 확보 여부 및 치조골수술 필요 여부에 대한 평가가 필요하다.

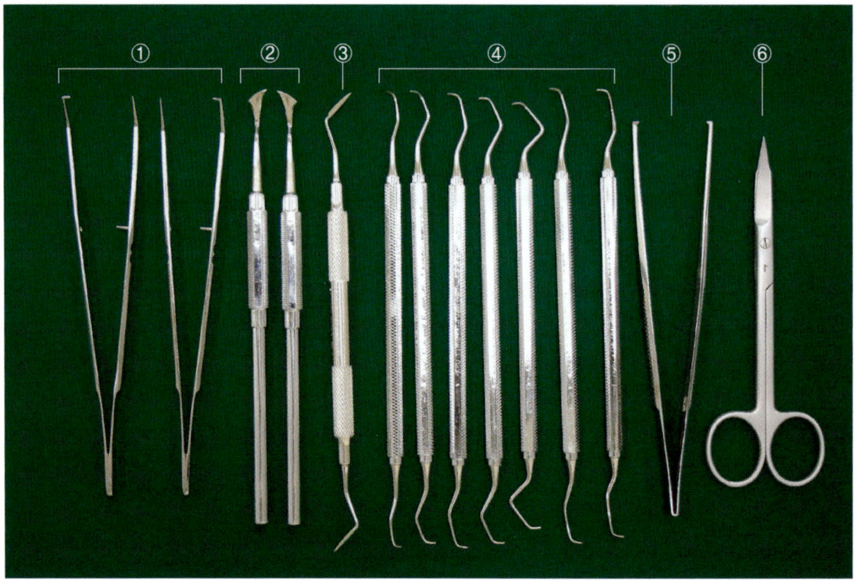

그림 10-10 **치은절제술의 사용기구**

① 치주낭표시자 ② 치주칼(kirkland knife) ③ 치주칼(orban knife) ④큐렛 스케일러 ⑤ 조직겸자 ⑥ 치은가위

▶ 적응증과 금기증

적응증	금기증
• 섬유성 치은비대증 • 골흡수가 없고 부착치은의 폭이 충분히 있는 경우 • 치은낭 또는 그에 준하는 골연상치주낭 • 치주낭 바닥부분이 치은치조점막경계를 초과하지 않은 경우 • 치관이 맹출되지 않은 치은	• 부착치은폭이 좁고 치은절제에 의해 부착치은이 상실된 경우 • 골연하치주낭 • 골의 형태수정을 필요로 하는 경우 • 치주낭 기저부의 위치가 근심과 원심에서 크게 다른 경우 • 전치부에서 수술 후의 치은퇴축에 의해 심미적인 문제가 발생한 경우

▶ 술식

① 수술영역의 소독 및 국소마취를 시행한다.

② 치주낭표시자를 이용해서 치주낭의 바닥 위치를 출혈점으로 표시한다.

③ 치면에 대해서 약 45°의 각도로 치주낭 바닥부분을 향해 외사절개를 한다.

④ 치은판을 제거하고 긁어낸 다음 치근면의 SRP를 실시한다.

⑤ 필요 시 치은성형을 한다.

⑥ 생리식염수로 세정하고 치주포대를 부착한다.

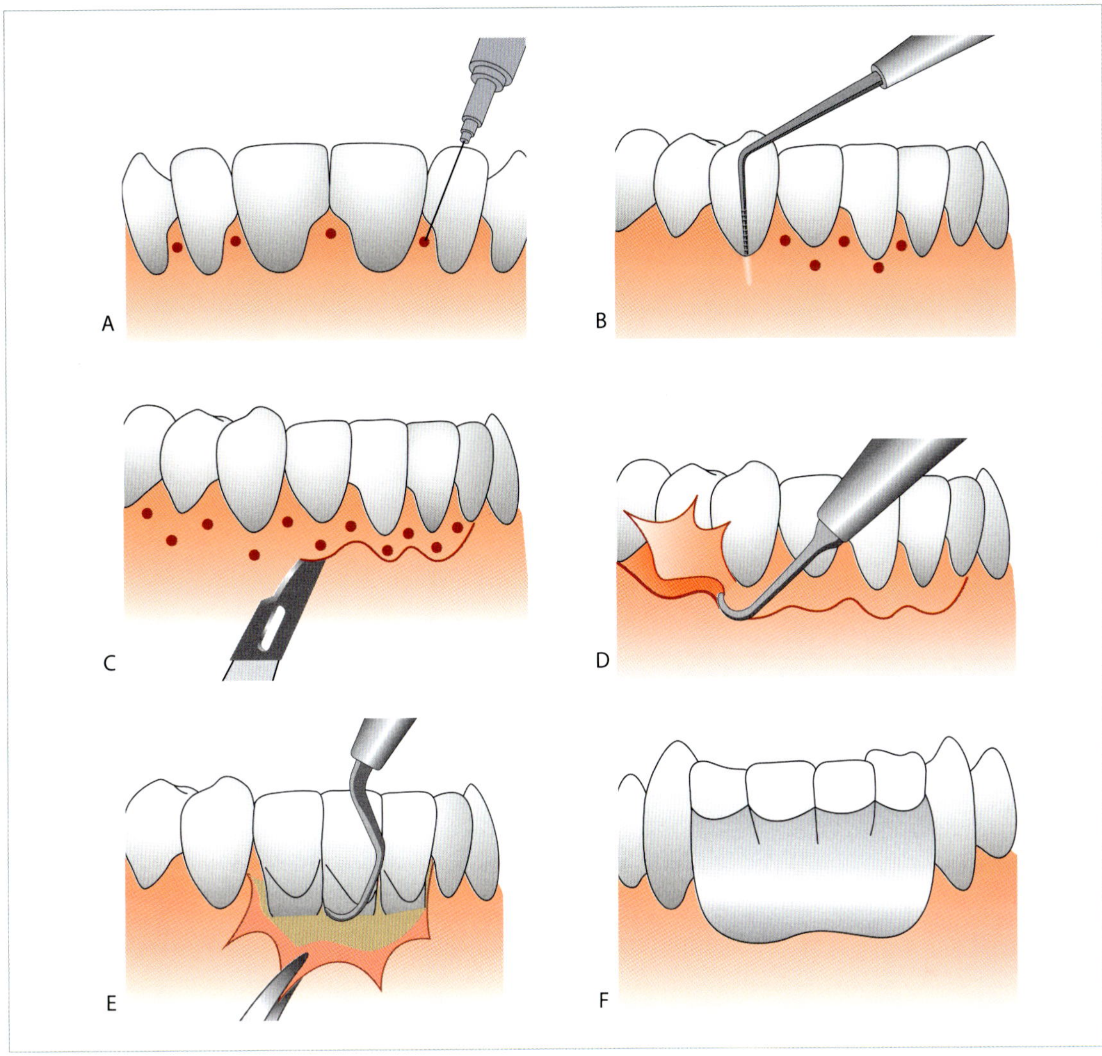

그림 10-11 치은절제술(gingivectomy)

A : 소독 및 국소마취 B : 치주낭바닥 표시 C : 외사절개 D : 치은판 제거 E : 치근면 SRP F : 치주포대

4) 치주판막술(Flap operation, Flap surgery, 치은박리소파술) (그림 10-12)

치주판막술은 깊은 곳의 치주낭 제거 및 치근면 활택, 치조골이나 치은점막의 수정 및 파괴된 조직의 회복을 위해 시행하는 수술법이다. 치주판막은 치조골과 치근면에 대한 시야확보와 접근성을 증진시키기 위해 하부조직으로부터 분리해낸 치은과 치조점막의 조직편이다. 치주판막은 포함 조직량과 거상 후 치조골 노출 여부에 따라 전층판막과 분할층판막으로 구분된다. 전층판막은 치조골의 노출이 필요할 때 이용하며 분할층판막은 치조골 노출이 필요하지 않거나 열개, 천공이 있는 경우에 이용한다. 또한, 수술 후 판막의 위치가 변하지 않는 비변위 판막술, 판막의 위치가 변하는 변위 판막술로 구분된다.

치주판막술에서는 치은치조점막경계를 넘어 치은판을 박리해서 뒤집어, 환부를 직접 볼 수 있기 때문에 치주기본치료에서는 제거하지 못했던 심부의 치석을 제거하거나 치근활택술을 실시하고, 염증성 치주조직을 직접 보면서 제거할 수 있다. 이때 필요에 따라 절개선의 디자인을 변화시켜 치은길이의 조절, 치조골에 대한 처치, GTR법 등을 시행할 수 있다.

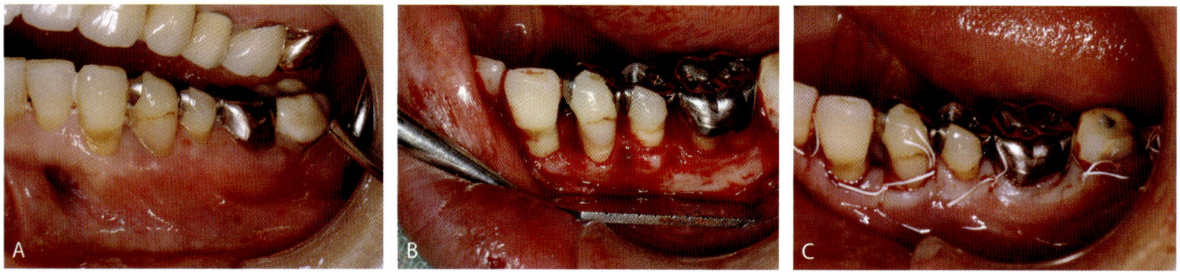

그림 10-12 **치주판막술**

A : 수술 전 협측 모습 B : 골성형 종료 후 C : 봉합 후

▶ 적응증과 금기증

적응증	금기증
• 치주기본치료 후에 6mm 이상의 치주낭이 잔존하고 치면에 기구의 도달이 어려운 경우 • 치조골의 형태수정이나 골이식이 필요한 경우 • 재생요법(GTR법, 엠도게인®겔)을 병용하는 경우	• 일반적인 치주수술 금기증에 준함

(1) 비변위 판막술, 변형 위드만 판막술(Modified Widman flap operation) (그림 10-13, 10-14)

1912년에 Newman이 발표하고 1916년에 Widman이 개량한 수술법을, 1974년에 Ramfjord와 Nissle이 개량해서 발표한 술식이다. 절개는 1차 절개(내사 절개), 2차 절개(치은열구내 절개), 3차 절개(수평 절개)로 이루어진다. 박리는 골정 2~3mm가 노출되는 정도로 하고 육아조직의 제거와 SRP를 실시하는데 골삭제는 치은판의 적합을 방해하는 것만 삭제하거나 또는 삭제하지 않고 치은판을 원위치로 되돌려 봉합한다. 치근면 노출을 가능한 한 막을 수 있어 심미적인 결과를 기대할 수 있는 술식이다.

▶ 술식

① 수술부분의 소독 및 국소마취

② **검사** : 마취 하에서 치주탐침기를 이용해서 수직적, 수평적 골연의 위치를 파악한다(bone sounding).

③ **1차 절개** : 치은연에서 0.5~1mm 떨어진 부위에서 내사면 절개를 하여 골면이 노출되도록 골막을 포함한 점막골막판(전층판)을 박리한다.

④ **2차 절개** : 치주낭 상피와 염증 및 육아조직을 제거하기 쉽도록 치주낭 기저부에서 치조골능까지 열구 내절개를 한다.

⑤ **3차 절개** : 치근에 부착된 연조직을 치조골에서 분리시키기 위해 판막을 젖힌 상태에서 치조골능을 따라 치근 쪽으로 수평절개를 한다.

⑥ 2차, 3차 절개를 통해 육아조직이 골면이나 치면에서 분리되어 제거하기 쉬워지는데 육아를 제거할 때는 큰 것부터 작은 것의 순서로 시행한다. 스케일러나 큐렛을 이용하여 절개된 조직을 제거하고 골내 결손부도 긁어낸다.

⑦ **치주판막 거상** : 골막박리자를 이용하여 치주판막을 젖힌다.

⑧ **치석제거 및 치근면활택**(Scaling and root planing, SRP) : 스케일러나 큐렛을 이용하여 노출된 치근면에 부착된 치석을 제거하고 치근면을 활택시킨다.

⑨ **골성형** : 보다 생리적인 형태를 얻기 위해 골성형을 실시하는데 골결손의 형태에 따라 자가골 이식, GTR법, 엠도게인 등의 재생요법을 시행한다.

⑩ **치은성형** : 치은의 치유형태를 예측해서 치은가위로 성형한다. 상처면을 생리식염수로 잘 닦고 상처 내에 남아 있는 이물질을 씻어내며 치은판을 원래의 위치로 되돌려 압박지혈을 한다.

⑪ **봉합** : 증례에 따라 봉합방법을 선택해서 시행한다.

⑫ **치주포대** : 봉합 후 지혈되었는지, 치조골과 치은판이 밀착되어 있는지를 확인한 다음 치주포대를 부착한다. 지혈이 완전한 경우는 치주포대를 부착하지 않는 경우도 있다.

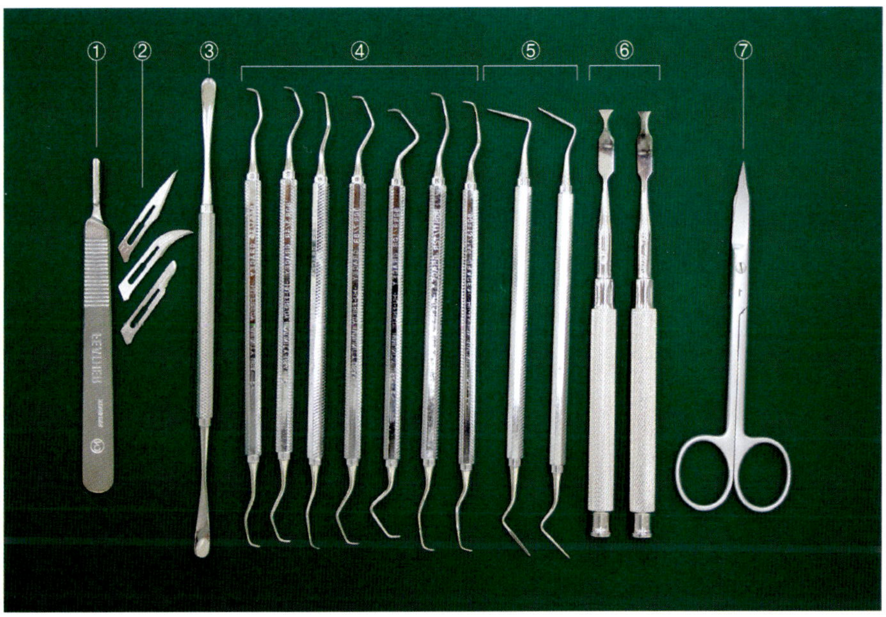

그림 10-13 **치주판막술의 사용기구**

① 블레이드홀더 ② 교체용 블레이드(No. 11, 12, 15) ③ 골막박리자 ④ 큐렛 스케일러 ⑤ 골파일 ⑥골치즐 ⑦ 치은가위

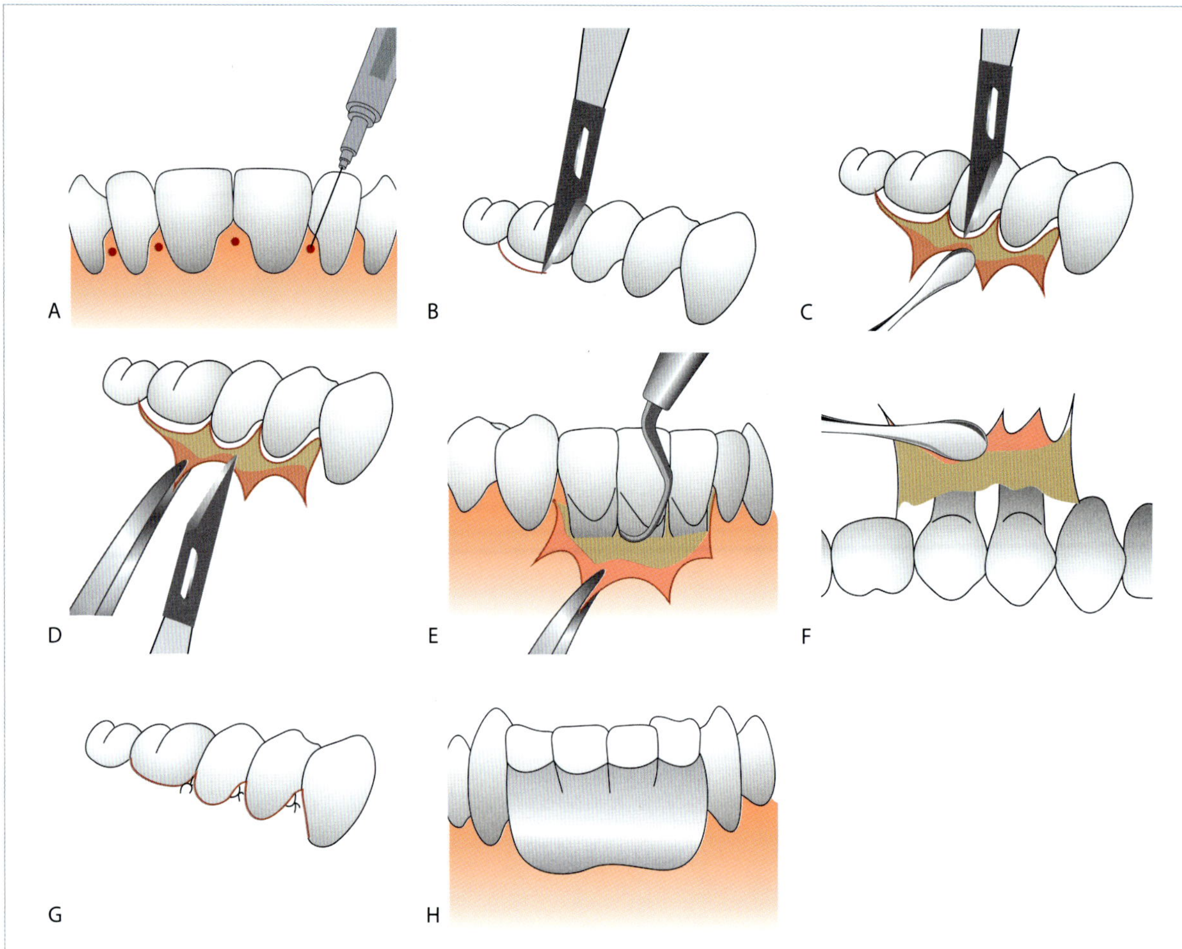

그림 10-14 **비변위 판막술(modified widman flap operation)**

A : 소독 및 국소마취 B : 1차 절개(치은변연 하방 0.5~1mm에서 내사절개) C : 치은판 박리(점막골막판막〈전층판막〉 형성), 2차 절개(열구내절개)
D : 3차 절개(수평절개) 및 육아조직 제거 E : 치근면 SRP F : 치조골 성형 G : 봉합 H : 치주포대

(2) 변위 판막술, 치은판 근단측 이동술(Apically positioned flap operation) (그림 10-15)

상피와 골막 사이의 결합조직을 절개함으로써 골막을 포함한 점막판(전층판막)을 형성한 다음, 치은치조점막경계를 넘어 세로절개를 하여 근첨 쪽으로 점막판을 이동시킨 후 골막봉합을 하는 술식이다.

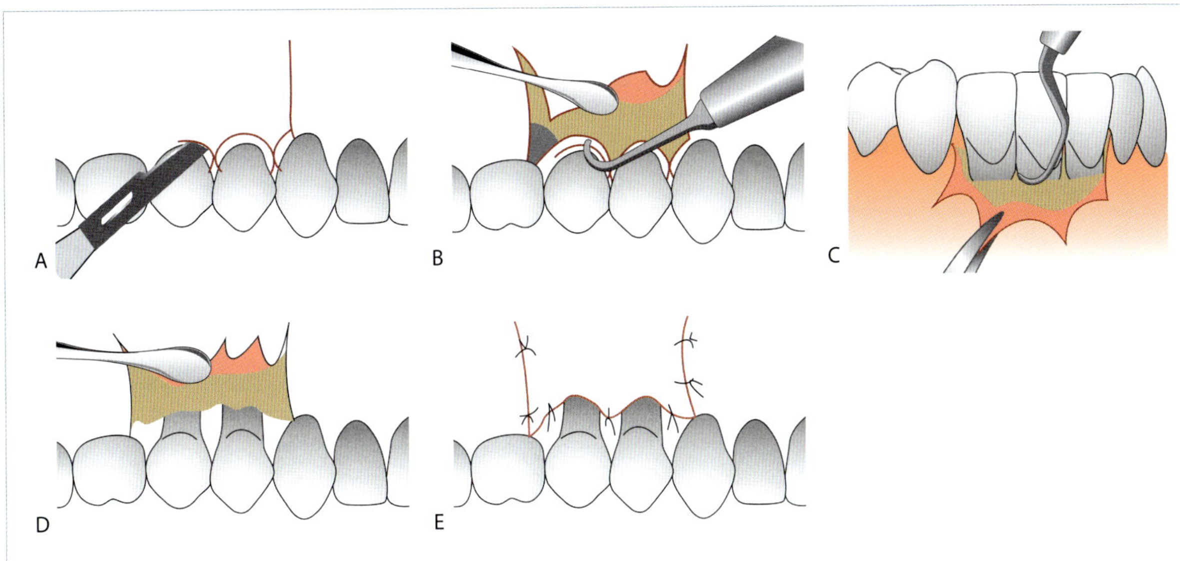

그림 10-15 **변위 판막술(apically positioned flap operation)**

A : 내사절개 B : 치은판박리(전층판막) 형성 C : 육아조직 제거 및 치근면 SRP D : 치조골 성형 E : 치은판 근단 이동 및 봉합

5) 삭제형 골수술(Osseous resective surgery)

변형된 치조골이 인접 골조직과 조화를 이루도록 치조골을 제거하는 수술을 말하며, 감염되었거나 괴사된 조직을 제거함으로써 치조골의 형태 복원을 목적으로 한다. 삭제형 골수술에는 치조골성형술(osteoplasty), 치조골절제술(ostectomy)이 있으나 대부분의 임상시술에서는 이 두 가지를 연결해서 사용하고 있다.

① 치조골성형술(osteoplasty)

골융기, 골돌출, 골변연의 비후, 치간골의 둔화 등이 나타난 경우 골 외형을 수정하거나 비지지골을 성형하는 술식이다.

② 치조골절제술(ostectomy)

치조골 조직의 형태이상을 수정하기 위해 치근골이나 치근간 지지골을 제거하는 술식이다. 치주낭을 제거하기 위해 치조골을 삭제하는 술식으로 종종 인접치의 지지골까지 삭제해야 하므로 골 결손부 수술 시에는 신중해야 한다.

6) 치주성형술(Periodontal plastic surgery; 치은치조점막성형술)

치주성형술은 치은의 형태, 위치 또는 치은량의 결손을 수정하기 위해 사용되는 치주 외과수술로 치은치조점막성형술(mucogingival surgery, MGS)이라고도 한다. 술식에는 몇 가지 종류가 있는데 각 증례에 맞는 술식을 선택한다.

▶ 적응증과 금기증

적응증	금기증
• 치은퇴축, 부착치은의 협소 • 소대의 부착이상 • 구강전정의 협소 • 보철치료의 전처치로 지대치나 구치 주위의 치주조직 안정화를 시도하고 싶은 증례	• 수술 부분의 골결손이 현저한 경우 • 치은퇴축 부분의 치간부치은 및 골 소실이 현저한 경우

(1) 유리치은이식술(Free gingival soft tissue graft, FGG) (그림 10-16, 10-17)

부착치은 양이 부적절한 이식 수여부로부터 떨어진 곳에서 치은점막을 채취해 이식하는 술식으로 공여부 조직으로 가장 많이 이용되는 부위는 구개부이다. 단, 치유과정에서 이식편 수축이 발생하므로 치근피개 목적보다는 부착치은 증가 목적으로 시행되는 경우에 예후가 더 좋다.

▶ 술식

① **수술부위의 소독 및 국소마취** : 이식부위와 이식편 채취부위(구개)를 동시에 마취한다.

② **이식부위(수여부) 형성** : 각화치은과 치조점막의 경계에서 수평절개를 하여 골막을 남긴 부분층판막으로 형성한다. 노출 치근면은 SRP를 실시한다.

③ **이식편 채취** : 이식편은 수여부와 같은 쪽의 구치부 구개점막이 많이 이용되며, 치경부에서 3mm 이상 떨어진 곳의 치은점막을 채취한다. 이식편이 0.5~1.0mm의 두께가 되도록 No.15의 일회용 blade 또는 kirkland knife 등으로 수여부의 크기 및 외형을 고려해서 절개한다.

④ **이식편 조정** : 이식편이 수여부에 적합하도록 이식편 내면의 두께 조정, 지방조직 제거, 마름질(trimming) 등을 실시한다.

⑤ **이식편 봉합** : 이식편의 적합을 확인한 다음 봉합을 실시한다. 골막봉합을 시행하며, 상단 및 좌우를 봉합하고 하단은 봉합하지 않는다. 마지막으로 치주포대를 부착한다.

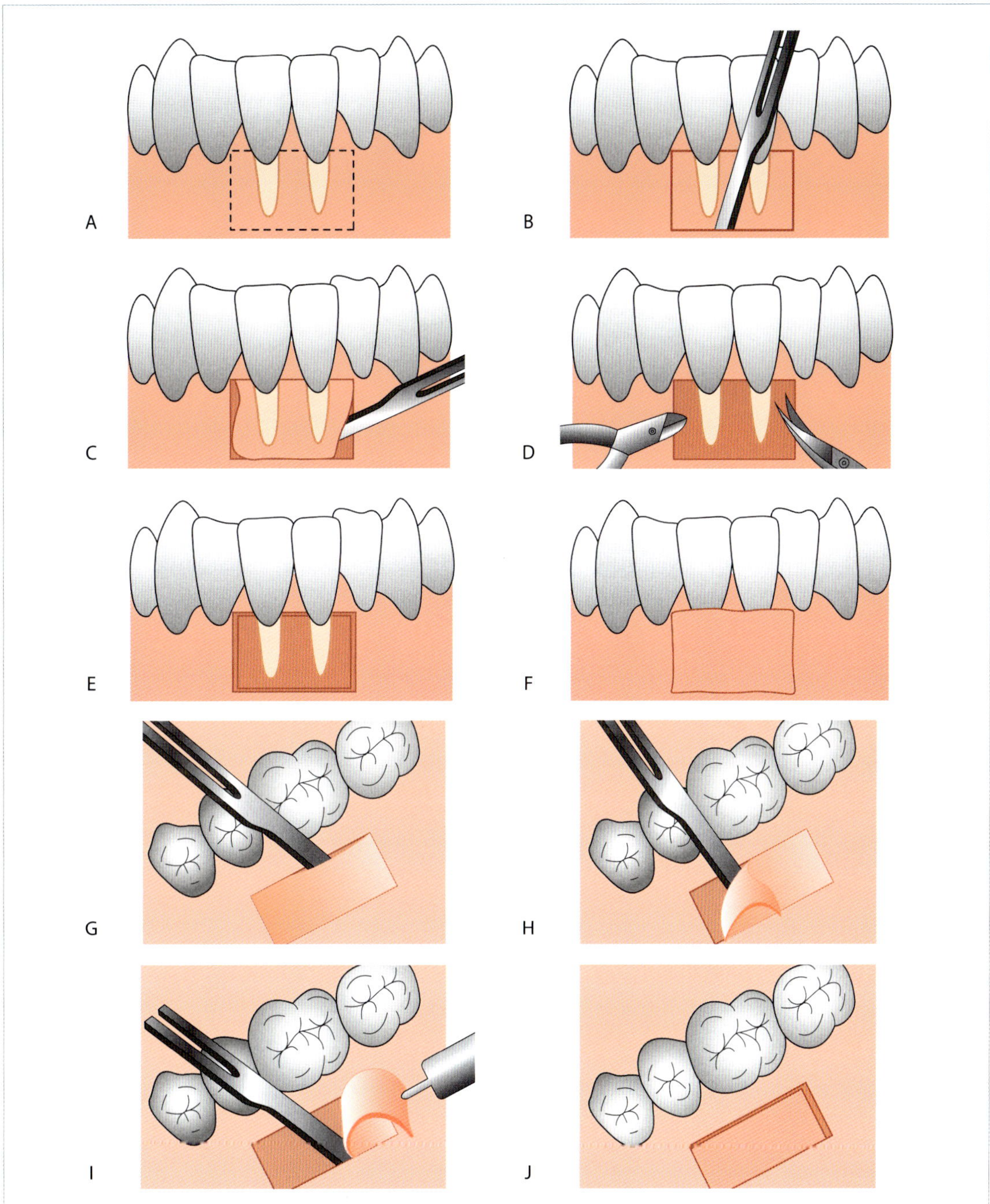

그림 10-16 **치은이식술(free gingival soft tissue graft, FGG)**

A: 시술할 부위의 절개선을 고안한다. B: No.15 외과용 수술칼로 고안된 절개선을 따라 절개한다.
C: No.15 외과용 수술칼을 이용하여 수여부로부터 조직을 제거한다.
D: 가위나 tissue ripper로 수여부에 남아 있는 여분의 연조직이나 근육섬유를 제거하고 치근을 활택시켜 준다.
E: 잘 형성된 수여부의 모습 F: 석박이나 왁스를 이용하여 이식편의 형판을 만든다.
G: 이식편의 형판을 구개부위에 위치시키고 외과용 수술칼로 절개한다.
H: 외과용 수술칼을 이용하여 구개부로부터 이식편을 분리시킨다.
I : 이식편을 분리시키는 모습 J: 이식편이 분리된 후의 공여부의 모습

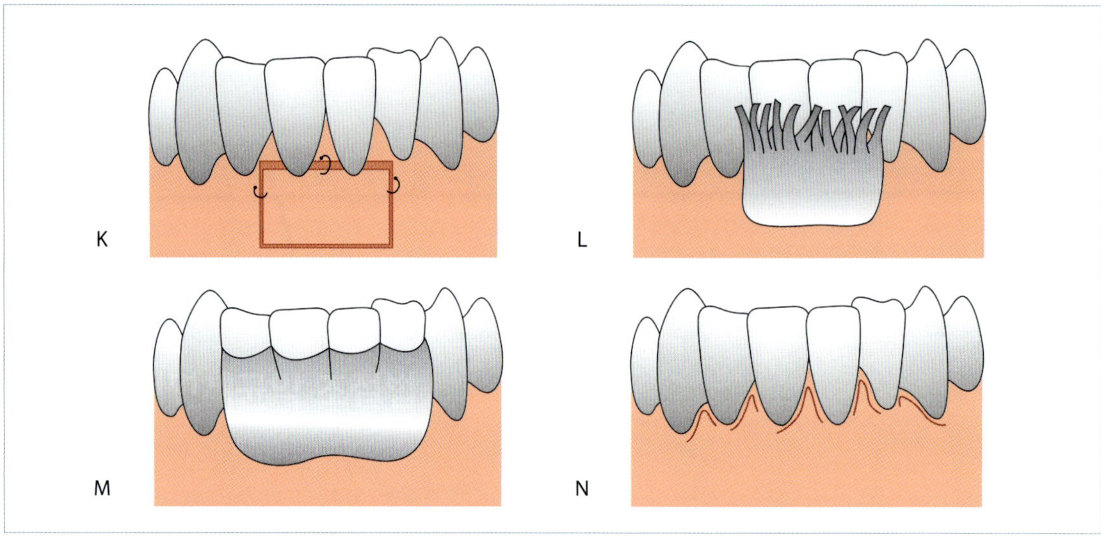

그림 10-16 **치은이식술(free gingival soft tissue graft, FGG) (계속)**

K : 이식편을 수여부에 위치시키고 봉합한 모습
L : 치주포대가 봉합사에 붙는 것을 막고 치유기간 동안 균일한 압박을 가하기 위해 석박을 덮는다.
M : 치주포대를 부착한다. N : 치유된 상태

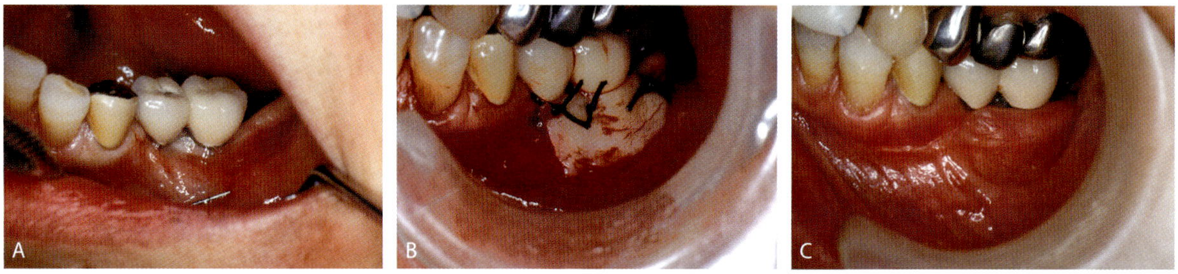

그림 10-17 **유리치은이식술을 이용한 각화치은의 획득**

A : 수술 전, 56 부분 임플란트 협측에는 각화 치은이 존재하지 않는다.
B : 이식편의 상단을 이식부위에 골막봉합한다.
C : 임플란트 협측에 폭이 넓은 각화치은을 얻었다.

▶ 술후의 상태

① 보통 수술 후 2주일 정도 되면 실을 제거하기 때문에 치주포대는 1주일 후에 교체한다.

② 수술 후 1개월 이내에는 이식 부위에 칫솔모 끝을 강하게 대지 않도록 지도한다.

(2) 결합조직이식술(Connective tissue graft, CTG), 상피하 결합조직이식술(Subepithelial Connective tissue graft, SCTG) (그림 10-18)

▶ 술식

① 수술부위의 소독 및 국소마취

② 수여부의 절개 및 박리 : 치주판막술과 동일하게 절개한 후, 골막을 남긴 부분판막을 형성한다. 노출 치근면은 SRP를 실시한다.

③ 결합조직편 채취 : 이식편은 수여부와 같은 쪽의 구치부 구개점막으로 하고, 상피 하단부 결합조직을 채취한다. 구개 판막은 제 위치로 봉합한다. 구개 공여부가 폐쇄창이 되므로 유리치은이식술보다 지혈 및 술후 관리가 쉬워진다.

④ 결합조직편 봉합 : 채취한 결합조직을 수여부 골막과 부분판막층 사이에 삽입하고 이동하지 않도록 흡수성 봉합사로 봉합한다. 박리된 부분판막층을 봉합하고 치주포대를 부착한다.

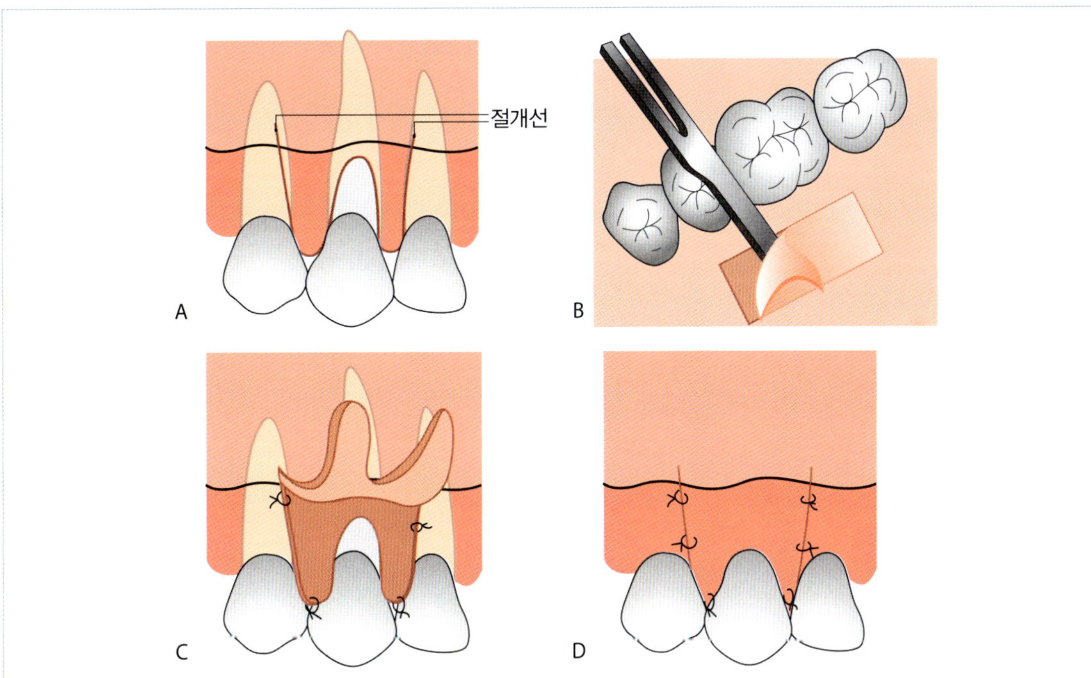

그림 10-18 상피하 결합조직이식술(connective tissue graft, CTG)

A : 수여부 형성(절개 및 부분층판막 형성) B : 공여부 형성(구개 결합조직편 형성) C : 이식편 조정 및 이식 D : 봉합

▶ 술후의 상태

① 보통 수술 후 2주일 정도 되면 실을 제거하기 때문에 치주포대는 1주일 후에 교체한다.

② 수술 후 1개월 이내에는 이식부위에 칫솔모 끝을 강하게 대지 않도록 지도한다.

(3) 기타 술식

앞에서 설명한 술식 외에도 치근피개를 위한 술식으로 치관측판막이동술(coronally positioned flap operation)(그림 10-19), 측방판막이동술(laterally positioned flap operation)(그림 10-20), 양측유두판 측방이동술(double papillary positioned flap operation)(그림 10-21) 등이 있다.

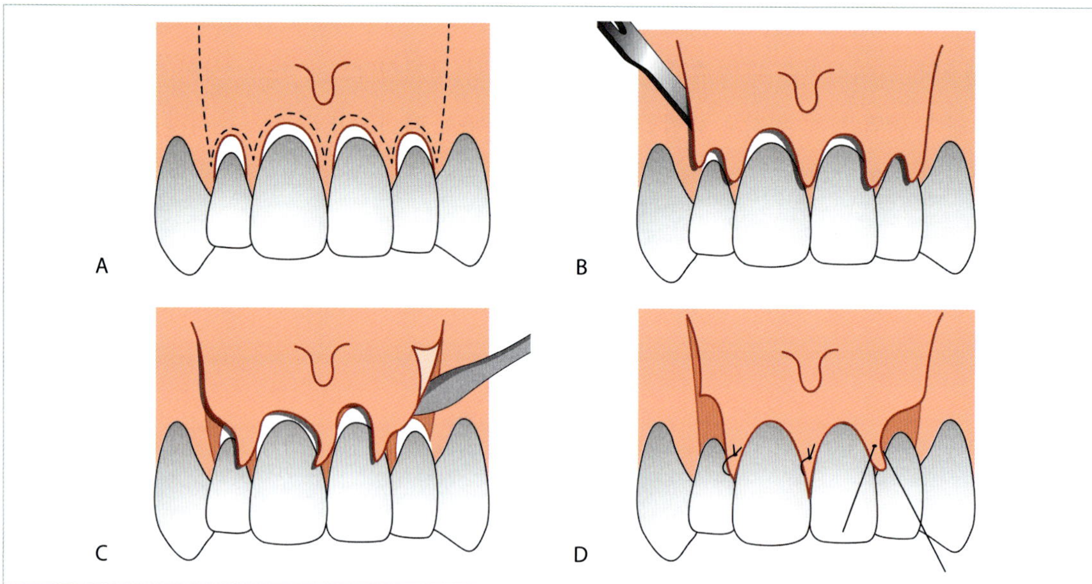

그림 10-19 **치관측판막이동술(coronally positioned flap operation)**

A : 시술부위의 절개선을 고안한다. B : 열구절개 후 수직 절개를 시행한다.
C : 골막기자를 이용하여 판막을 젖힌다. D : 판막을 상방으로 이동시킨 다음 봉합한다.

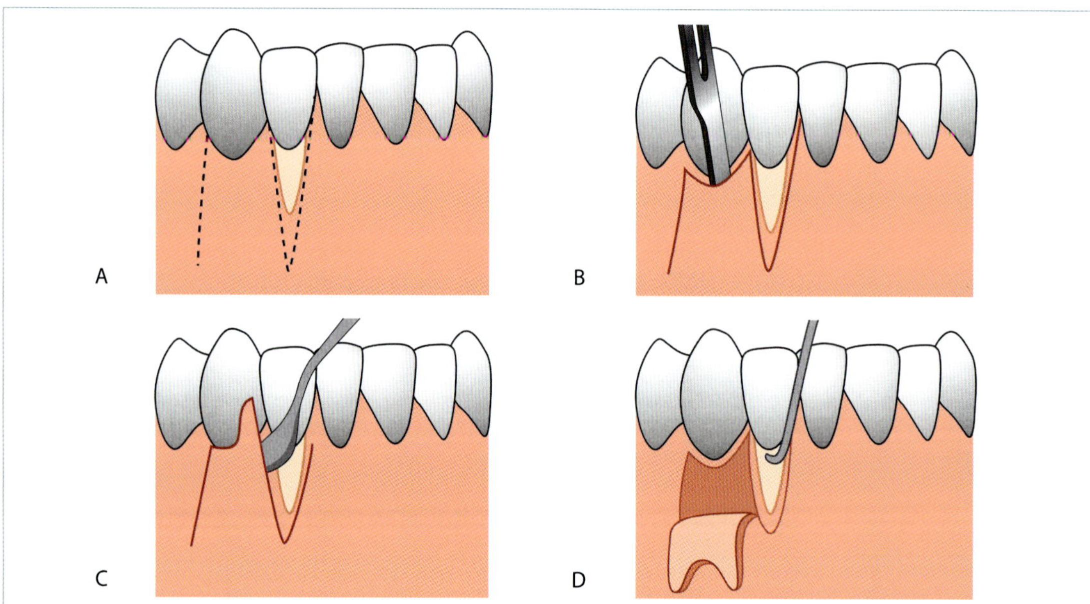

그림 10-20 **측방판막이동술(laterally positioned flap operation)**

A : 수술부위의 절개선을 고안한다. B : No.15 외과용 수술칼을 이용하여 절개한다.
C : Kirkland를 이용하여 부분층판막을 형성한다. D : 노출된 치근면을 큐렛으로 철저히 활택한다.

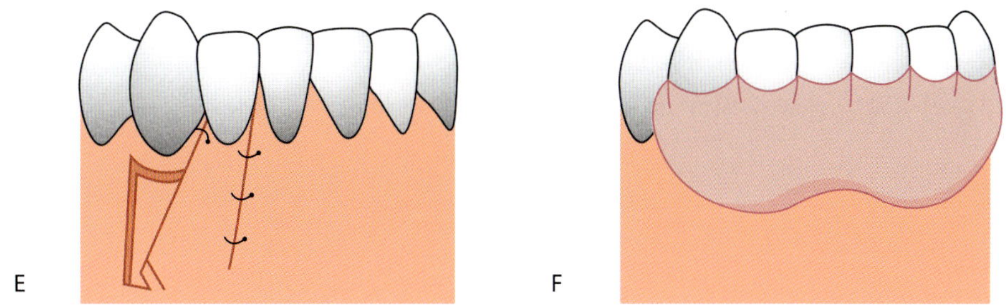

그림 10-20 **측방판막이동술(laterally positioned flap operation) (계속)**

E. 이동시킨 판막을 긴밀히 접착시키고 봉합한다. F. 치주포대를 부착한다.

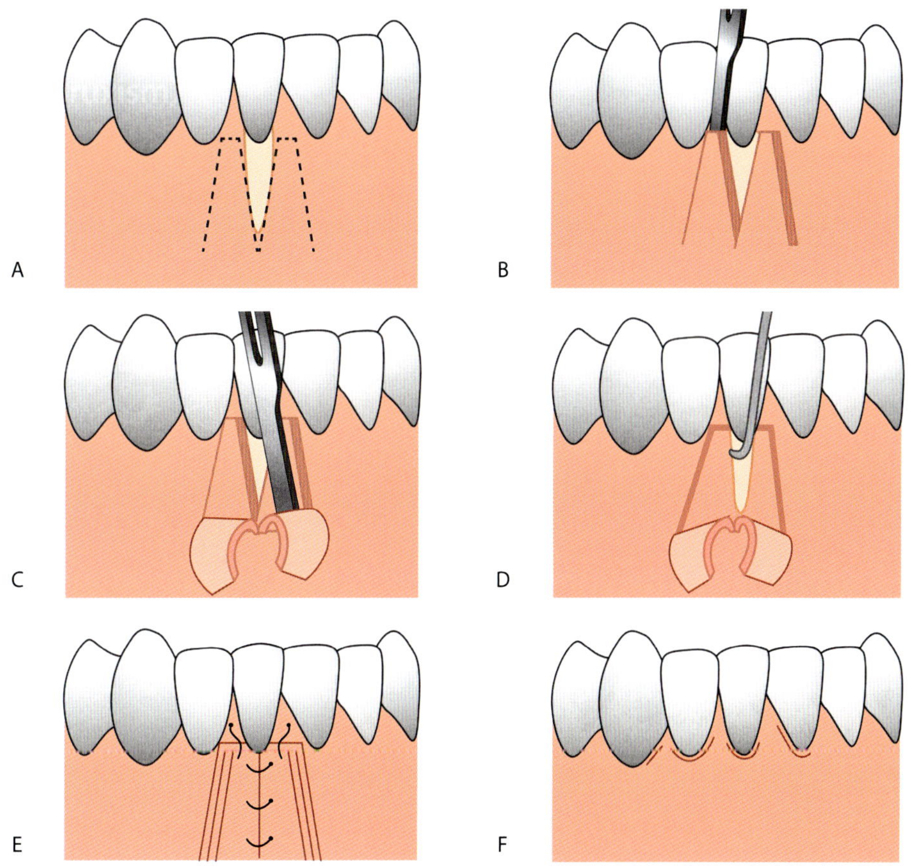

그림 10-21 **양측유두판 측방이동술(double papillary positioned flap operation)**

A : 절개선을 고안한다.
B : No. 15 외과용 수술칼을 이용하여 절개한다.
C : Sharp dissection 방법으로 판막을 젖힌다.
D : 노출된 치근면을 철저하게 활택한다.
E : 판막을 서로 봉합한다.
F : 치유된 상태

(4) 소대절제술(Frenectomy)

소대가 치아 쪽에 너무 가깝게 부착되어 있으면 건강한 치은을 끌어당기고, 이미 형성된 치주낭을 더욱 악화시키며 구강위생에도 방해가 된다. 따라서 부착부위를 절제하여 치아에서 떨어지게 하는 수술이다(그림 10-22).

▶ 적응증과 금기증

적응증	금기증
• 소대의 부착이상	

▶ 술식

① 소대 및 부착부에 국소마취를 한다.

② 구순을 거상해서 소대를 긴장시킨 후 절개 예정인 소대를 핀셋 등으로 집어 치은가위로 자른다.

③ 창상 가장자리의 점막조직을 박리하고 봉합한다.

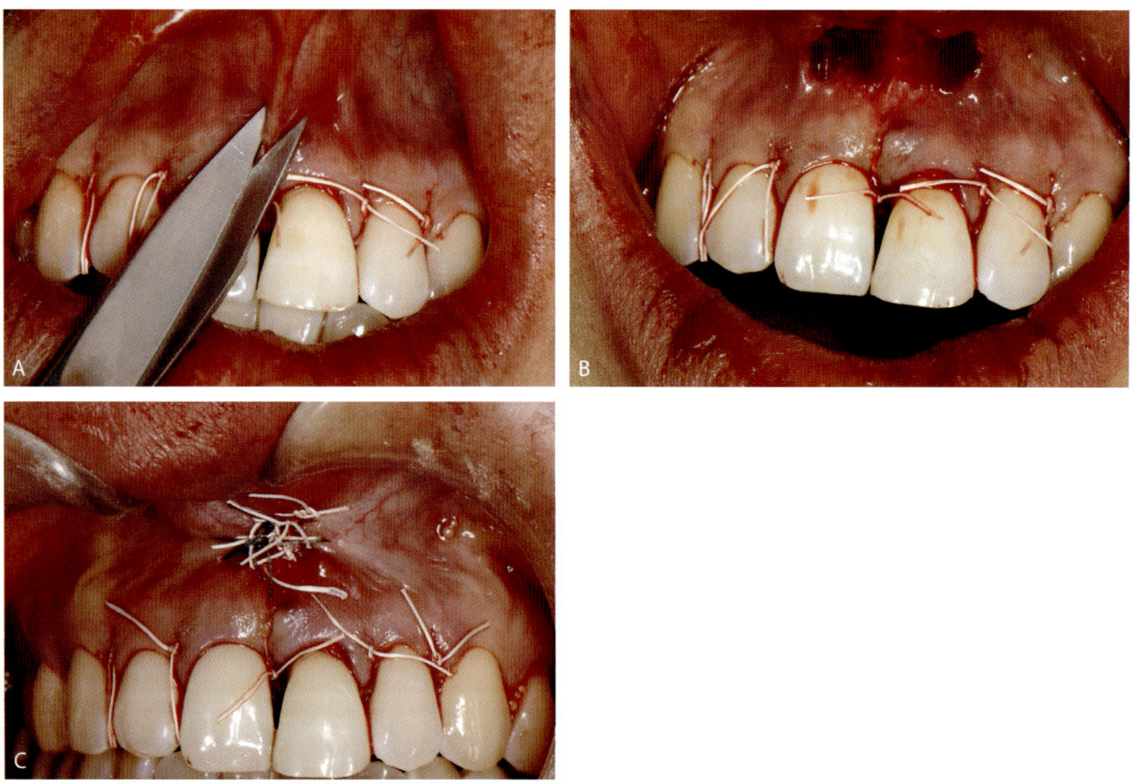

그림 10-22 **소대절제술(frenectomy)**

A : 치은가위로 소대 절제 B : 절제 후 C : 봉합 후

(5) 구강전정성형술(Vestibuloplasty)

협설측의 구강전정이 낮은 경우 치은퇴축을 야기하고 깊은 치주낭을 만들며 구강위생을 유지하기 어렵기 때문에 치조점막부를 확장하여 부착치은의 폭을 얻기 위해 시행하는 수술이다(그림 10-23).

▶ 적응증과 금기증

적응증	금기증
• 치은퇴축, 부착치은의 협소 • 구강전정의 협소	

▶ 술식

① 수술영역의 소독 및 국소마취 후 시술 부위의 절개선을 고안한다.

② No.15번 블레이드를 이용하여 치조점막경계를 따라 판막을 거상한다.

③ 가위나 니퍼(nipper) 등을 이용하여 노출된 골막 위에 남아 있는 조직편을 제거한다.

④ 형성된 판막의 변연을 원하는 위치에 봉합한다.

⑤ 판막의 변연이 봉합된 상태

⑥ 봉합된 부분에 치주포대를 부착한다.

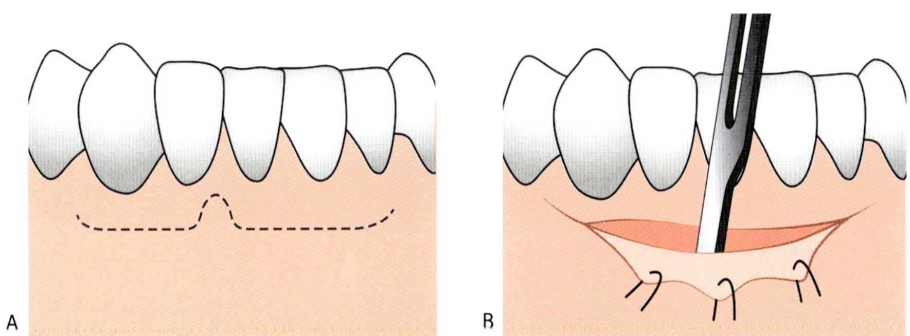

그림 10-23 **구강전정성형술(vestibuloplasty)**

A : 수술영역의 소독 및 국소마취 후 시술 부위의 절개선 고안 B : 치조점막경계를 따라 판막 거상

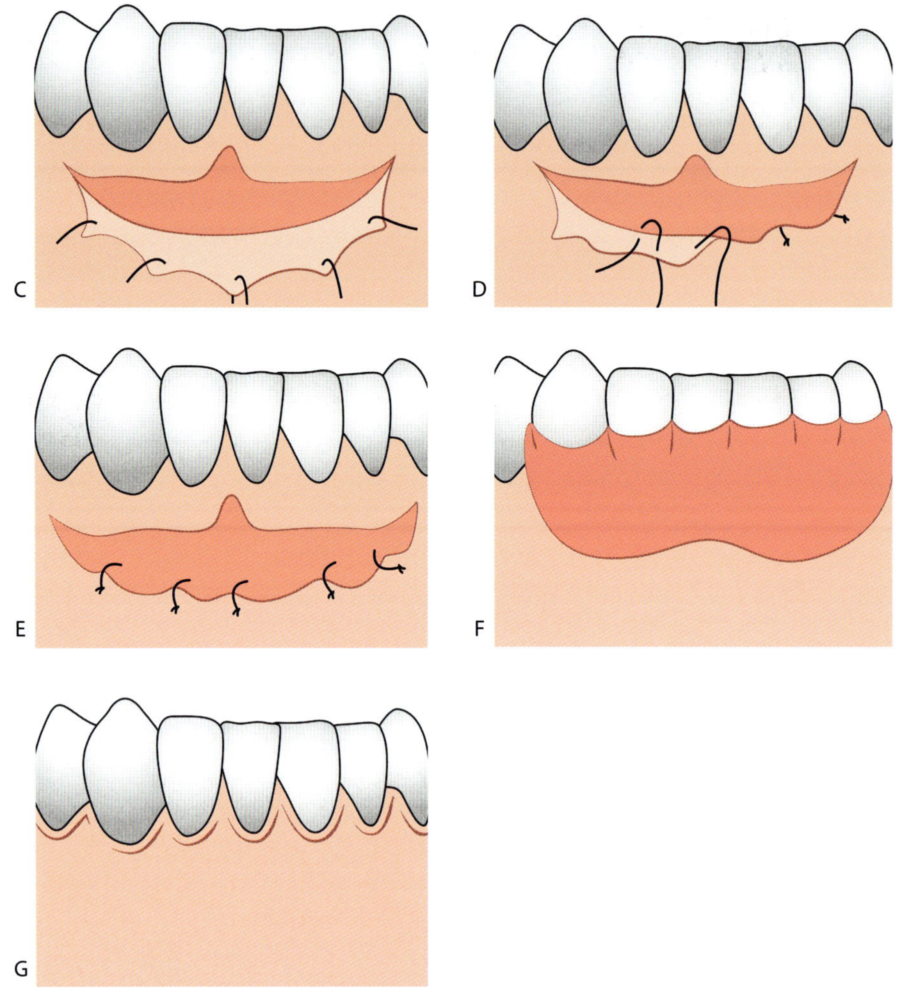

그림 10-23 **구강전정성형술(vestibuloplasty)** (계속)

C : 노출된 골막 위에 남아 있는 조직편 제거 D : 판막의 변연을 원하는 위치에 봉합
E : 판막의 변연이 봉합된 상태 F : 봉합된 부위에 치주포대 부착 G : 치유된 상태

7) 임상치관연장술(Clinical crown lengthening procedure)

임상치관연장술은 치아의 보철수복을 목적으로, 치아 파절 및 우식으로 인해 짧아진 치관부 구조를 현재보다 더욱 노출시키고자 시행된다. 치아의 파절선 혹은 예상 보철물의 변연부가 생물학적 폭경을 침범할 경우 치은절제술, 골절제술, 외과적 혹은 교정력을 이용한 정출술 등을 이용하여 치은변연, 치조골정, 또는 치아위치의 변화를 유도한다(그림 10-24~10-26).

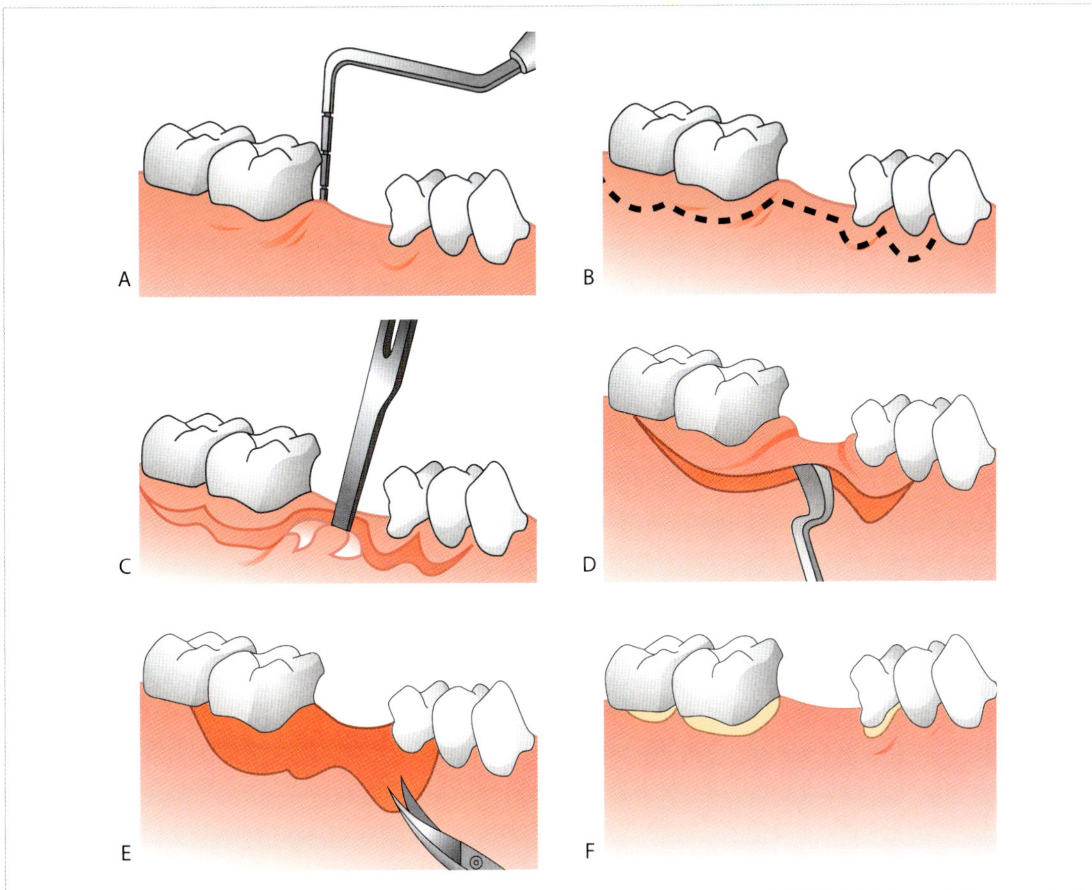

그림 10-24 **치은절제술을 이용한 임상치관연장술**

A : 치주낭 측정(임상적 치관길이가 짧은 상태를 보이고 있음) B : 절개할 부위의 고안 C : 내사면 절개 시행
D : 절개된 조직을 스케일러로 제거 E : 치은절제술로 치은성형을 시행 F : 치유된 상태

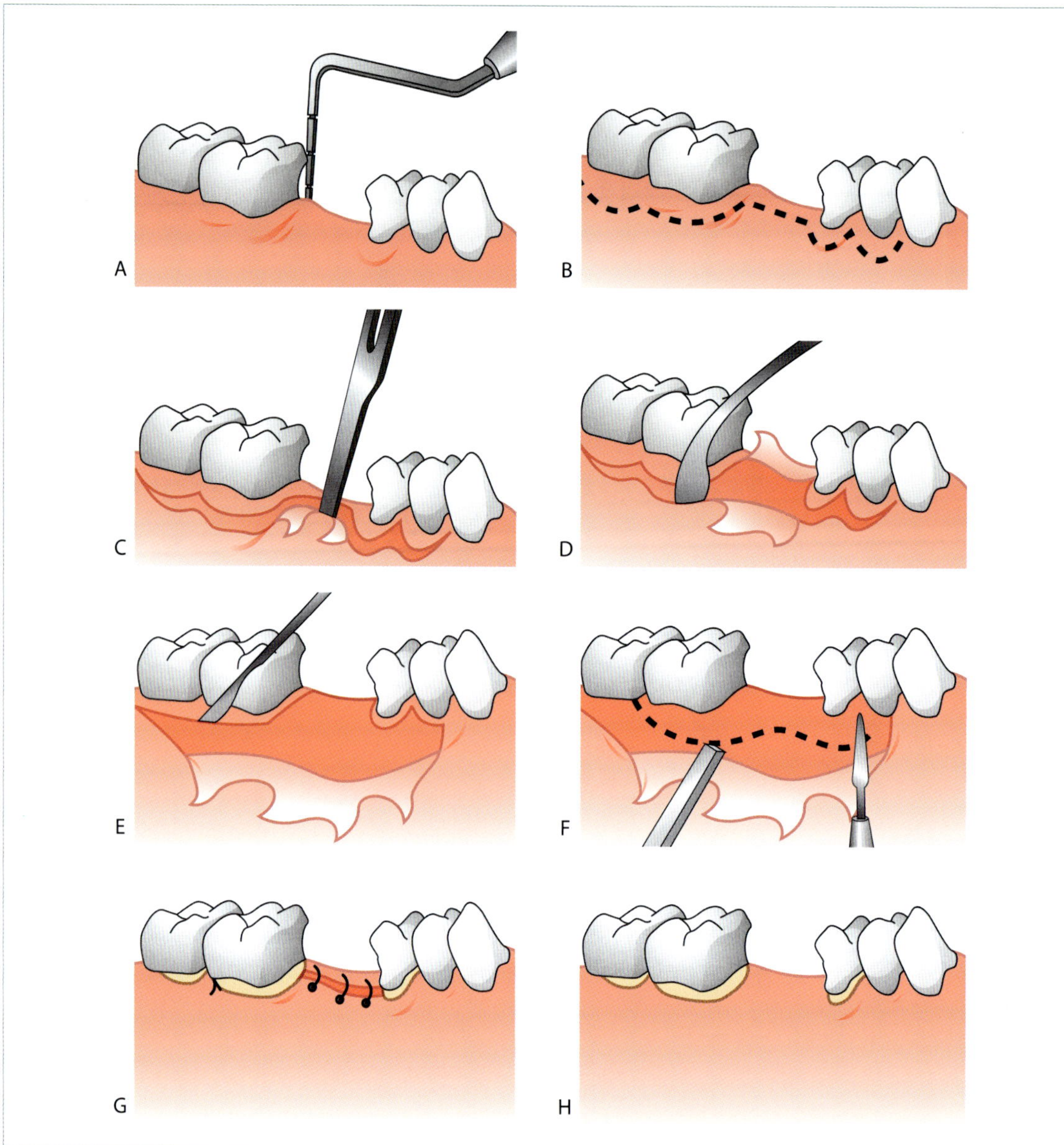

그림 10-25 골절제술을 이용한 임상치관연장술

A : 치주낭의 측정 B : 절개할 부위의 고안 C : 내사면 절개 시행 D : 골막기자(periosteal elevator)로 치은판막을 거상
E : 큐렛(curette)으로 변연치은을 제거 F : Chisel이나 stone을 이용하여 골절제술을 시행 G : 봉합 H : 치유된 상태

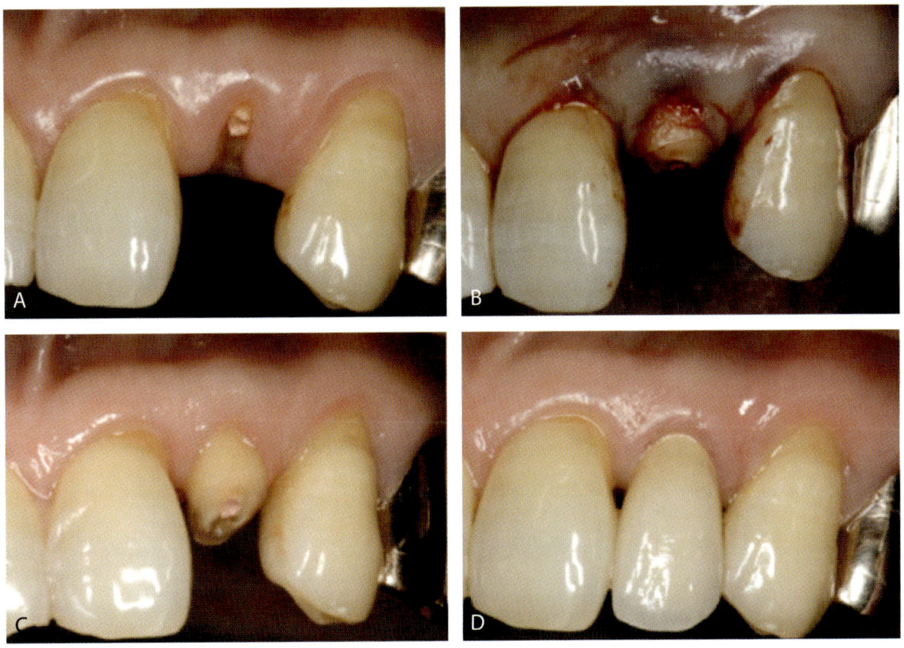

그림 10-26 **외과적 정출을 통한 임상치관연장술**

A : 술전 B : 수술 직후 C : 술후 1개월 D : 보철 완료 후

8) 재생요법

(1) 조직재생유도(GTR)법

플랩수술 후 창상이 치유되는 곳에는 4종류의 조직유래세포(치은상피세포, 치은섬유모세포, 치주인대세포, 골모세포)가 존재한다. 이 중에서 상피세포의 증식이 가장 빠르기 때문에 치은상피세포가 치근면을 따라 증식, 침입해서 다른 세포는 치근면에 도달할 수가 없다. 그 결과 예전의 플랩수술의 치유형태는 긴 상피성 부착이었다. GTR(guided tissue regeneration)법은 골결손부에 GTR막을 설치함으로써 상피나 치은섬유모세포의 침입을 막고 막 안쪽 공간에 다분화기능 및 재생능력이 있는 치주인대 유래 세포를 유도하여 신부착과 함께 치주조직을 재생시키기 위한 수술법이다.

① GTR법에 사용하는 막의 종류

GTR법에 사용되는 막에는 비흡수성 막과 흡수성 막이 있다. 또한 형상도 몇 가지 종류가 있어 골결손 부위와 상태에 적합한 것을 사용한다.

a. **비흡수성 막** : 대표적인 것은 연신가공(drawing)된 4불화에틸렌(expanded polytetrafluoro-ethylene; e-PTFE) 막이다. 비흡수성 막은 칼라부분과 스커트부분으로 이루어진다. 막을 치아에 고정시켰을 때 칼라부분은 치면에 밀착하여 상피조직이 침입하는 것을 막아준다. 스커트 부분은 막과 치근면에 공간을 만들어 치은상피조직, 결합조직이 수술영역에 침입하는 것을 막아준다.

b. **흡수성 막** : 합성고분자막과 콜라겐막이 있다.

② GTR법의 술식 (그림 10-27, 10-28)

a. 수술부분의 소독 및 국소마취

b. **절개** : GTR법의 절개는 막을 피복할 수 있도록 치은열구 내에서 절개한다. 특히 치간유두부의 치은은 충분히 보존한다.

c. **박리 및 치은판막의 형성** : 치은판막은 플랩수술과 마찬가지로 전층판에서 충분히 박리한다. 막을 충분히 피복하기 위해서 치은치조점막경계보다 하단 치근쪽에서부터 치은판막을 늘려 형성하는 경우도 있다.

d. 육아조직을 제거하고 SRP를 실시한다.

e. **막의 조정 및 마름질(trimming)** : 골결손부를 막으로 피복하는 경우, 막의 크기는 가능한 작게 하는데 골결손부 변연보다 3mm 이상 초과해서 골면을 피복한다.

f. 막의 고정과 봉합

g. 치은판막의 봉합, 기본적으로 치주포대는 부착하지 않는다.

h. 비흡수성 막을 사용한 경우에는 수술 후 4~6주일이 되면 막을 제거하기 위한 2차 수술이 필요하다. 흡수성 막을 사용하는 경우는 이 과정이 필요 없다.

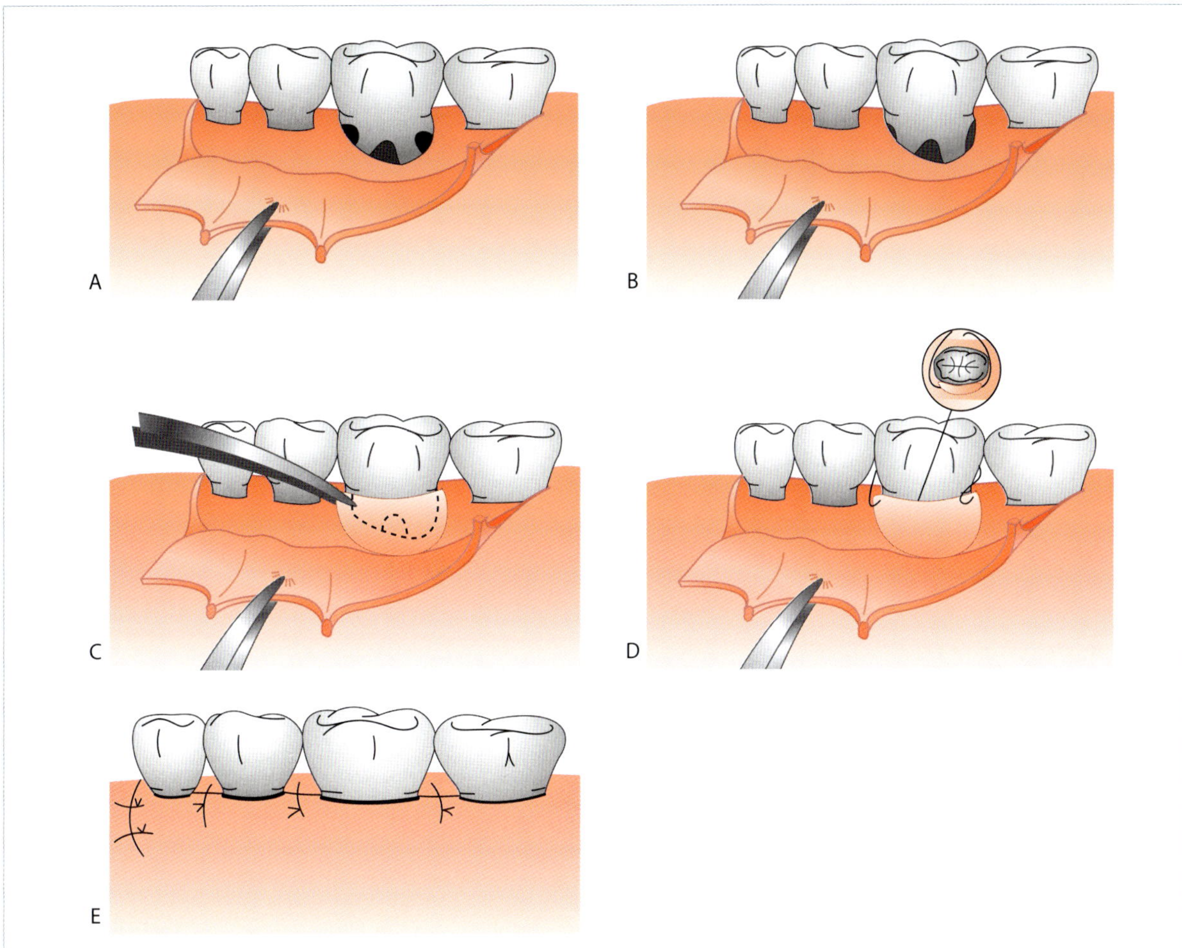

그림 10-27 **GTR법의 술식**

A : 절개 및 판막 형성 B : 치근면 SRP C : 막 형태 조정 D : 막 고정 및 봉합 E : 치은판막 봉합

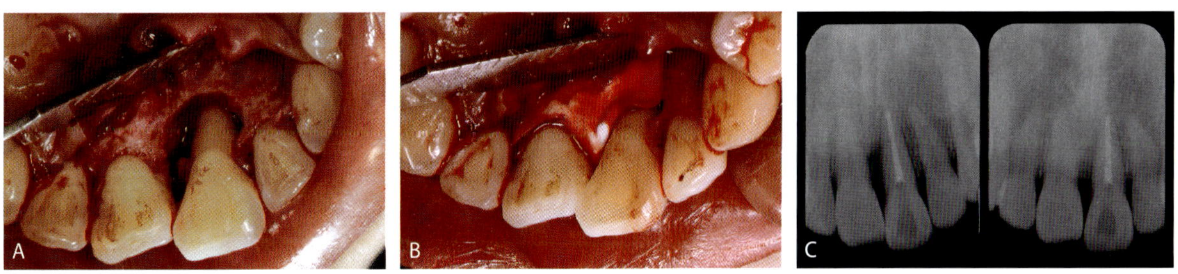

그림 10-28 **GTR법에 의한 치주조직 재생**

A : 구개측에 3벽성의 골결손 B : GTR막을 적응시킨 구개측면 C : 수술 전(왼쪽)과 수술 후 4개월(오른쪽)의 방사선사진, 수직성 골결손 폭이 좁아져 골재생이 되고 있음을 알 수 있다.

9) 치근이개부 병변의 치료

치근이개부 병변은 치주질환이나 치수질환의 병변이 복근치의 치근이개부에 파급된 것이다. 따라서 치근이개부 병변의 검사 및 진단과 치료는 다른 치주병변에 비해 매우 어렵다.

(1) 치근이개부 병변의 발생원인

① **법랑돌기와 법랑진주의 존재** : 법랑돌기나 법랑진주가 존재하는 부위는 치주인대에 의한 결합조직성 부착이 결손되어 있기 때문에 다른 치근면 부위에 비해 염증이 빨리 진행해서 치주낭을 형성하기 쉽다.

② **치수부분의 부근관의 존재** : 치수부분의 부근관(치수관)이나 측지를 경유해서 치수질환과 관련된 치근이개부 병변이 발생하기 쉽다. 또한 치근이개부에는 소와열구나 백악질 형성부전이 존재하여 치근이개부 주위의 치근면이 거칠어지기 때문에 치면세균막이 부착하기 쉽다.

③ **교합력의 집중** : 교합력이 치근이개부에 집중해서 염증과 합병되면 파괴가 빨라진다.

(2) 치근이개부 병변의 치료법

보통은 치면세균막 조절이나 SRP를 실시하여 반응을 본다. 충분한 효과를 얻지 못하는 경우는 다음의 병태나 조건에 따라 다른 치료를 선택한다(표 10-2, 그림 10-29~10-31).

① 치주조직 파괴의 정도(치주낭 깊이, 치조골의 흡수형태와 정도)

② 치아의 해부학적 형태(치관과 치근의 크기, 길이, 형태, 분지의 상태, root trunk)

③ 교합력의 강도, 방향

표 10-2 **치근이개부 병변의 치료법과 적응증**

치료법	적응증	목적과 술식
치근이개부 성형술 (furcation plasty)	1~2도(Lindhe&Nyman 분류)의 치근이개부 병변	치아성형술(odontoplasty)이나 치조골성형술(osteoplasty)을 실시하여 치근이개부의 청결성 개선과 기구의 도달성을 쉽게 한다.
터널화 (tunneling)	주로 하악대구치에서 2~3도(Lindhe & Nyman 분류)의 치근이개부 병변	치근이개부를 협설적으로 관통시켜 치간칫솔의 통과를 가능하게 하여 치근이개부의 청결성을 개선시킨다.
치근분리술 (root separation)	주로 하악대구치에서 2~3도(Lindhe & Nyman 분류)의 치근이개부 병변	근관치료를 한 다음, 치관을 근원심적으로 분할(그림 10-29)하여 2개의 소구치성 단근치로 해서 분지부 형태를 단순화시켜 청결성을 개선시킨다.
치아절제술(치근분할발거법) • **상악** : 3등분(trisection) • **하악** : 2등분 (hemisection)	2~3도(Lindhe & Nyman 분류)의 중증 치근이개부 병변인데 치주조직 파괴가 1근에 국한되고 다른 치근이 보존 가능한 경우에도 적응된다.	병변이 진행된 1근을 치관과 함께 분할 · 제거한다(그림 10-30).
치근절제술 (root amputation)	다근치의 1근(또는 2근)에만 병변이 중증으로 진행되고 있는 증례	치관은 절단하지 않고 병변이 진행되고 있는 치근만을 절단, 제거한다(그림 10-31).

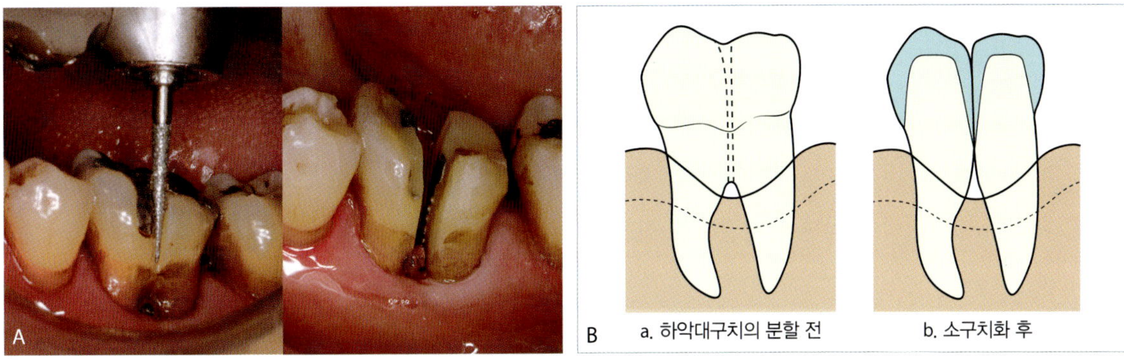

그림 10-29 **치근분리술(Root separation)**

A : 외과용 버를 이용한 치근분리 B : 분할 전과 후

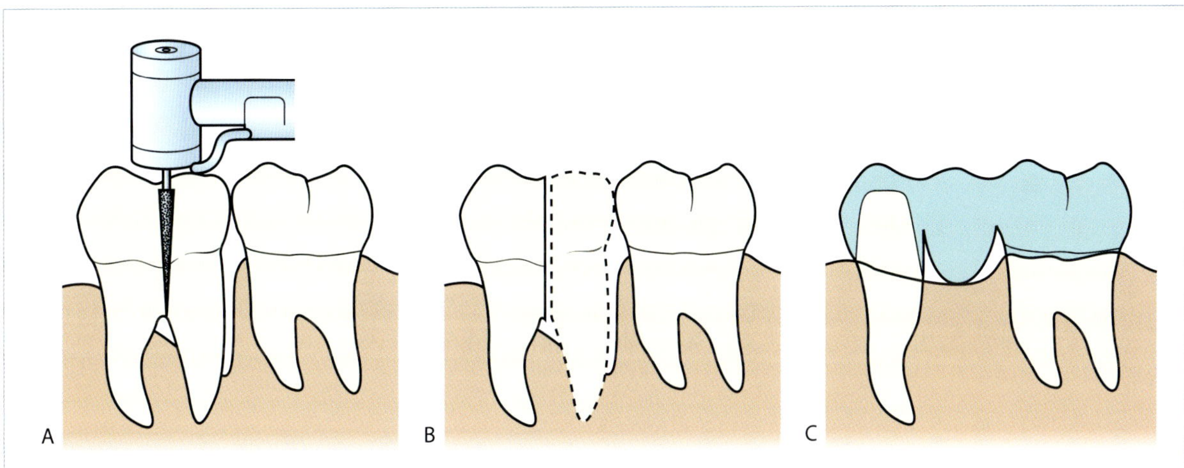

그림 10-30 **치아절제술[(Hemisection), 치근분할발거법]**

A : 외과용 버로 분할 B : 골흡수가 현저한 원심근을 발거 C : 치유 후 가공의치(bridge)를 장착

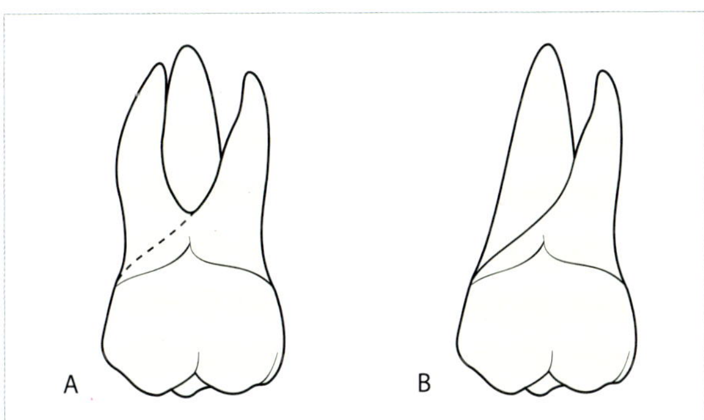

그림 10-31 **치근절제술(Root amputation)**

A : 골흡수가 현저한 치근의 절제 B : 절제면을 매끈하게 마무리한다.

5 봉합(Suture)

창상을 폐쇄시키고 판막을 치면에 긴밀하게 적합시키기 위해 시행한다. 지혈 및 노출골피개 효과를 갖는다.

1) 봉합술식(Suture techniques)

봉합술의 종류는 다양하며, 창상의 상태 및 술자의 선호도에 따라 결정된다. 단순하며 가장 일반적인 봉합으로 단속봉합(불연속봉합, interrupted suture)이 사용되며, 개개 치아의 치간에서 협, 설측 치은을 관통한 후 끝 2mm 정도를 남기고 협측에서 결찰한다.

연속봉합(continuous suture)은 다수의 치아에 걸쳐 협, 설측 치은을 한꺼번에 결찰하는 방법이다. 단시간 내에 봉합이 완성될 수 있으나 결찰 매듭이 1개뿐이므로 풀어지면 판막 전체가 느슨해질 수 있다는 한계가 있다. 장력으로 인해 판막 폐쇄가 어려운 곳에 적용 가능한 봉합으로 매트리스 봉합(mattress suture)이 이용된다. 보다 넓은 면적으로 개개 판막을 끌어당기므로, 근육 당김에 저항할 수 있으며 판막 적합도가 현저히 높아진다.

주로 치조제 재생 및 임플란트 식립, 조직 및 골이식에 많이 이용된다.

2) 발사(Stitch-out)

봉합사를 제거하는 술식을 말한다. 수술 당일, 사용된 봉합사 수는 차트에 기록되어야 하며, 발사 전에 그 수를 비교하여 모든 봉합사가 제거되었는지 확인한다. 결찰 매듭을 살짝 잡은 후, 매듭 옆의 봉합사를 협측 혹은 설측 한쪽만 자르고 부드럽게 당겨 제거한다.

6 술후 관리

치주수술 후에는 환자에게 주의사항을 적은 종이를 제공하며, 해당 지시사항에 대해 자세하게 알려주어야 한다. 또한, 수술 과정 및 이후에 여러 문제들이 발생할 수 있다는 것을 알려 주어야 한다.

환자에게는 술전에 이들 부작용에 대하여 충분히 알려 주어야 하며, 이에 동의했다는 의미로 동의서에 서명을 받아야 한다.

1) 술후 주의사항

환자는 술후 첫 주 동안 통증, 부종 및 지각과민증을 느끼게 되므로, 발생하게 될 상황 및 대처 방안에 대해 알려주어야 한다. 통증은 대개 부종 때문에 발생되며, 전신적 항생제와 진통제를 처방하고 심한 통증이 있다면 병원에 내원하게 한다. 부종은 첫날 얼음팩을 이용하여 조절하게 하는데, 구강 외부에 20분간 대었다가 20분간은 떼는 방법을 이용하게 한다. 그러나 술후 사흘 이상의 지속된 종창은 외과시술로 인한 연조직 염증 또는 감염이 원인일 수 있으므로, 이때에는 온 팩(warm pack)으로 교환하고 치과에 내원하도록 지시한다. 환자가 술후 몇 시간 동안 입안에서 피가 보인다고 호소할 수 있는데, 이것은 대부분 수술 후 혀에 남아 있던 잔존 혈액일 가능성이 크며, 만약 수술부위에서 비롯된 분명한 출혈이 있다면, 환자는 출혈부위를 압박하면서 가능한 빨리 치과에 내원해야 한다. 이 외에, 수술 부위는 대개 치주포대로 보호하거나 물로 헹구어 낸다. 수술 부위를 물로 헹구어 낼 경우 세게 헹구면 혈병 형성이 방해를 받으므로 세게 헹구지 않도록 주의시키며 또, 수술 부위는 칫솔질을 하지 않도록 주의시킨다.

2) 술후 환자지도

시행된 수술 종류와는 상관 없이 술후에 치면세균막 조절이 잘 이루어지지 않으면 수술 결과가 실패로 돌아가고 치주낭이 재발될 수 있다. 따라서 치면세균막 조절에 신경 쓰도록 철저히 교육해야 한다. 그러나, 과격한 칫솔질과 치실사용은 치유가 완료될 때까지 금지하며, 수술 부위에 치주포대를 적용할 때에는 칫솔질 대신 클로르헥시딘 가글을 하도록 지도한다. 치주포대 및 봉합사 제거 후 초기에는 회전법으로 부드럽게 칫솔질을 하도록 하고, 치유가 진행되면 점차 일상적인 칫솔질로 변경하도록 한다. 술후 치간유두가 없어지거나 무디어져 치간공극이 발생될 수 있는데, 치간칫솔 사용법을 교육하여 치면세균막을 관리하도록 유도한다.

3) 술후 방문관리

술후 7~10일 이후, 치주포대와 봉합사를 제거하는데 이때 봉합사 수를 확인하고 제거한다. 치주포대가 제거되면, 조직 표면에 죽은 상피세포들로 이루어진 흰 층이 관찰되는데 이것은 생리식염수 및 클로르헥시딘으로 적신 면봉으로 제거하고 식염수로 씻어낸다. 이 시기에는 치은연하조직은 접근하지 않도록 하며, 최소 4~6주 이후, 치료 초기단계가 완료되면 수술 부위 평가를 실시한다. 연조직 검사를 통해 초기치료에 대한 조직의 치유나 반응을 평가하고 구강위생 상태를 점검한다. 만약 잔류 치석이 있다면 추가로 죽은조직제거술(debridement, 데브리망)을 시행한다.

4) 술후 불편감

① 치아동요

수술 직후에는 치아동요도가 증가될 수 있으며, 동요도 확대를 방지하기 위해 술후 모든 교합을 확인하여 발생될 교합간섭을 제거해야 한다. 그러나 6개월 후에도 치아동요도가 수술 전 상태로 돌아가지 못할 수 있는데, 이는 수술 전에 염증이 이미 치주인대로 퍼져 있었고 외과적 조작이 가해졌기 때문이며, 술후 치유의 정상적 과정임을 환자에게 인지시켜야 한다.

② 치은퇴축(상아질 지각과민증과 치근우식)

많은 환자가 수술 후 임상치관 연장(치아가 길어보이는 증상) 및 지각과민증을 호소할 수 있다. 이는 염증조직 제거 및 부종 완화로 인해 발생된 치은퇴축 때문이다. 이로 인해 노출된 치근부위에서 상아질 지각과민증이 유발될 수 있고, 치근우식이 발생할 수도 있다. 환자는 이 또한 술후 치유 과정으로 받아들여야 할 것이다. 하지만 적절한 치면세균막 관리로 지각과민증 및 치근우식 위험도를 감소시킬 수 있다. 관련 증상이 발생되면 불소 및 지각과민완화제 도포를 권장하며, 치면세균막 축적은 지각과민증에 매우 중요한 요소이므로 환자에게 치면세균막 관리를 지도한다.

Chapter 11

임플란트

학습목표

1. 임플란트의 종류를 기술할 수 있다.
2. 임플란트 환자의 수술 전 고려사항을 설명할 수 있다.
3. 임플란트 수술 후 유지치료 시 전문가의 역할을 설명할 수 있다.
4. 임플란트 환자의 치면세균막관리 시 치과위생사의 역할을 설명할 수 있다.
5. 임플란트 환자의 치면세균막관리에 사용되는 구강위생용품의 사용법을 설명할 수 있다.

1 임플란트의 정의

치과 임플란트란 상실된 치아를 대체 수복하기 위해 치조골 또는 악골 내에 매식하여 자연치아와 같은 역할을 하게 하는 생체친화적인 인공치근을 말한다(그림 11-1). 임플란트는 인접 잔존치의 절삭 및 과중한 스트레스를 주지 않으며 통상의 보철수복 방법들에 비해 다음과 같은 장점을 가지고 있어 많이 사용되고 있다(그림 11-2).

① 제작될 보철물 지지를 위한 인접 자연치의 삭제가 필요없다.
② 국소의치를 대체할 수 있으며, 총의치의 중간 지대치로 사용할 수 있다.
③ 자연치열과 같은 높은 저작력을 회복할 수 있다.
④ 무치악으로 인한 치조골 흡수를 방지하고 최대한 자연치열과 유사하게 유지할 수 있다.
⑤ 교정치료를 위한 고정원으로 사용할 수 있다.

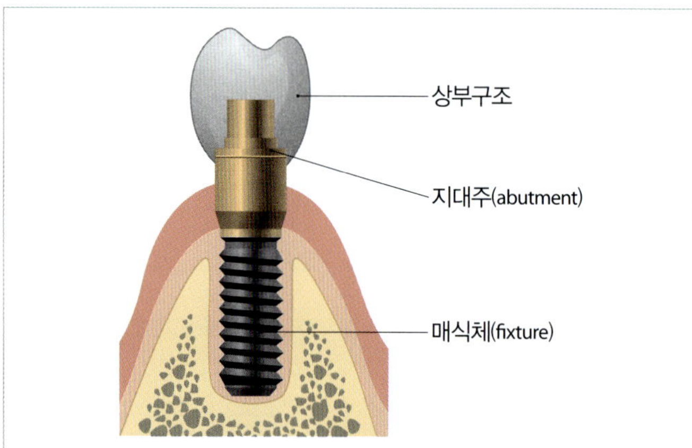

그림 11-1 임플란트의 구조

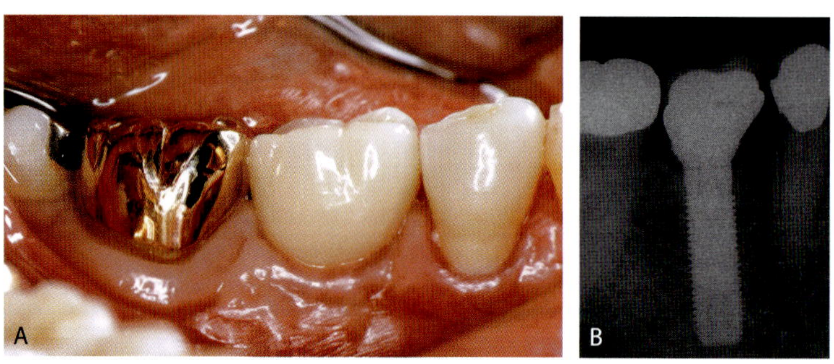

그림 11-2 임플란트 보철

A : 6|에 장착한 임플란트 보철 B : 방사선사진

2 임플란트의 종류

1) 임플란트 매식체(Fixture)의 재질에 따른 분류

임플란트 매식체(fixture)의 재료로는 티타늄(titanium)이나 티타늄 합금(titanium alloy)이 주류를 이룬다. 티타늄은 공기 중에 노출된 후 산화막(TiO_2)을 형성하여 부식에 저항하며, 골유착 및 생체적합성이 높은 성질을 갖는다. 최근에는 임플란트 표면에 티타늄을 부착시키거나(titanium plasma coating), 수산화인회석을 부착시키는 방법(hydroxyapatite coating), 산으로 부식시키는 방법(acid etching) 등을 이용하여 임플란트의 고정력을 향상시킨 제품들도 있다.

2) 임플란트 매식체(Fixture)의 고정형태에 따른 분류 (그림 11-3)

치과용 임플란트는 매식체의 고정형태에 따라 골막하 임플란트(subperiosteal implant), 골관통형 임플란트(transosteal implant), 골내 임플란트(endosseous implant) 등으로 분류될 수 있다.

골막하 임플란트는 임플란트가 골막 하방에 위치하며 임플란트와 상부 구조물을 연결하는 기둥이 점막을 관통하고 있다.

골관통형 임플란트는 하악골이 심하게 위축되어 안정성을 얻기 어려운 경우에 사용될 수 있다. 하지만, 수술 범위가 광범위하고 성공률이 낮아 골막하 및 골관통형 임플란트는 현재는 많이 사용되지 않으며, 가장 많이 사용되는 형태는 골내 임플란트이다.

골내 임플란트는 다시 나사형(screw type), 칼날형(blade type), 원통형(cylinder type)으로 분류되며, 나사형의 매식체가 가장 많은 표면적과 골내 고정력을 제공하므로 현재 대부분의 임플란트가 나사형이다. 상부와의 연결구조 형태에 따라 외부돌출형(external hex)과 내부함입형(internal hex)으로 구분된다.

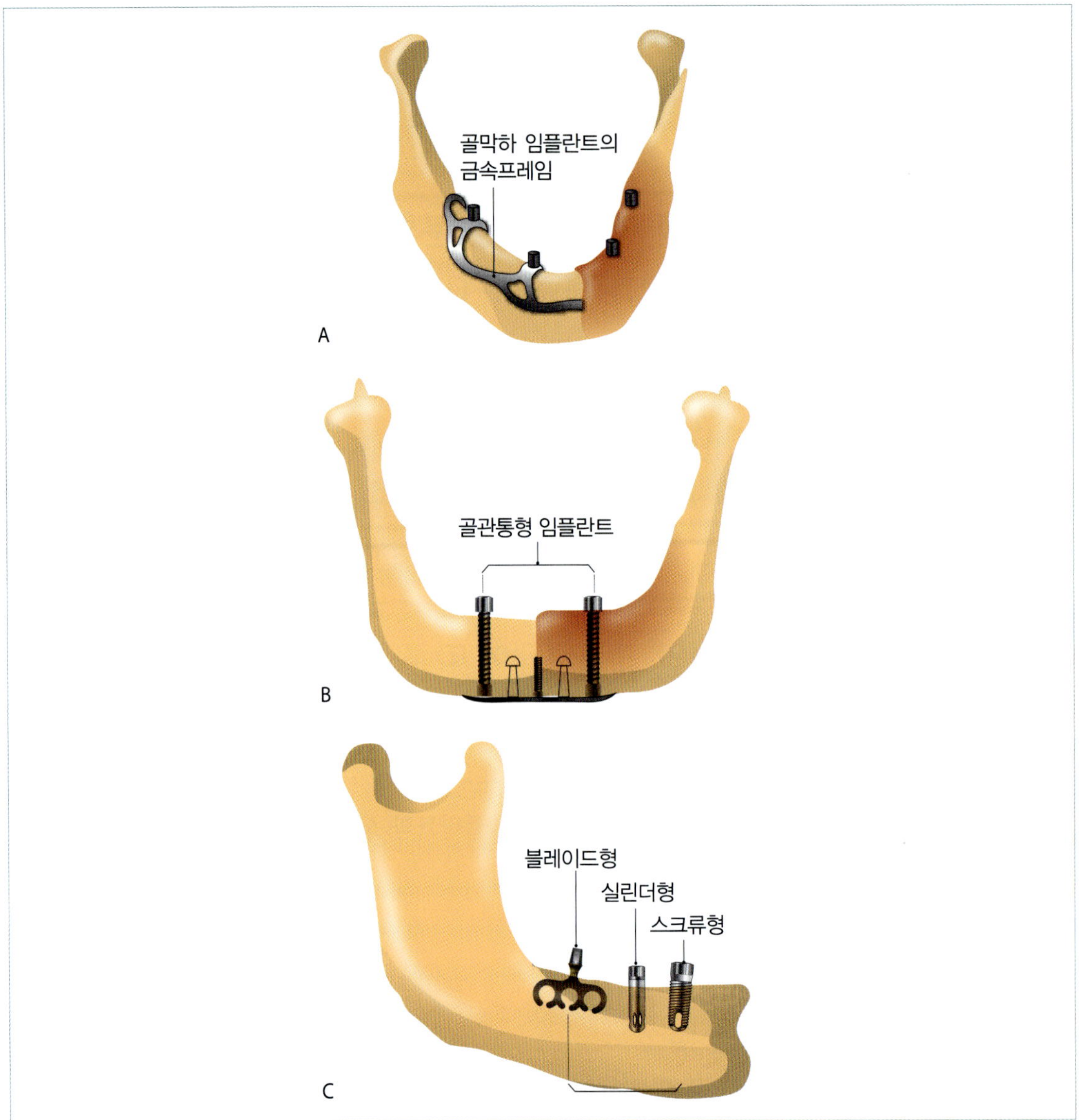

그림 11-3 **임플란트 매식체의 종류**

A : 골막하 임플란트(subperiosteal implant) B : 골관통형 임플란트(transosteal implant) C : 골내 임플란트(endosseous implant)

3) 임플란트 매식법에 따른 분류

임플란트 매식법은 1회법과 2회법으로 분류된다. 2회법에서는 임플란트 매식 후, 점막하에 두고 임플란트-골간 유착이 성립할 때까지 임플란트를 구강 내 환경에서 격리시키는 방법이다(Branemark implant system). 치유 기간(상악 : 5~6개월, 하악 : 3~4개월)을 둔 후 2차수술을 통해 임플란트를 구강 내로 노출시킨다.

한편, 1회법은 1회의 수술로 임플란트 매식체가 구강 내 환경과 연결되는 방법으로(Staumann ITI implant system), 2회법에 비해 환자의 부담이 적고 빠른 시일 내에 기능할 수 있다는 이점이 있다. 하지만 감염의 위험성이 2회법보다 높다. 최근에는 환자의 요구에 부응하여 1회법도 많이 보급되고 있다(그림 11-4).

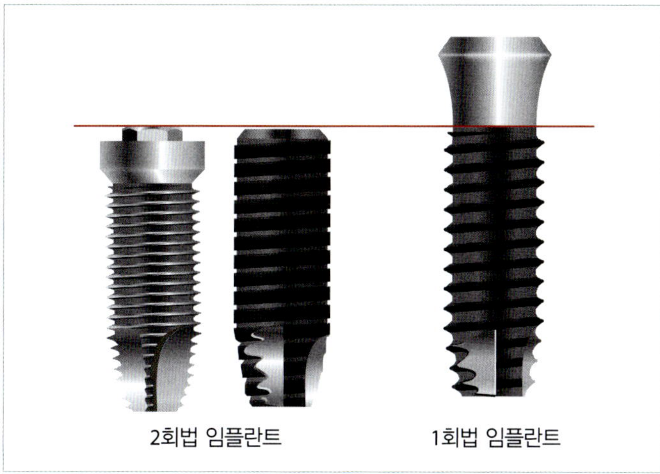

그림 11-4 **매식법에 따른 임플란트의 분류**

3 임플란트 주위조직

식립된 임플란트 주위조직도 자연치와 유사하게 치은상피와 치은결합조직으로 구성되어 있으며 치은열구(0.69mm), 접합상피 부착부(0.97mm) 및 결합조직 부착부(1.09mm)로 구성된 생물학적 폭경을 갖는다. 하지만, 백악질이나 치주인대가 존재하지 않아 상피 및 결합조직이 자연치와 같이 강하게 부착되어 있는 것은 아니며, 혈관분포가 부족하므로 자연치에 비해 치면세균막에 대한 방어력이나 외부 스트레스에 대한 저항성이 낮다. 따라서 치면세균막 침착 및 염증 없이 건강한 치은조직을 유지하는 것이 임플란트 성공에 중요한 요인이 된다(그림 11-5).

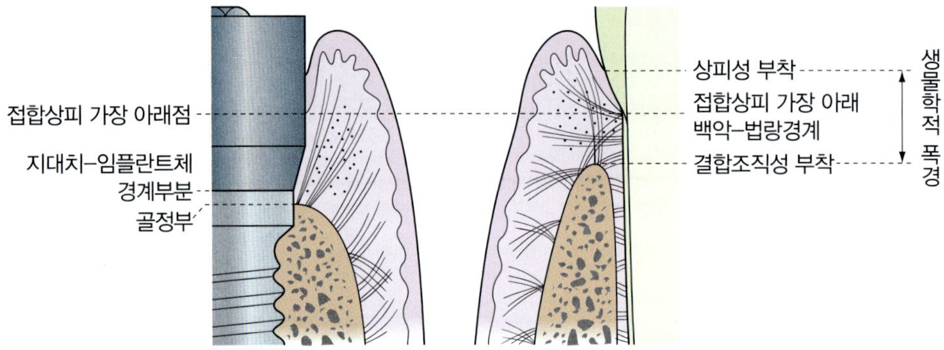

그림 11-5 **임플란트 주위조직과 자연치 주위조직의 비교**

자연치 주위의 결합조직은 백악질을 통해 치근과 결합되어 있는 데 비해, 임플란트 주위의 결합조직에서는 임플란트와 평행한 섬유배열을 나타낸다.

4 임플란트 수술 및 수복술

1) 술전 고려사항

환자의 신체적, 사회적, 경제적인 상황을 고려하여 적절한 임플란트 시스템을 선택하고, 임상적, 방사선학적으로 수집된 정보를 바탕으로, 환자에게 발생 가능한 부작용과 합병증에 대해 설명한다. 환자가 수술 여부를 결정하면 치주치료 및 보철치료를 포함한 전반적인 임플란트 식립 계획을 수립해야 하는데, 기능성과 심미성을 고려한 최상의 식립위치, 식립방향, 식립개수 및 임플란트의 형태 등을 함께 결정해야 한다. 또 환자에게 임플란트 식립 후 예상 결과를 보여주기 위해 왁스모형을 제작하고, 이를 바탕으로 식립 수술의 보조 장치인 외과용 스텐트를 제작한다. 다음으로 환자의 동의를 얻은 후 임플란트 식립을 실행한다.

(1) 금기증

심한 전신질환이나 면역저하 등 치주수술의 일반적인 금기증(심장질환, 지혈이 조절되지 않는 혈액질환, 조절되지 않는 당뇨병, 종양제거를 위한 악골 방사선 조사, 정신적/심리적 질환, 구강위생관리가 어려운 환자 등)들이 해당되며, 이 외에도 입을 크게 벌릴 수 없는 환자, 이갈이 환자, 흡연자 등은 상대적인 금기 환자에 해당되어, 관련 요소들을 제거한 다음에 수술이 가능하다. 특히, 흡연자의 경우 골유착 실패율이 10% 정도나 높아진다고 보고되었으므로 보다 성공적인 임플란트 식립을 위해서는 반드시 금연을 유도하도록 한다.

(2) 임플란트 식립 시 고려해야 할 해부학적 구조

임플란트 식립 시, 골 천공 및 중요 해부학적 구조물 침범을 피하기 위해 식립 주변부의 해부학적 구조물을 반드시 파악해 두어야 한다. 상악은 상악동의 위치 및 크기, 절치공, 비강 및 견치 치근단의 함몰부 등의 위치를 정확하게 파악해야 하며, 하악은 하치조관, 이공 및 하악 후방부 설측함요부(submandibular fossa) 등의 위치를 정확하게 파악하여 관련된 문제가 생기지 않도록 미리 대처해 둔다.

2) 수술계획

임상적, 방사선학적 및 진단모형을 바탕으로 심미적인 면과 기능적인 면을 모두 고려하여 치료계획을 세워야 한다. 환자의 여러 상황 및 선호도를 고려해서 수술법(1단계 수술법 또는 2단계 수술법) 및 식립 임플란트의 종류 등을 선택한다.

한편, 치아상실 후 치조골은 점차 흡수되며 치은조직도 잔존골에 맞춰 변형된다. 따라서 치조골증대술이나 치은이식술과 같이 조직결손 및 부족분에 대한 보완 술식을 추가로 시행할 것인지의 여부와 그 처치 시기 등도 함께 계획해야 한다.

3) 임플란트 수술에 사용되는 장비 및 기구

임플란트 수술에 사용되는 기구는 술자와 수술의 심도에 따라 다르게 구성된다. 그러나 기본적으로 필요한 기구들은 다음과 같다.

(1) 임플란트 드릴과 장비

① 임플란트 수술용 엔진(implant surgical engine)

임플란트 전용 핸드피스 및 드릴을 연결하여 골 삭제 및 매식체 식립에 사용하는 엔진을 말한다(그림 11-6). 치과진료실에서 사용되는 unit-chair 엔진(300,000~400,000rpm)에 비해 속도는 느리나(10~2,000rpm) 골 삭제에 충분한 강한 힘을 가지고 있다. 수술과정에 따라 속도(rpm)와 토크(Ncm, 힘)를 조절하여 사용한다. 골 삭제 시 통상적으로 700~800rpm 정도를 사용하며, 2,000rpm이 넘을 경우 골 괴사를 야기할 수 있으므로 주수(irrigation) 하에 1,500rpm 이내에서 시행한다. 탭(screw tap)을 형성하거나 self-tapping 형태의 임플란트 매식 시, 15~30rpm 속도로 회전시켜 골 계면에서 발생되는 발열을 최소화시켜야 한다.

② 임플란트용 핸드피스(contra-angle handpiece)

임플란트 엔진과 드릴을 연결하여 골삭제 및 임플란트 식립에 이용한다. 구강 내 적용이 용이하도록 contra−angle 형태로 되어 있다(그림 11−7).

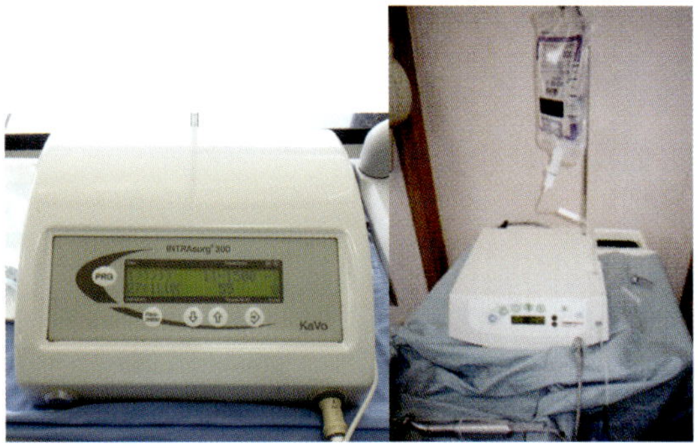

그림 11−6 임플란트 수술용 엔진

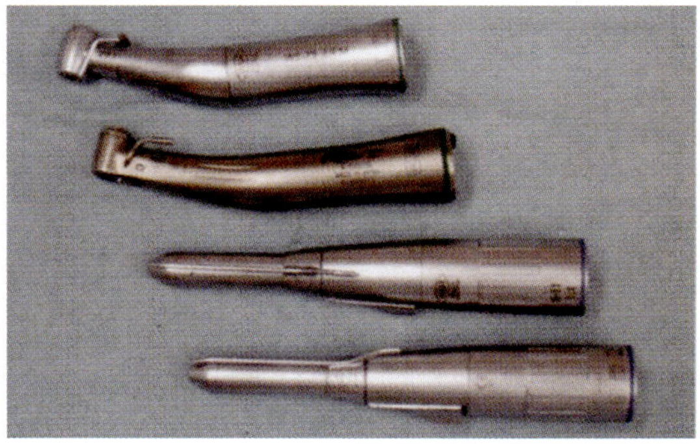

그림 11−7 임플란트용 핸드피스

③ 주수장치(irrigation set)

골 삭제 시의 발열로 인한 조직괴사를 막기 위해서는 삭제 중에 회전 중인 드릴에 냉각수를 뿌려 열을 식혀주어야 한다. 냉각수로는 증류수나 생리식염수를 사용하고, 미리 냉장 보관해두는 것이 술후 통증이나 종창을 줄이는 데 도움이 된다.

주수장치로는 주수만 가능한 독립된 형태의 주수기도 있고, 임플란트 핸드피스 두부 측면에 고정장치가 있어 주수관을 탈부착할 수 있는 형태의 주수장치도 있다(그림 11−8).

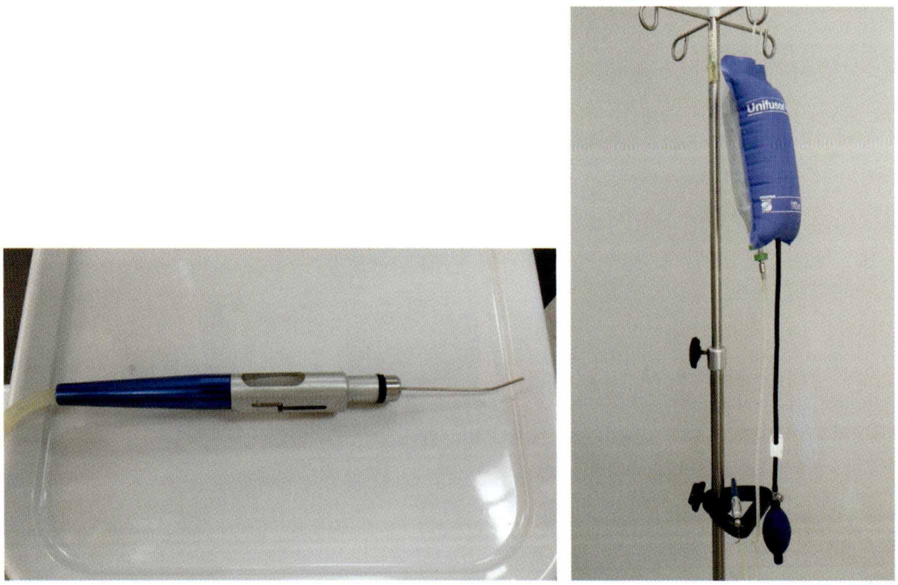

그림 11−8 주수장치

(2) 일반 수술기구

- 치과용 마취주사기(dental anesthetic syringe와 needle, ample)
- 치주낭측정기(periosteal probe)
- 치경(dental mirror)
- 핀셋(pincette)
- 조직견인기(tissue retractor)
- 골막기자(periosteal elevator)
- Blade[#12,#15(#15c)], blade holder
- 큐렛[Gracey curettes과 Surgical curette(straight, curved)]
- Interproximal knife와 치은절제용 칼(kirkland knife)
- Ochsenbein chisel, back-action chisel, bone file, bone rongeur
- Tissue forceps과 tissue scissors
- 지혈겸자(hemostat forcep)
- 흡입기(metal suction tip) & 세척용 시린지(saline syringe)
- 봉합기구(suture silk & needle, needle holder, dean scissors)

(3) 부가적 보조장비

① 공명주파수측정기(resonance frequency analysis; Periostat, Ostell mentor)

골-임플란트 사이의 유착 정도를 확인하는 데 사용된다(그림 11-9).

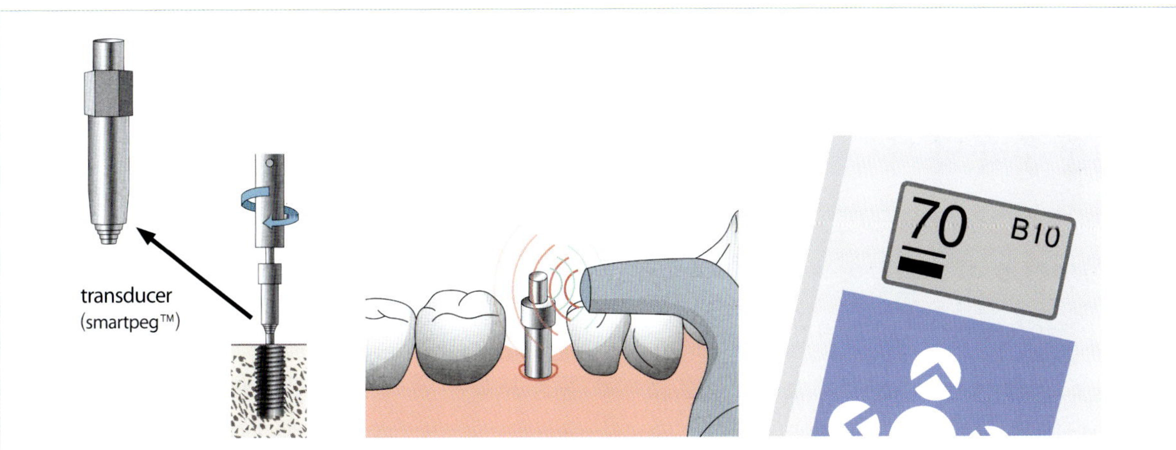

그림 11-9 **Ostell mentor**

Resonance frequency analysis device로 안정성이 있는 임플란트는 55~80 ISQ값을 나타낸다.

② 휴대용 X-ray(portable x-ray machine)

수술 중, 임플란트의 식립방향 및 깊이를 확인하기 위해 사용되는 휴대용 X-ray 장비이다. 디지털 센서를 이용하여 촬영하므로 신속한 확인이 가능하다(그림 11-10).

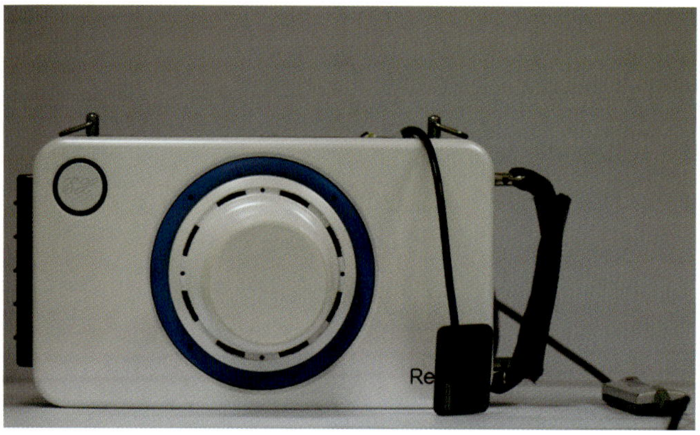

그림 11-10 **휴대용 X-ray**

(4) 수술용 멸균 세트

수술장갑, 수술모자, 마스크, 수술포, 수술가운, 멸균된 알루미늄호일, 폴리에틸렌 멸균팩(임플란트 엔진-핸드피스 연결선용)

(5) 기타

골 이식재 및 관련 기구, 흡수성 및 비흡수성 차폐막, 각종 지혈재 등

4) 술전 준비 및 처치

(1) 임상검사 및 진단모형의 분석

문진, 혈액검사(CBC) 및 소변검사(urinalysis)를 통해 환자의 전신질환 여부를 확인하고 식립부의 진단모형을 채득하며, 식립부의 부착치은 폭, 골결손 여부 등을 포함한 연조직과 경조직 전반에 대한 임상학적 및 방사선학적 검사를 시행한다.

방사선학적 검사는 파노라마 방사선사진, 치근단 방사선사진, 구강 임상사진 및 (필요한 경우) 컴퓨터단층촬영 등을 시행한다.

술전 진단 및 전체적인 치료계획이 결정되면 임플란트의 매식 및 보철치료를 시행한다.

(2) 진단용 및 수술용 스텐트 제작

스텐트는 임플란트 식립수술 시 위치, 길이 및 방향 등에 대한 가이드 역할을 하므로 세심한 주의를 기울여 제작해야 하며, 환자의 석고모형을 채득하여 사용한다.

방사선 불투과성 물질(금속구〈metal ball〉 또는 guttapurcha)을 이용하여 스텐트를 제작해서 환자에게 장착한 후 파노라마 방사선사진을 촬영함으로써, 임플란트 식립 위치 및 개수, 식립 임플란트의 지름 및 길이를 결정한다. 이를 토대로 진단모형에 레진(direct resin)을 부어 굳히고, 결정된 임플란트 식립 계획대로 구멍을 뚫어 수술용 스텐트를 만든다. 만들어진 스텐트는 1시간 정도 화학소독제에 담가두었다가 수술 가이드로 사용한다(그림 11-11).

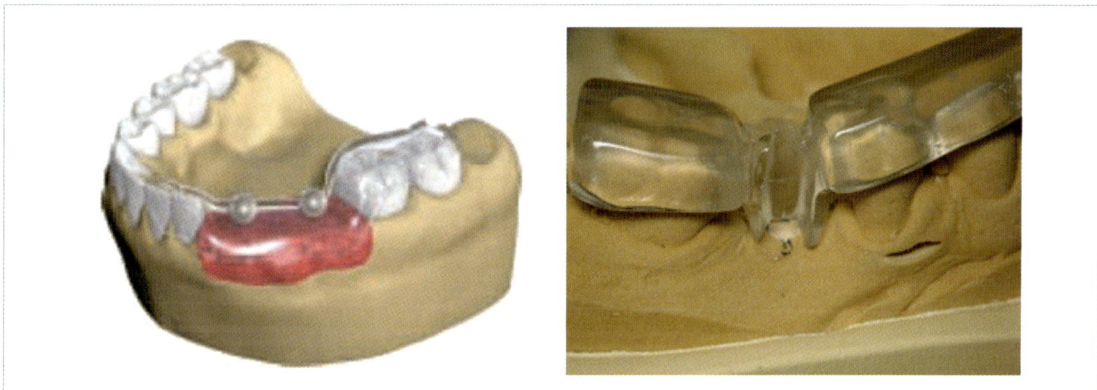

그림 11-11 진단 및 수술용 스텐트

(3) 예방적 항생제 및 진통제 투여

술후 부종 및 통증을 예방하고, 환자의 불안감, 긴장감 해소 등을 위해 술전 항생제 및 진통제를 투여한다. 미국 심장학회에서 권고하는 치과치료 후 예방적 항생제 투여 방법은 다음과 같다.

① 항생제(antibiotics)

아목시실린(amoxicillin) 2g을 수술 1시간 전에 복용시키거나 또는 수술 30분 전에 근육 및 정맥에 주사한다. 페니실린(penicillin) 알레르기의 경우, 클린다마이신(clindamycin) 600mg, 또는 세팔렉신(cephalexin) 2g, 아지트로마이신(azithromycin) 500mg 등을 수술 1시간 전에 복용시키거나, 30분 전에 근육 및 정맥에 주사한다.

② 진통제(anodyne)

수술 1시간 전에 진통제를 복용시킨다.

(4) 수술 동의서(Surgery consent form)

시행될 임플란트 수술과정 및 발생될 수 있는 합병증이나 후유증에 대한 설명을 듣고 환자의 동의를 얻은 후 수술을 시작한다.

5) 외과적 수술

임플란트 식립은 2회법 또는 1회법으로 시행될 수 있으며, 본체가 골에 위치되고 치유기간이 지난 후에 외과적으로 노출시켜 보철 수복물을 연결시킨다. 두 가지 식립법 모두 3~6개월의 치유기간을 요구하지만, 2회법 수술에서는 1차 수술 이후의 2차 수술에서, 1회법 수술에서는 2차 수술 없이 1차 수술 시에 커버나사 및 치유지대주를 연결하여 임플란트를 노출시킨다. 임플란트 식립은 기본적으로 2회법으로 시행된다.

1차 수술은 치조골에 임플란트 매식체(fixture)를 식립하는 과정이며, 1차 수술 후 하악은 3~4개월, 상악은 6개월 정도의 골 유착 기간이 지나 임플란트를 구강 내로 노출시키는 과정을 2차 수술이라 한다. 2차 수술 후에는 노출된 매식체에 지대주를 연결하여 최종 보철물을 장착한다(그림 11–12).

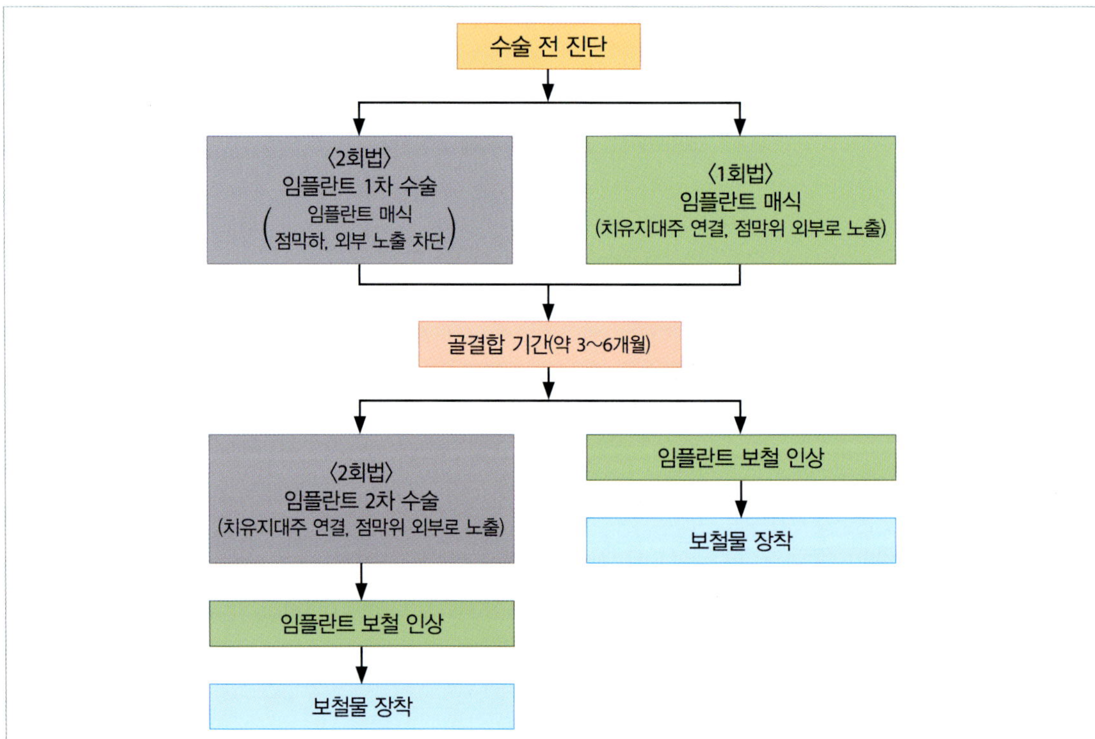

그림 11–12 임플란트 치료의 흐름

(1) 1차 수술

매식체를 식립하는 과정으로 치은절개, 골삭제, 매식체 식립, 봉합의 순서로 시행한다. 식립 공간 형성 후에는 식립 드릴을 연결하고 저속엔진을 이용하여 매식체를 고정시킨다.

① 수술용 스텐트 장착 및 수술 부위 표시

소독된 수술용 스텐트를 장착하여 식립부위를 확인한다. 식립부위를 드릴로 미리 표시해두기도 한다(그림 11-13).

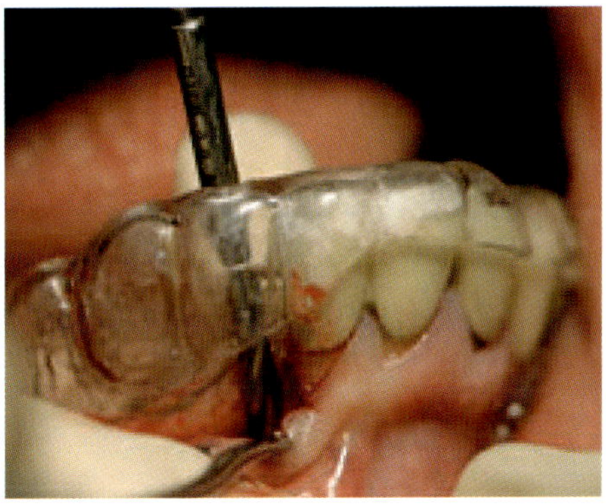

그림 11-13 **수술용 스텐트 장착 및 수술 부위 표시**

② 판막절개와 거상

골막이 찢어지지 않도록 주의하면서 전층 판막을 형성한다(그림 11-14).

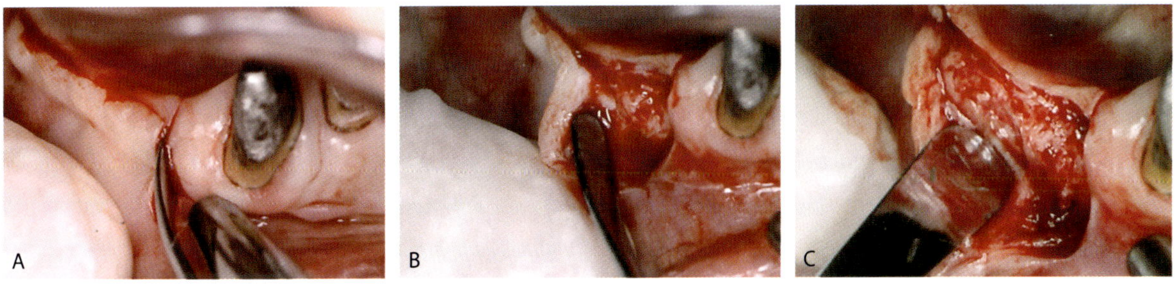

그림 11-14 **판막절개와 거상**

판막 박리 초기에는 선단 폭이 좁은 골막기자를 사용하다가 나중에는 폭이 넓은 것을 사용한다.

③ 골 천공 및 삭제

임플란트 핸드피스에 골삭제 드릴을 연결하여 식립홀을 형성하는 과정인데, 임플란트 제조회사에 따라 천공단계에 차이는 있으나, 대부분 아래와 같은 순서를 기초로 진행된다(Branemark, Nobel Biocare 기준). 이때 발열을 줄이기 위해 외부에서 냉각수를 뿌려주는 것이 매우 중요하다.

a. 천공(drilling) (그림 11-15, 11-16)

거상된 판막 아래 치조골 위로 수술용 스텐트를 위치시키고 guide drill(initial drill, round bur)로 임플란트 식립 지점을 표시한다. 2.0mm twist drill을 이용해서 식립할 임플란트 길이만큼 깊게 천공한 후, 2/3mm pilot drill을 이용해서 매식부 입구의 너비를 2.0mm에서 3.0mm로 부분 확장한다. Twist drilling 후, parallel pin을 삽입하여 천공 위치 및 방향의 적합 여부를 확인한다. 이후 3.0mm twist drill을 이용해서 식립부 하단까지 너비를 확장하고, 매식체의 지름에 따라 pilot drill과 twist drill을 추가 이용하여 식립의 너비 및 깊이를 확장한다.

b. 카운터싱킹(countersinking)

식립할 매식체의 모양이 상단부가 넓은 형태인 경우, 카운터싱크(countersink)를 이용해서 매식체 및 피개나사 형태에 맞춰 식립 입구부를 약간 넓힌다. 최근에는 임플란트와 지대부 연결부위의 발전으로 이 과정을 생략하는 경우도 많다.

c. 탭핑(tapping)

골질이 단단한 치조골의 경우, 임플란트 식립 시 골에 과도한 내부 응력이 작용하지 않고 쉽게 삽입되도록 미리 골 삭제 내면 부위에 나사산(thread)을 형성하는 과정으로 tap drill을 이용한다. 한편, 골질이 부드러운 치조골의 경우에는 tapping을 따로 하지 않고 최종 천공 후 바로 매식체를 식립하는데, 이것은 매식체가 식립되면서 매식체 모양에 따라 골내 나사산이 형성되고 그 과정에서 깎여진 골이 나사 사이를 채워줌으로써 보다 나은 초기고정을 얻을 수 있기 때문이다. 이러한 과정을 self-tapping이라고 한다.

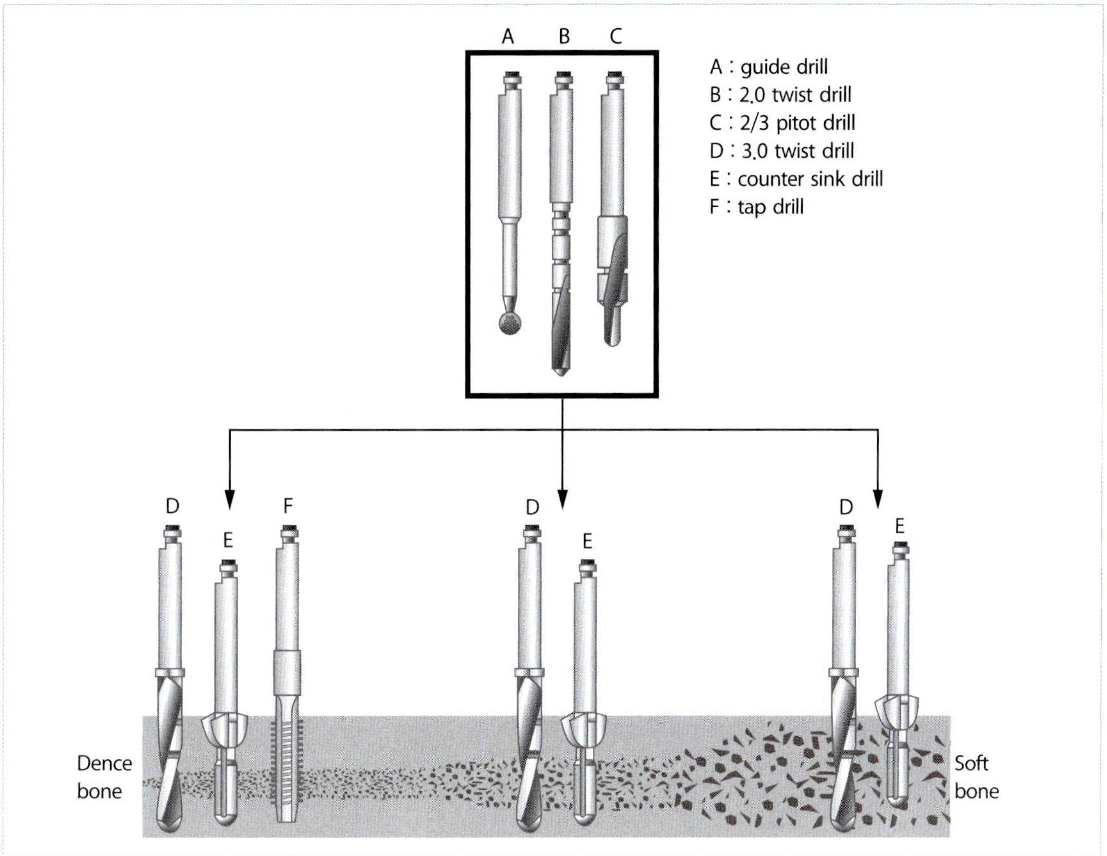

그림 11-15 골질에 따른 임플란트 천공(Implant drilling)

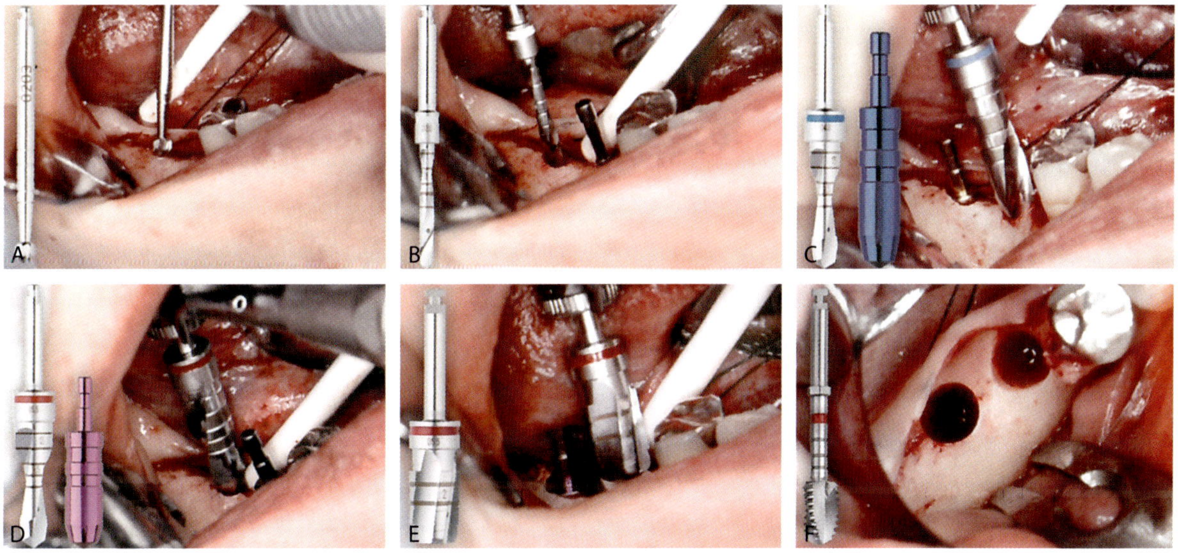

그림 11-16 골천공 단계

골 화상을 방지하기 위해서 적정 속도와 정해진 순서를 준수해야 한다. 방향과 깊이를 확인하면서 주수하에 진행한다.

④ 임플란트의 식립

저속 핸드피스를 이용하여 매식체를 식립한다. 미는 힘을 가하지 않도록 해야 하며, hand wrench를 이용해서 삽입을 마무리한다.

⑤ 피개나사(cover screw)의 연결

이전에는 매식체에 mount(임플란트를 식립하기 위해 임시로 매식체 위에 붙어 있는 구조물)가 연결되어 있어 식립 후에 mount를 제거하고 cover screw를 연결하였으나, 최근에는 mount 없이 식립하고 바로 cover screw를 연결하기도 하며, 경우에 따라서는 바로 치유 지대주(healing abutment)를 연결하여 연조직을 밖으로 노출시켜 2차 수술을 생략하기도 한다(1회법 식립). Cover screw는 식립홀 및 가장자리로 연조직이나 골조직의 개재를 방지하기 위해 연결하는 장착물로, 저속 핸드피스 및 screw driver를 이용해 장착한다.

⑥ 연조직 봉합

3-0이나 4-0봉합사를 이용하며, 흡수성 봉합사인 vicryl silk나 비흡수성 봉합사인 nylon silk를 이용한다. 이차감염 방지 및 깨끗한 치유를 위해 minocycline hydrochloride 계열 항생제(Periocline®, Minocline®)를 봉합한 부위에 바르기도 한다.

⑦ 방사선 사진 촬영

매식 직후, 파노라마 방사선사진이나 표준 방사선사진을 이용하여 매식 방향, 위치, 해부학적 구조물 침범 등을 확인하고 문제 발견 시, 판막을 다시 열어 수정한다.

⑧ 술후 주의사항 교육

임플란트 매식 후 주의사항은 발치 후 주의사항과 유사하나, 연조직에 대한 주의사항이 더욱 필요하다. 감염 가능성이 있거나 기존 염증이 있는 경우, 항생제 투약을 1~2주일 더 진행할 수 있으며, 식립 후 초기 2~3주일은 식립부에 하중이 가해지지 않도록 환자에게 주의를 주어야 한다.

(2) 2차 수술

2차 수술은 상부구조물 제작을 위해 매식체를 노출시키고 지대주(abutment)를 연결하는 과정으로, 1차 수술을 한 후, 하악은 약 3개월, 상악의 경우 약 6개월의 치유 기간을 거친 후 시행한다. 공명주파수 측정기를 이용하여 치조골-임플란트 간 골유착이 충분히 이루어졌음을 확인한 후 진행하는데, 이때 부착치은의 확보 또는 연조직결손부에 대한 치료로서 치은이식술이나 치근단변위판막술(apically positioned flap)을 추가로 시행할 수 있다.

2차 수술은 다음과 같은 순서로 진행한다.

① 매식체의 노출

매식체를 덮고 있는 연조직을 tissue punch로 뚫어서 제거하거나 협설측 판막을 최소한으로 젖혀 피개나사를 노출시킨다(그림 11-17).

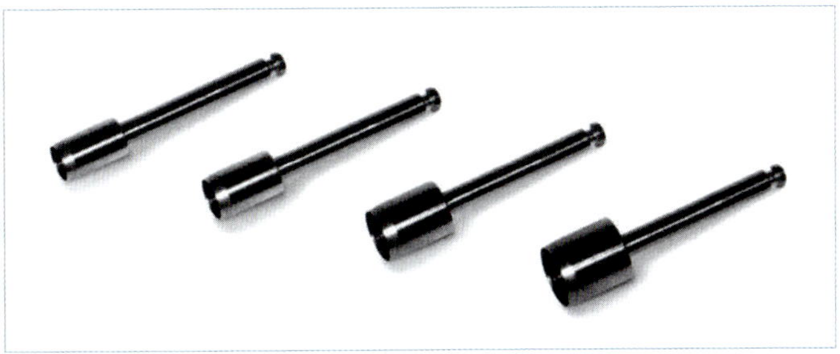

그림 11-17 **tissue punch**

② 피개나사(cover screw)의 제거

Screw driver를 이용해 피개나사(cover screw)를 제거하고, 매식체 주변의 과도한 골막이나 연조직 및 경조직을 제거한다.

③ 지대주(abutment)의 연결

매식체와 치은 간의 두께를 측정하여 적당한 길이의 지대주(abutment)를 선택하고 매식체 위에 위치시켜 screw driver로 고정시킨 후 판막을 봉합한다. 지대주 연결 후, 치근단 방사선사진을 촬영하여 정확하게 위치되었는지 확인한다.

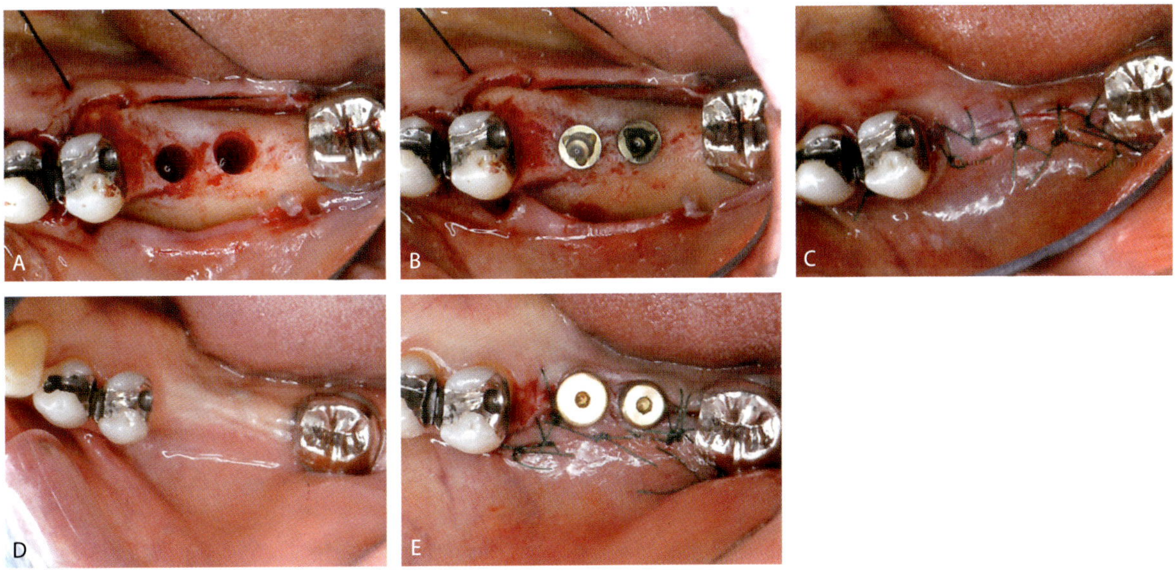

그림 11-18 **임플란트 수술(2회법)**

A : 임플란트 매식와의 형성 B : 임플란트 매식 C : 연조직 봉합 D : 치유기간 후 E : 매식체 노출 및 치유 지대주 연결 후 봉합

(3) Advanced Implantation technique

매식체 식립 및 치조골 간 골유착이 골량 부족이나 해부학적 인접 구조물로 인해 방해받을 경우, 보조적인 수술기법이 추가로 사용될 수 있다.

① 골조직유도재생술(guided bone regeneration, GBR) (그림 11–19)

치조제의 높이가 낮거나 폭이 좁아 임플란트 주변의 골량이 부족해서 임플란트 나사의 노출이나 천공 등이 발생할 경우 시행한다. 주변 상피세포나 결합조직세포가 통과할 수 없는 세공을 가진 막을 이용해서 골조직을 고립시킴으로써 골에서 유래한 골세포의 증식을 유도한다.

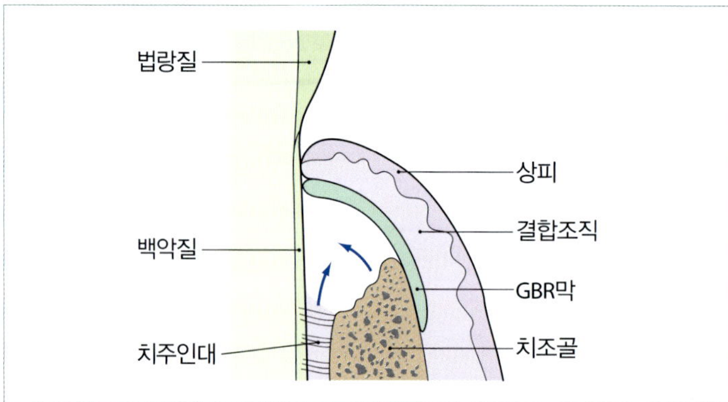

그림 11–19 **GBR법**
GBR막의 안쪽에 존재하는 치조골 유래의 세포에 의한 치유를 기대할 수 있다.

② 골이식술

골량이 많이 부족한 경우, onlay bone graft, inlay bone graft 등으로 높이를 증가시킬 수 있으며, ridge splitting 등의 방법으로 골폭을 늘려 식립할 수 있다.

③ 상악동거상술(sinus elevation)

상악동 거상을 동반한 치조제의 증가술을 말하는데, 임플란트 식립 수술과 함께 시행하거나 그 전에 시행한다(그림 11–20). 임플란트 식립 수술 시 구강 내 쪽에서 상악동저를 밀어올리는 방법(crestal approach, 치조정접근법)(그림 11–21)과 구강 외에서 상악동 창을 형성하여 점막을 들어올리고 골을 이식하여 증가시키는 방법(lateral window approach, 측방창접근법)(그림 11–22)이 있다. 측방창접근법은 골의 양이 많이 부족하거나 식립할 치아수가 많은 경우에 이용한다.

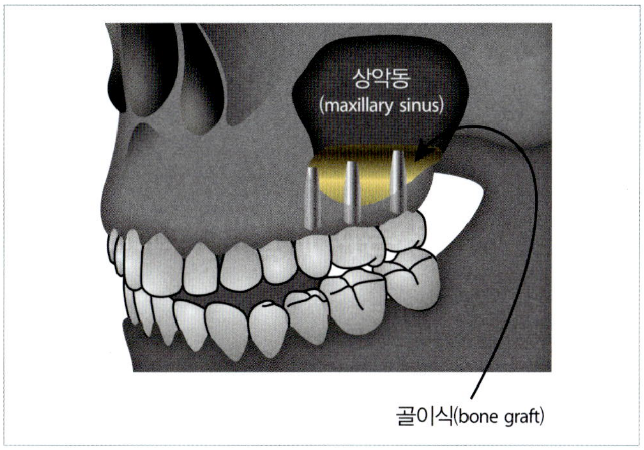

그림 11-20 **상악동거상술(sinus elevation)**

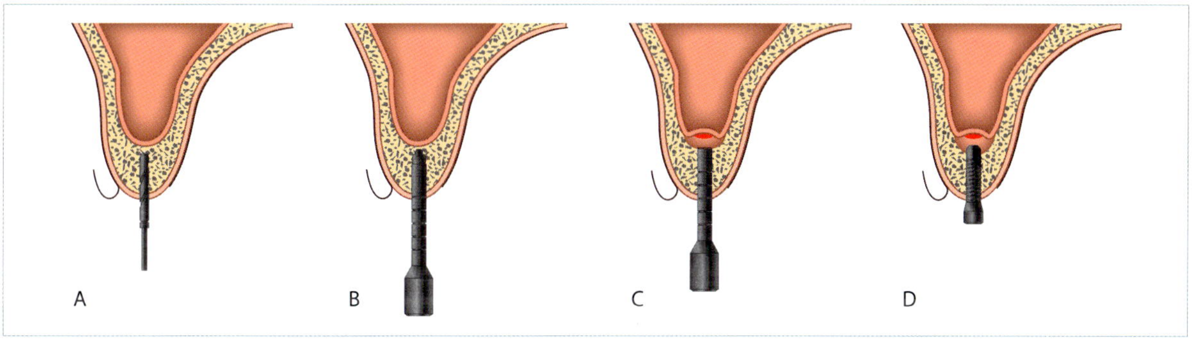

그림 11-21 **상악동거상술 – 치조정접근법(crestal approach)**

A : 작은 직경의 pilot drill을 사용하여 임플란트 식립부위를 상악동저에서 약 2mm 하방까지 형성한다.
B : 상악동저에 도달한 후, 상악동저의 치밀골을 "greenstick" 골절시키기 위해 오스테오톰을 가벼운 malleting으로 약 1mm 더 밀어넣는다.
C : 이식재를 straight 오스테오톰을 이용하여 천천히 상악동 내로 밀어넣는다.
D : 상악동 막 하방에 식립된 임플란트와 이식된 골이 공간을 유지하고 있다.

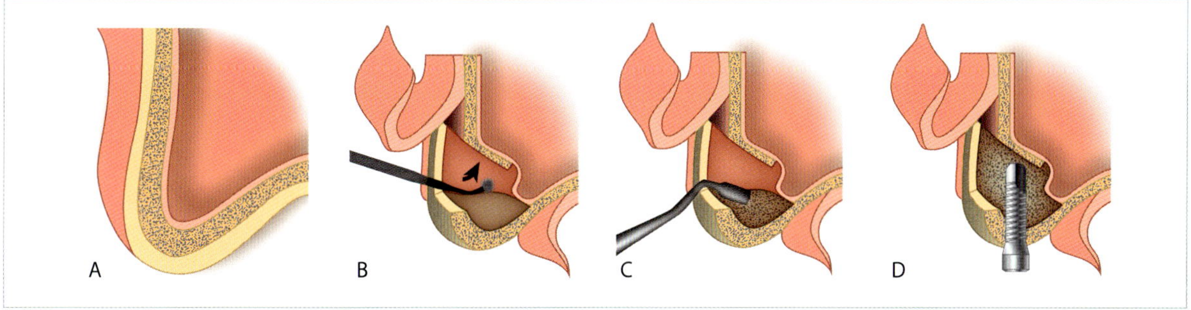

그림 11-22 **상악동거상술 – 측방창접근법(lateral window approach)**

A : 임플란트를 식립하기에는 골의 양이 부족한 상태이다.
B : 치은을 박리한 후 골창을 형성하고 상악동 점막을 거상시킨다.
C : 상악동 점막과 상악골 기저부 사이의 공간에 골 이식을 시행한다.
D : 골 이식 후 임플란트를 식립한다.

(4) 수복물 제작

2단계 수술법에 의해 시술된 경우 2차 수술을 시행하고 약 1개월 후부터 수복물 제작에 관련된 술식을 시작한다. 1단계 수술법에 의해 시술된 경우에는 일반적인 치유 기간이 경과된 후에 수복물 제작에 관련된 술식을 시작한다.

5 임플란트의 성공과 실패

1) 임플란트의 성공 기준(Zarb & Albrektsson, 1998)

① 임상적으로 임플란트는 동요가 없어야 한다.
② 방사선사진에서 임플란트 주위에 방사선투과상의 소견이 보이지 않아야 한다.
③ 임플란트가 기능을 한 첫 1년 후부터 매년 0.2mm 이하의 수직골 흡수가 관찰된다.
④ 통증, 불편감, 감염, 지각이상 등과 같은 증상이 없이 임플란트가 기능해야 한다.
⑤ 임플란트가 환자나 치과의사에게 기능적으로나 심미적으로 만족스럽게 기능해야 한다.

2) 실패한 임플란트

① 임플란트 주위의 전반적인 방사선투과성이 나타난다.
② 임플란트 주위골이 1/2 이상 소실되었다.
③ 임플란트 주위 처치와 무관하게 급속 진행형의 골소실이 있다.
④ 0.5mm 이상의 수평동요 또는 수직동요가 있다.
⑤ 타진 시나 기능 시 통증이 발생한다.
⑥ 치료를 위한 외과적 시도에도 불구하고 삼출액이 조절되지 않는다.
⑦ 임플란트가 잘못된 위치에 식립되어 보철물 지지가 불가능하다.

6 임플란트 주위조직의 질환

1) 임플란트 주위조직의 병변

임플란트가 자연치아를 대체하나, 임플란트 주변의 결합조직은 자연치아의 결합조직과는 분명한 차이를 보인다. 식립술 이후 치유가 진행되면서 지대주 주변으로 새로운 유리치은 변연이 형성된다. 그러나 백악질과 치주인대가 없으며, 임플란트 표면 속으로 수직 삽입된 결합조직 섬유가 없다. 반교소체로 구성된 접합상피 및 상피 하방의 원형 섬유가 세균 방어의 최전선으로 기능한다. 따라서 자연치아보다 더 빠르게 염증이 파급될 수 있으므로, 수술 후 정기적인 유지관리가 반드시 필요하다.

한편, 임플란트 주위 세균들은 자연치 주위의 세균들과 유사하며, 대부분의 임플란트 주위조직의 병변은 자연치아와 마찬가지로 치면세균막 축적 및 과도한 교합하중의 두 가지 요인이 복합되어 나타난다.

Tip

▶ 임플란트주위점막염(periimplant mucositis)과 임플란트주위염(periimplantitis)

임플란트 주위조직의 병변을 통틀어 임플란트 주위질환(periimplant disease)이라고 하며, 감염의 파급 정도에 따라 임플란트 주위점막염(periimplant mucositis)과 임플란트주위염(periimplantitis)(그림 11-23)으로 나눈다.
임플란트주위점막염(periimplant mucositis)은 염증 병변이 임플란트 주변부 '연조직'에 국한된 경우이고 임플란트주위염(periimplantitis)은 연조직 병변과 함께 임플란트 주위의 '치조골 소실을 동반'한 경우에 해당한다. 질환의 심도에 따라 치료 방법이 달라지므로 임플란트 주변부에서 염증소견 발견 시에는 반드시 방사선 촬영을 시행하여 정확한 진단을 하도록 해야 한다.

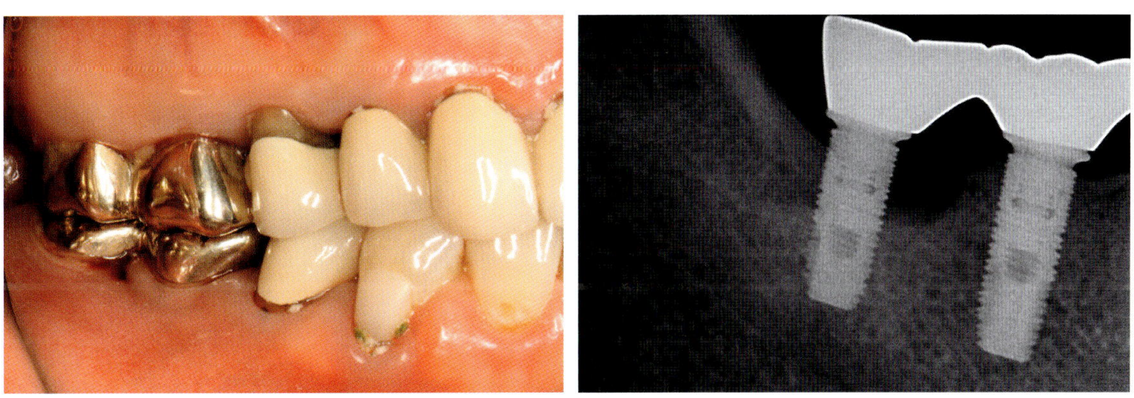

그림 11-23 임플란트주위염(periimplantitis)

2) 임플란트 주위질환(Periimplant disease)의 평가 및 진단

① 연조직 평가

자연치와 임플란트가 임상적으로 많이 유사하기에 임플란트 주변 조직도 자연치아 주변 치주조직의 평가 지표를 사용하여 평가된다. 기본적으로 주변 연조직의 색, 외형, 질감을 확인하여, 건강한 치주조직 상태와 비슷한지 확인한다. 발적, 부종 및 화농은 현저한 염증으로 평가한다.

② 치주탐침 평가

임플란트 주위조직의 건강도 또는 염증 여부를 판단하는 데 중요한 요소이긴 하나, 탐침 동작으로 하여금 세균 공격의 통로를 만들 수 있다는 우려가 있어 평가방법으로 적용시킬지에 대해서는 논란이 있다. 따라서 빈번한 탐침은 피하는 것이 좋고, 티타늄 긁힘을 방지하기 위해 플라스틱 또는 나일론 치주탐침을 사용하며, 탐침 깊이는 4mm 이하가 바람직하다.

③ 경조직 평가

임플란트 주변부 경조직 평가는 규칙적이고 지속적인 방사선 사진 촬영을 통해 가장 잘 평가될 수 있다. 수평촬영법을 이용하며, 임플란트 변연부 골 높이를 확인하여 주위 골 소실 여부를 판단한다. 일반적으로 골 소실량은 술후 1년 이내에는 0.5~1mm 정도, 그 이후에는 0.06~0.08mm/년 미만으로 관찰되며, 계속적인 평가를 위해 보철 수복물 연결 후 6개월, 12개월, 그 이후 1~3년 간격으로 방사선 검사를 시행한다. 그러나 그 이상의 많은 골 소실이 동반되었을 경우, 원인 요소를 찾아내어 해결해야 한다.

④ 동요도 평가

임플란트는 치주인대가 없기 때문에 정상적으로 골유착이 일어난 건강한 임플란트에는 동요도가 없어야 한다. 따라서 전통적인 동요도 탐지방법으로 임플란트가 움직이는지를 확인하고, 동요 정도 및 원인에 따라 관련 치료를 시행한다.

⑤ 치면세균막 및 치석 평가

임플란트의 성공은 자연치아와 마찬가지로 적절한 수복물과 교합, 좋은 구강위생 및 정기적인 유지관리에 의존한다. 따라서 내원 시마다 치면세균막 및 치석침착 여부를 확인하고, 제거해주어야 한다.

⑥ 보철물 검사 및 교합 평가

보철물 및 지대주가 느슨하면 나사상태를 확인하고 조여준다. 그러나 부적절한 임플란트 식립, 불량한

11

보철 디자인, 또는 과도한 교합력이 나사의 헐거워짐이나 파절을 야기할 수 있으므로, 교합상태에 대한 점검도 필요하다.

3) 임플란트 주위질환의 치료법

임플란트주위염은 치주염의 임상적 발현과 유사하나, 공격적인 병소로 통증이나 동요가 나타나기 전에도 발생되는 빠른 골소실이 특징이다. 이는 경도부터 중증까지 나뉠 수 있으며, 치료는 치주염 치료와 유사하다(표 11-1). 경도 염증은 구강위생을 향상시키고, 비외과적 치료(국소적 항생제 및 구강 린스)가 적용되며, 중등도 염증은 전신적 항생제나 판막 수술이 필요하다. 중증 염증은 판막 수술 및 재생 치료(골이식 및 조직유도재생술)가 포함되어야 한다. 그러나 자연치아에서 만큼의 효과를 기대하기는 어려우며, 아주 심각하면 임플란트를 제거해야 하는 경우도 있다.

표 11-1 **임플란트 주위조직 파괴 원인에 따른 치료법**

		구강 내 세균 감염	과도한 하중
치료법	1단계	• 염증병소의 조절 – 기계적인 방법(치면세균막 및 치석제거) – 화학적인 방법(항생제, 구강린스)	• 임플란트 보철물 – 디자인과 정확도 • 교합상태 • 식립된 임플란트의 위치와 개수
	2단계	• 외과적인 치료 – 깊은 치주낭 제거(판막수술) – 골 삭제, 재생술	• 외과적인 치료 – 깊은 치주낭 제거 – 골 삭제, 재생술

7 임플란트의 유지관리

임플란트 주위질환 예방을 위해 첫 1년 동안에는 1개월, 3개월, 6개월, 12개월 후에, 그 이후에는 1년에 한 번씩 내원시켜 임플란트 및 주변 조직에 대한 검사를 시행한다(그림 11-24). 내원할 때마다 연조직 및 경조직의 상태 변화, 치석, 치은연상 및 치은연하 침착물 존재 유무, 동요도 등을 검사하며, 축적된 치면세균막 및 치석을 제거한다. 이때 임플란트 주변부 치석은 자연치보다 좀 더 쉽게 제거될 수 있는데, 플라스틱 기구를 이용하여 제거한다. 금속 재질의 기구는 티타늄 소재의 임플란트 매식체 및 지대주 표면에 손상을 줄 수 있으므로, 금속 기구와 초음파 치석제거기 및 금속이 노출되어 있는 치간칫솔 등은 사용하지 않도록 한다. 클로르헥시딘(chlorhexidine)을 작은 솜에 적셔서 임플란트와 보철물 주위를 닦아 깨끗하게 하며, 치은비대증을 감소하기 위해서 클로르헥시딘과 메트로니다졸(metronidazole)을 투여할 수 있다. 유지관리에 있어 환자, 치과위생사, 치과의사가 각각의 역할을 다해야 한다.

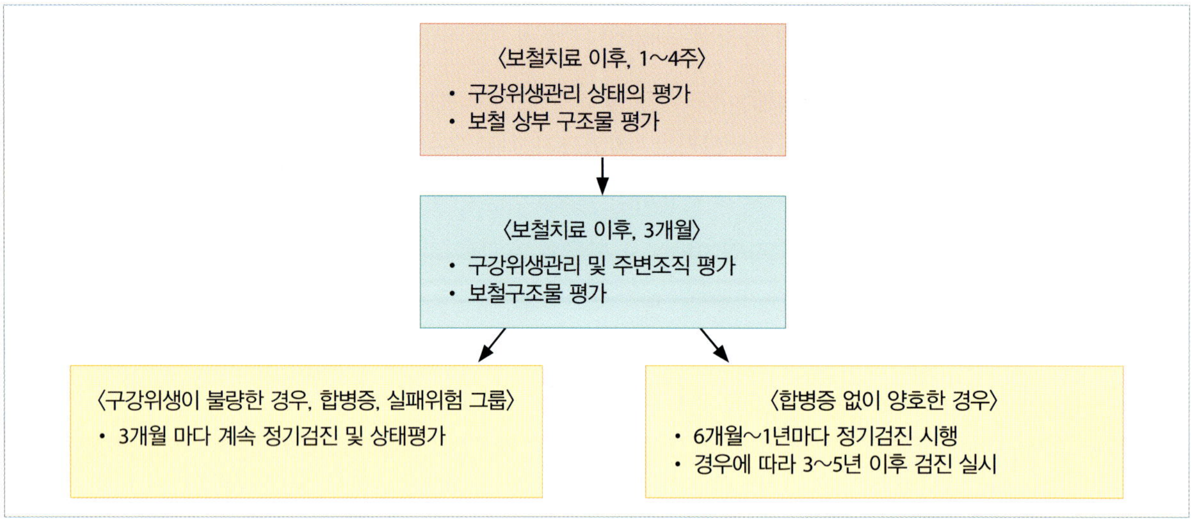

그림 11-24 **임플란트 식립 · 보철 이후의 유지관리**

1) 환자의 역할

① 철저한 구강위생관리로 임플란트 주변부의 치면세균막 축적을 최소화한다.

② 칫솔질 시 보조관리 기구로 슈퍼치실(super-floss) 및 치간칫솔을 사용한다.

③ 밤에 잠자기 전에 클로르헥시딘을 묻힌 치실이나 테이프를 사용한다.

2) 치과위생사의 역할

① 환자의 치면세균막관리 능력을 평가하고, 부족할 경우 반복 교육하여 조절능력을 높인다.

② 임플란트 주변부의 염증성 변화 여부를 점검하고, 병변이 보이는 경우 플라스틱 치주탐침으로 부드럽게 탐침하여 염증 정도를 평가한다. 병변이 관찰되지 않는 경우는 탐침할 필요가 없다.

③ 임플란트 전용 기구(Impla-Core, Implant Prophy 또는 Steri-Oss Graphite Scaler)를 이용하여, 치은연상(또는 약간 치은연하) 치면세균막 및 치석을 제거한다(그림 11-25).

④ 상부 보철이 헐겁지 않은지, screw가 파절되지는 않았는지 등의 문제를 점검한다.

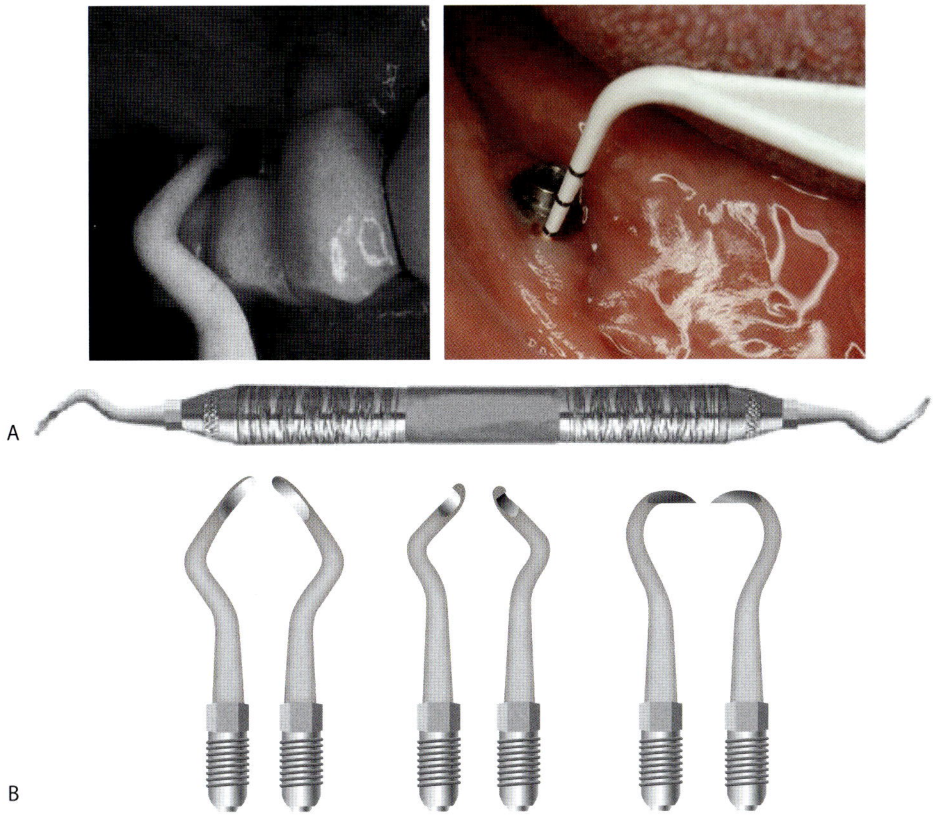

그림 11-25 **임플란트 주변부 치면세균막 관리**

A : 임플란트 전용 치주낭측정기 B : 임플란트 전용 스케일러

3) 치과의사의 역할

① 환자를 3~4개월마다 내원하게 하여 임플란트 및 전반적인 구강검진을 시행한다.

② 정기적으로(12~18개월마다) 방사선사진을 촬영하여 임플란트 주변부 골조직 상태를 점검한다.

③ 환자의 치면세균막관리 능력, 임플란트 주변부 염증 여부 및 상부 보철물의 이상 여부 등을 점검한다.

④ 임플란트 주변부 치면세균막 및 치석 축적 시, 임플란트 전용기구를 이용하여 제거한다.

⑤ 임플란트 주변부 염증 발생 시, 매식체 주변부의 육아조직을 제거하고 클로르헥시딘 등을 이용하여 표면을 소독한다. 골 흡수가 심한 경우, 골유도재생술(guided bone generation, GBR)을 시행하여 골을 재생시킨다.

Chapter 12

복합 및 특수 치주치료

(근관, 보철, 교정 및 노인 · 장애인 환자/전신질환자 치료)

학습목표

1. 치수질환이 치주조직에 미치는 영향을 설명할 수 있다.
2. 치주질환과 치수질환을 감별진단할 수 있는 정보를 수집할 수 있다.
3. 치관수복물 변연의 위치와 치주질환과의 관계를 설명할 수 있다.
4. 치주질환자의 교정치료 시 주의사항을 설명할 수 있다.
5. 당뇨병 환자의 치주치료 시 주의사항을 설명할 수 있다.
6. 고혈압 환자의 치주치료 시 주의사항을 설명할 수 있다.
7. 심혈관 환자의 치주치료 시 주의사항을 설명할 수 있다.
8. 간염 환자의 치주치료 시 주의사항을 설명할 수 있다.
9. 결핵 환자의 치주치료 시 주의사항을 설명할 수 있다.
10. 어린이의 단순성 치은염 원인을 설명할 수 있다.
11. 임산부의 치주치료 시 주의사항을 설명할 수 있다.
12. 노인의 구강건강관리법을 기술할 수 있다.
13. 노인 환자의 치주치료 시 고려사항을 설명할 수 있다.
14. 장애인 환자의 치주치료 시 주의사항을 설명할 수 있다.

I 복합치료(보존·보철·교정치료)

치과에 내원하는 대부분의 환자들은 간혹 치주문제가 환자의 주된 호소라 할지라도 단순히 치주치료만으로 치료가 종료되지는 않는다. 환자의 치주치료 과정 중 치주치료와 근관치료가 동반될 수 있고, 치주치료 후 보철치료나 교정치료가 필요한 경우도 있으며, 반대로 보철치료나 교정치료를 위해 치주치료가 필요한 경우도 있다. 따라서 치과에 오는 환자들과 상담하고 치료과정에 참여하는 치과위생사들은 치주치료와 보존, 보철, 교정치료의 상호 연관성에 대해 이해하고 설명할 수 있어야 한다.

1 치주–근관치료

치주조직은 해부학적으로 치근단공이나 부근관을 통해 치수와 연결되어 있다. 따라서 세균이나 해로운 부산물들이 이러한 구조를 통해 치주조직에서 치수조직으로, 또한 반대로 치수조직에서 치주조직으로 상호 영향을 줄 가능성을 배제할 수 없다.

대개 근관병소는 치근단부 치주조직과 연관된 증상을 유발하고, 치주병소는 치은 변연부로부터 시작되는 증상을 나타내므로 감별이 비교적 어렵지 않다. 그러나 종종 임상적 증상이 혼동되어 원인요소의 감별이 잘못되는 경우도 있다. 예를 들어, 겉으로는 치주조직의 염증처럼 보이는 병소도 실제로는 치수 기원의 병소일 수 있으며 반대로 치주조직의 염증이 치수조직에 병소를 유발할 수 있다.

한편 특정 치아에 치주병소와 근관병소가 연결되어 동시에 하나의 병소로 존재하는 경우도 있는데 이를 치주–근관 복합병소(그림 12–1)라고 한다.

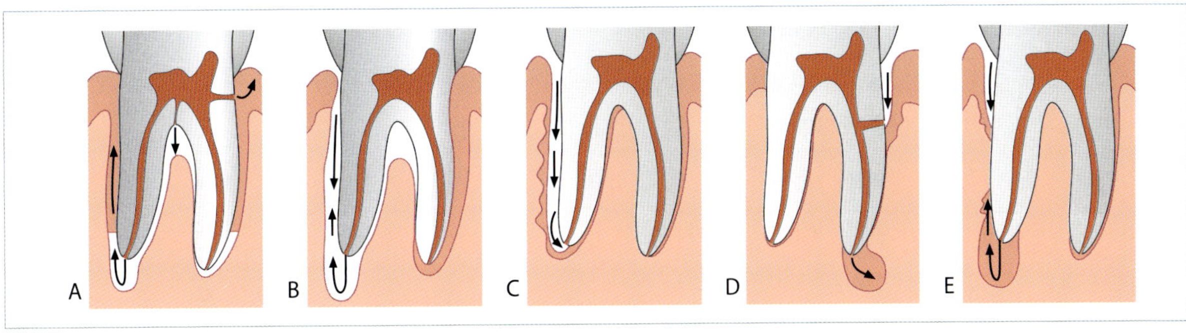

그림 12-1 치주-근관 복합병소의 분류
A, B : 일차적인 치수질환에 의한 복합병소 C, D : 일차적인 치주질환에 의한 복합병소 E : 진성 복합병소

1) 치주-근관 복합병소의 분류

(1) 일차 치수질환에 의한 복합병소

① 치수괴사

여러 가지 원인에 의해 괴사된 치수에서는 세균이 성장하고 분해되면서 효소, 대사물질, 항원 등의 다양한 물질들이 배출된다. 이 물질들은 치근단공과 부근관을 통해 치주조직 내로 유출되어 치근단 주위나 치근의 측방 또는 다근치의 분지부 인접 치조골의 파괴를 초래한다.

② 치근단농양 (그림 12-2)

치근단병소에서 유래된 병소는 농양을 형성하여 치은열구나 치주낭 내로 배농될 수 있다. 이 경우 심한 통증, 타진 시 통증, 치아동요도 증가, 변연치은 종창 등의 증상이 나타날 수 있다. 적절한 근관치료로 누공 및 치주조직 결손을 해소할 수 있으며, 부가적인 치주치료는 필요 없다.

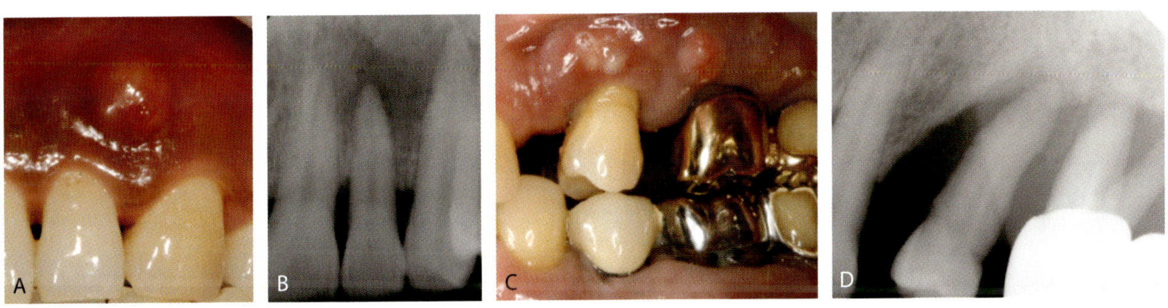

그림 12-2 치근단농양
A, B : 근관 기원의 치근단농양 소견 C, D : 치주질환에 의한 치주농양 소견

(2) 일차 치주질환에 의한 복합병소 (그림 12-3)

치주질환이 치수에 미치는 영향에 관해서는 논란의 여지가 있다. 많은 연구에서 치주조직의 변화에 의한 치수조직의 변화에 대해 직접적 연관 관계가 밝혀지지 않고 있다.

임상적으로 치주질환에 의해 중등도 이상의 부착 파괴가 일어난 치아도 치수생활력을 유지하고 있음이 거의 모든 경우에서 관찰된다. 치근단부까지 부착소실이 일어나 치근단공으로 향하는 혈류의 공급이 끊기고 세균이 치근단공에 영향을 주지 않는 이상, 치수에 대한 영향은 대부분 관찰되지 않는다.

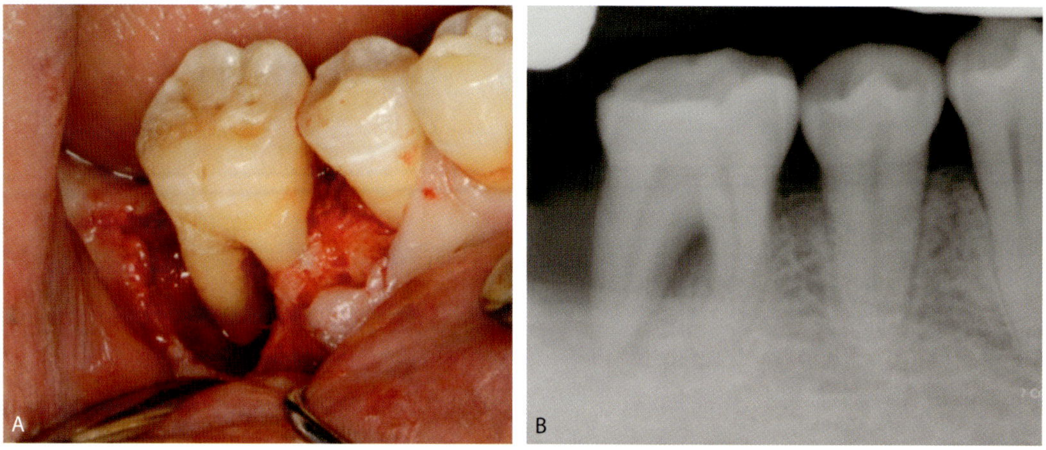

그림 12-3 일차 치주질환에 의한 복합병소

(3) 진성 복합병소

동일한 치아에 동시에 존재하던 근관 및 치주병소가 각기 진행되어 서로 병합된 경우이다. 이러한 경우 근관치료 후 재평가하여 치주치료를 시행하여야 하며, 진단과 치료에 많은 주의를 필요로 한다.

2) 치주-근관 복합병소의 치료

치주질환으로 파괴된 조직은 재생 가능성이 낮지만 근관병소에 의해 파괴된 치주조직은 가역적이어서 치료하면 조직이 재생될 가능성이 높다. 만약 근관병소가 기존 치주낭과 연결되어 있다면 예후는 좋지 않지만, 근관병소가 누공을 통해 건강한 치은열구와 연결되어 있으면 치료 효과가 매우 좋다. 따라서 근관 감염 치료에 중점을 두어 근관치료를 한 다음 치유 양상을 평가하면서 치주치료를 해야 한다.

2 치주-보철치료

건강한 치주조직과 적절한 수복물은 그 관계가 매우 밀접하여 상호 보완적이다. 보철치료를 시작하기 전에 치주질환을 치료하여 건강한 치주조직으로 회복한 다음, 이를 바탕으로 보철치료를 계획하고 시행해야 오랜 기간 동안 적절한 기능을 수행할 수 있다. 또한 치아파절이나 짧은 임상치관, 치조제의 함몰 등은 보철수복 치료 전에 생리학적, 심미적인 치주치료 과정이 필요하다.

1) 수복치료 전 지대치 주위의 치주치료

지대치 주위의 치주 염증은 궁극적으로 보철물의 수명을 단축시키며 건강한 치주조직을 가진 인접치아에도 손상을 줄 수 있다. 이런 의미에서 치주질환자에 있어 보철치료 전 치주치료는 필수적이다. 환자 자신의 치면세균막 제거 능력을 키워주는 것이 선행되어야 하며, 필요할 경우 치석제거 및 치근활택술 시행 후 지대치 주위의 남아 있는 치주낭의 제거와 치조골낭의 감소를 위해 치주판막술이나 조직재생유도술 등을 시행한다. 또한 이상소대나 근부착은 치주질환의 악화나 재발의 요인이 될 수 있으므로 절제수술이 필요한 경우가 있다.

2) 수복치료 전 지대치 주위의 치조부 성형(임상치관연장술)

보철수복 치료를 앞둔 지대치의 치관길이가 너무 짧거나 파절선 및 치아우식부가 치은변연부 하단에 위치할 경우, 보철수복 치료 이전에 치조부 형태를 수정하여 보철물의 고정력 및 치주의 생물학적 폭경을 확보하는 것이 필요하다. 잔존 임상치관의 길이에 따라 치은절제술로 치은변연의 위치를 수정하거나, 골절제술 또는 치아정출술(교정학적 혹은 외과적 정출술)을 시행하여 임상치관의 길이를 연장시킬 수 있다.

3) 지대치와 치조제 주위의 점막치은수술 (그림 12-4, 12-5)

지대치 주위의 부족한 각화치은은 치면세균막의 침착을 용이하게 하고 칫솔질 시의 통증 등 부정적 결과를 초래할 수 있으므로 경우에 따라 유리치은이식을 통해 각화치은의 폭경을 증가시켜 줄 필요가 있다. 또한 치조제의 함몰로 인한 가공치 하방 음형 치은의 형성은 비심미적인 보철물을 만드는 대표적 원인 중 하나이므로 이 경우 치조제증강술을 통해 치은의 외형을 수정하기도 한다.

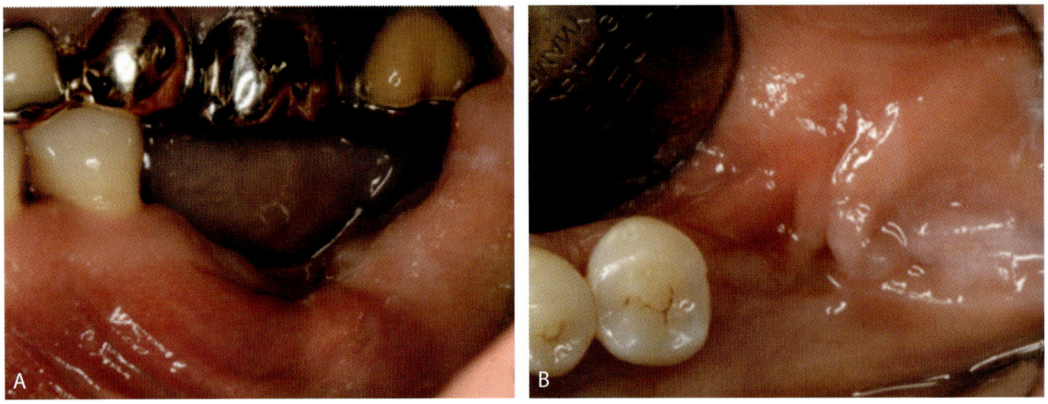

그림 12-4 발치 후 심한 치조제 함몰로 인한 부착치은 부족 및 얕아진 구강전정

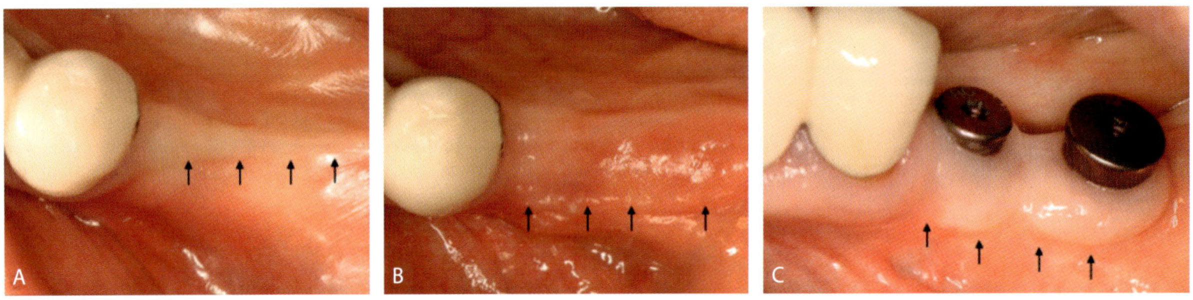

그림 12-5 유리치은이식을 통한 임플란트 식립부의 부착치은 증대

A : 술전 B : 수술 2주 후 C : 임플란트 보철 전

3 치주-교정치료

교정치료는 치주치료에 있어 보조적으로 사용될 수 있다. 치주질환에 의해 치주조직 파괴가 발생한 치아는 치아동요가 발생하고 불균형한 교합력에 의해 치아의 병적 이동을 야기한다. 이로 인해 치아 위치의 변위와 치간 사이의 공간 증가 등을 초래한다. 또한 치아 상실은 치아의 과맹출과 수직고경의 상실을 유발한다.

치주과적 교정치료는 이렇게 병적으로 변한 치열의 보철치료를 위해 사용되거나 또는 저작기능의 회복과 심미성 증진을 위해 사용된다.

(1) 치주질환자의 교정치료 목표 (그림 12-6)

① 치아주변 골형태의 개선(심미성의 개선)

② 치면세균막의 침착하기 쉬운 부위 개선(구강위생의 개선)

③ 교합력의 분산으로 교합성 외상 개선(교합관계의 개선)

④ 골결손부의 개선

⑤ 치주치료의 용이성

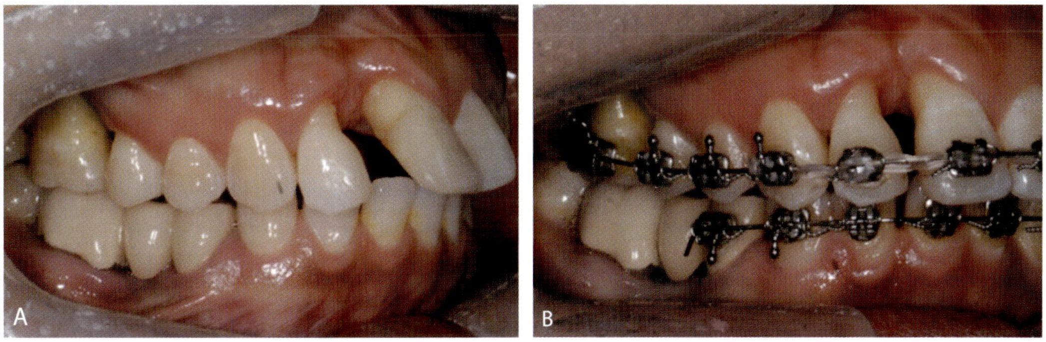

그림 12-6 치주질환자의 교정치료

A : 치료 전 B : 치료 후

(2) 치주질환자의 교정치료 시 주의사항

① 교정치료를 시작하기 전 철저한 치주임상검사가 필요하며, 치료 중에도 주기적인 치주검사를 실시해야 한다.

② 교정치료를 시작하기 전 치석제거 및 치근활택술, 치주판막술, 치은이식술 등을 통한 치주질환 조절이 필요하며 치주조직의 안정과 회복을 위해 4~6개월 정도의 관찰기간이 필요하다.

③ 교정치료 동안 상당한 양의 연조직과 골의 재형성이 일어날 수 있으므로 외과적 골수술의 경우는 교정치료 후로 연기해야 한다.

④ 치아지지가 감소되었지만 건강한 치주조직을 가진 성인에서의 치아이동은 추가적인 부착상실이 초래되지 않으나 치주건강이 불안정한 성인에서는 치아이동 중 심한 부착상실이나 치아상실이 초래될 수 있으므로 주의가 필요하다.

⑤ 교정치료 완료 후 3~4개월이 지나면 치아 주위 골 재생성이 완료되므로 이때 추가적인 보철치료를 시작할 수 있다.

⑥ 일반적인 교정치료와 마찬가지로 유지치료가 필수적이다.

II 특수 치주치료

1 소아 환자의 치주치료

소아에게서는 만성 변연성 치은염이 가장 흔한 형태의 치주질환으로, 상당히 붉은색의 치은 색조 변화를 보인다. 구강위생 상태가 불량하여 생기는 단순성 치은염이 가장 많고, 구호흡으로 인해 발생되는 치은염도 있지만, 심한 치조골 파괴를 동반하는 경우는 매우 드물다. 그 외의 급성 치은 감염으로는 급성 포진성 치은구내염, 칸디다증(candidiasis), 급성 괴사성 궤양성 치은염 등이 있는데 대개 변연치은이나 치간유두부에 주로 발생되고 부착치은까지 염증이 확산되는 경우는 드물다.

소아의 치과내원은 치아우식증으로 인한 치과치료가 대부분이다. 따라서 응급상황이 아닌 경우, 무리하여 치료를 바로 진행하는 것보다 앞으로의 치료계획과 올바른 칫솔질법을 교육하고 간식습관 및 정기적인 구강검진을 하는 것이 필요하다.

2 임산부의 치주치료

임산부는 호르몬의 불균형으로 치은이 쉽게 약화되고 염증반응이 일어나며, 치은혈관의 확장으로 가벼운 자극에도 쉽게 출혈이 일어날 수 있다.

치면세균막, 치석 등 적은 국소 자극에 대해서도 조직이 과민반응하면서 치은염이 발생될 수 있으며 때로는 임신성 종양이 되기도 한다. 또한, 입덧으로 인한 잦은 구토는 치면의 탈회 및 산부식을 야기시킬 수 있다.

임산부의 치주치료 목적은 염증을 최소화하는 것이다. 응급상황을 제외하고는 방사선사진 촬영을 실시하지 않도록 하며, 부득이하게 방사선사진을 촬영할 때는 납차폐판을 장착하도록 한다. 치면세균막 조절, 치석제거 및 치근활택술 정도의 치주치료는 무리없이 가능하다. 그러나 치주수술 등의 치료는 되도록 출산 이후로 미루고, 치료계획도 임신주기를 고려하여 신중하게 세우도록 한다.

(1) 임신 제1기(초기 3개월)

유산의 위험성이 있으며, 특히 태아의 기관이 형성되는 시기이므로 치주치료는 하지 않는 것이 좋다. 부드러운 칫솔을 사용하도록 권고하며, 구강위생관리 및 정기적인 치과검진을 받도록 교육한다. 이 시기의 치료는 치면세균막관리, 구강위생교육, 치석제거, 치면연마, 치은소파술 및 응급치료만 시행한다.

(2) 임신 제2기(중기 3개월)

비교적 안전한 시기에 해당하므로 보통의 치과치료나 예방적 치과치료가 가능하다. 그러나 치주수술과 같은 장시간을 요하는 치료는 출산 후로 미룬다.

(3) 임신 제3기(후기 3개월)

임신 말기에는 많은 양의 혈액이 자궁으로 몰려, 두부를 아래로 향하고 장시간 누워 있을 경우(supine position, 앙와위), 커진 자궁이 하대정맥을 압박하고 심장으로의 정맥환류를 방해하여 저혈압, 호흡곤란, 빈맥, 의식상실 등을 일으킬 수 있다. 따라서 환자의 위치를 자주 바꾸어주고 진료시간을 최대한 단축하도록 한다. 치과치료는 치면세균막관리, 구강위생교육, 치석제거, 치면연마, 치은소파술 및 응급치료만을 시행한다.

3 노인 환자의 치주치료

노화와 치주질환 사이의 상관관계는 아직 논란이 되고 있으나 젊은 사람에 비해 노인에게서 상실치가 증가한다는 것은 명백하다. 노인은 연령에 따른 치은퇴축과 치아마모, 타액분비량의 감소, 구강관리 능력의 감소 등으로 치면세균막 조절에 어려움을 겪는 경우가 많다. 또한 노인 환자의 경우 대부분이 한 가지 이상의 전신질환을 동반하거나 이와 관련된 약물을 복용하는 경우가 많으므로 진단과 치료 시 주의를 요한다.

따라서 노인환자의 치료계획 수립 시에는 환자의 전신상태, 태도, 보호자의 유무 및 태도, 그리고 환자 스스로의 구강위생관리 능력에 따라 환자의 실제적인 요구를 들어 줄 수 있는 계획을 세우는 것이 필요하다.

노인 환자 수술 시 고려해야 할 사항은 수술 시 나타날 수 있는 후유증에 대처하기 위해 가능한 한 오전에 내원 약속을 하고 되도록 짧은 시간 내에 치료를 끝내도록 하며 손상을 최소화하도록 한다. 또한 대화를 통해 신뢰감을 형성하고, 이를 바탕으로 자가 구강관리 수행능력을 확립시키며, 전신질환 및 복용 중인 약물을 고려하여 적절한 투약을 하도록 한다.

(1) 구강위생교육

노인 환자는 젊은 환자와 다른 접근법이 필요하다는 것을 치과위생사는 숙지하고 있어야 한다. 눈을 맞추어 가며 부드러운 시선과 분명한 음성으로 말하고자 하는 바를 전달할 필요가 있다. 또한 손동작의 기능이 떨어지는 환자가 많으므로 필요할 경우 전동칫솔이나 구강세정제 등 다양한 구강위생관리법을 최대한 활용해야 한다.

(2) 치주치료

연령 자체가 치주수술의 금기는 아니다. 하지만 노인 환자의 치주치료는 젊은 환자에 비해 치료시간을 짧게 해야 하며 최소한도의 침습적 방법을 선택할 필요가 있다.

치과의사와 치과위생사의 지시에 잘 따르지 않는 노인 환자들은 수술적 치료방법보다는 기본치료 후 주기적인 경과관찰이 요구되기도 한다. 또한 일상에서 적절한 관리를 할 수 있는지를 반드시 확인해야 한다. 집에서 적절한 관리가 힘든 경우 내원 간격을 짧게 하거나 보호자의 도움을 필요로 하기도 한다.

노인환자 치주치료 시의 유의점은 다음과 같다.

① 오전의 내원 약속 및 치료

② 최대한 짧은 치료시간

③ 조직손상의 최소화

④ 적절한 신뢰감의 확립

⑤ 가정에서 관리할 수 있는 자가 구강위생관리 능력의 확립

⑥ 복용 중인 약물을 고려한 적절한 투약

(3) 치근면우식증

치은질환이나 마모 등 다양한 원인의 축적으로 인해 치근의 노출 정도가 높아지면서 치근면우식증은 노인 환자에게서 특징적으로 나타난다. 서서히 진행되는 특성으로 인해 통증은 거의 없으나 국소적인 불소도포나 불소함유 치약을 통해 우식의 예방이 필요하다.

그러나 불소함유 제품을 사용할 때에는 주의사항에 대한 교육이 필요하다. 불소 양치 후 30분 동안은 물로 씻거나 액체류를 섭취하는 것을 삼가도록 한다.

(4) 구강건조증

노인 환자들이 복용하고 있는 대부분의 약물들은 구강건조증을 유발할 수 있으며, 내분비계의 문제, 방사선 치료요법, 심리상태 역시 구강건조증을 일으킬 수 있는 요소이다.

구강건조증은 구내건조감, 작열감, 혀 표면의 변화, 연하곤란, 미각변화, 발음곤란, 치근우식증 등의 증상 및 징후를 보이며, 연조직 질환 및 칸디다증과 연관될 수 있으므로 정확한 검사가 필수적이다. 구강건조증 완화를 위해서는 환자에게 다음 사항을 주의시킨다.

① 물 및 수분 함량이 높은 채소 등 수분섭취량 확대
② 불소양치액 및 불소치약 사용
③ 술, 담배 및 자극성 음식 자제
④ 인공타액 사용

(5) 약물 투여

고혈압, 심근경색, 뇌경색, 당뇨, 골다공증에 사용되는 약물들은 치주치료와의 연관을 배제할 수 없다. 항혈전 약물은 치주치료와 같은 관혈적 치료 시 정상적인 지혈을 방해하기 때문에 치료 전 반드시 담당 의사와 상의한 후에 치료가 필요하다. 환자의 과거 경험에 의지해 임의로 약물을 중지하는 것은 심각한 의료 사고를 유발할 수 있으므로 반드시 의과의 협진과 답변에 대한 문서화가 치료 전에 선행되어야 한다. 또한 골다공증 약물인 비스포스포네이트(bisphosphonate)는 최근 악골괴사를 일으킨다는 보고가 있기 때문에 첫 내원 시 반드시 확인할 필요가 있다.

4 장애인 환자의 치주치료

치과위생사는 치료 제공자이자 치료의 협조자, 의사소통자로서 장애인의 치료에 있어 중요한 축을 담당한다. 치과의사와 달리 치과위생사에 의한 치료는 장애인 환자에게 통증을 야기하는 치료가 아니므로 치과위생사는 환자에게 치과에 대한 불안하고 공포스러운 경험보다는 즐거운 경험을 제공할 수 있다. 또한 환자 보호자와 치과의사 사이에서 치료과정의 이해에 대해 원만한 의사소통의 통로가 될 수 있으며 치료에 대한 동기유발에도 도움이 될 수 있다. 따라서 치과위생사는 장애에 대한 이해와 이에 따른 치과적 지식의 습득이 필요하다. 장애인의 치과치료 자체는 일반인과 크게 다르지 않다. 하지만 구강건강 유지에 대한 이해의 부족, 불량한 구강습관, 특정 질환에 의한 치주질환의 감수성 증가, 치료과정 중 행동조절의 필요성 등은 치과치료 과정 중 고려해야 할 사항이다.

(1) 치은염

치은염은 구강위생관리에 대한 이해가 부족한 장애인 환자들에게서 가장 흔하게 나타나는 것으로 치료하지 않으면 치주질환으로 진행된다. 보호자의 도움 하에 구강위생관리 습관을 실천할 수 있도록 격려해야 하며 주기적인 내원으로 치면세균막관리와 치석제거술을 시행할 필요가 있다.

(2) 치주염

구강위생관리 정도에 따라 치주조직에 심각한 파괴가 나타날 수 있다. 다운증후군 환자는 어린 나이에서도 광범위한 치주조직 파괴가 일어날 수 있으며, 경우에 따라서는 치주수술이 필요하기도 하다. 파피용-르페브르 증후군(Papillon-Lefevre syndrome), 저인산화효소증, 무과립구증과 같은 질환은 빠른 속도로 치주조직을 파괴하며 치료의 예후도 좋지 않다.

(3) 치은비대증

발작을 예방하기 위하여 뇌성마비 환자에게 페니토인을 복용시키는 경우가 있는데 페니토인은 약물성 치은비대증을 유발하므로 치은염과 치주질환을 더욱 악화시켜 치은절제술로 제거하는 경우가 있다. 또한 치면세균막과 치석의 침착은 염증성 부종을 야기하여 치은비대를 더욱 두드러지게 하므로 치면세균막이나 치석의 기계적 제거가 필수적이다.

5 전신질환자의 치주치료

전신질환 중에는 면역반응을 약화시켜 치유를 지연시키거나 또는 위중한 치주질환을 일으키는 것도 있다. 한편 치주질환이 전신질환의 위험인자가 되는 경우도 있다.

1) 당뇨병

당뇨병 환자는 면역력이 저하되어 감염성이 증가하므로, 치주질환의 악화와 치유지연이 초래된다. 또한 혈당조절이 불량한 경우는 다뇨에 의해 구강건조증을 초래하여 구강위생 상태가 악화된다. 따라서 치과위생사는 당뇨병에 관한 지식을 습득하여 적절한 지도를 해야 한다. 이미 당뇨병으로 진단된 경우는 효과적인 치주치료를 하면 혈당조절이 개선된다는 것을 설명하여 동기부여가 되도록 한다. 또한 당뇨병에 이환되어도 자각이 없어 당뇨병으로 진단되지 않는 경우도 많으므로 충분한 문진을 통해 그러한 가능성이 있는 경우는 내과에서 검진받도록 권해야 한다.

당뇨병 환자는 대부분 식사요법, 운동요법, 약물요법 등을 시행하고 있기 때문에 문진 시에는 어떠한 요법을 시행하고 있는지 확인하여 다음과 같은 점에 주의해서 지도하고 치료한다(그림 12-7).

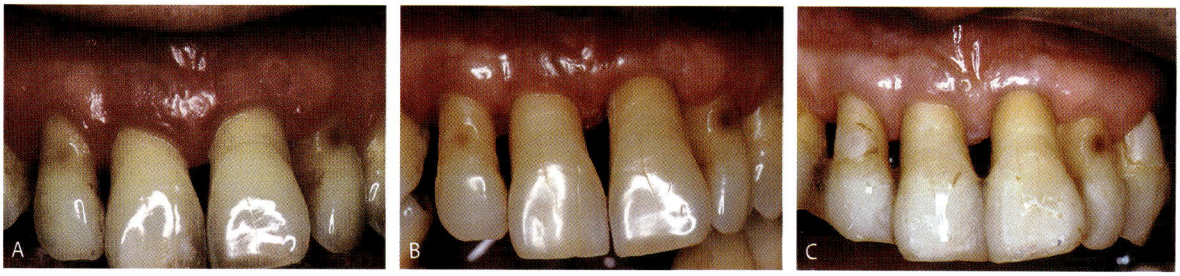

그림 12-7 당뇨병 환자의 치주치료

A : 초진 시 B : 치주치료 4개월 후(혈당조절 불량으로 인한 치은발적 상태) C : 치주치료 및 혈당조절 2년 후(치은발적 개선)

(1) 식사요법을 하고 있는 환자

혈당조절 때문에 간식을 포함해서 1일 4~5회의 식사를 하는 경우가 있다. 소량이라도 만족감을 얻을 수 있도록 씹는 느낌이 있는 식재를 권장하거나 과식하지 않도록 지도함과 동시에 잦은 섭식에 의한 치면세균막 증가에 대비해 식후에는 구강위생을 유지하도록 지도한다.

(2) 운동요법을 하고 있는 환자

운동 후에 스포츠음료를 마시는 경우가 있는데 스포츠음료 중에는 당분을 함유한 것도 있어 당뇨병이 악화될 뿐만 아니라 치면세균막이 증가하거나 높은 산성도에 의해 치아가 나쁜 영향을 받는다는 것을 설명하여, 적절한 수분섭취를 하도록 지도한다.

(3) 혈당조절 상태의 파악

혈당조절이 불량한 경우는 치주질환의 진행이 빠르고 또한 치료에 대한 반응도 나쁘다. 혈당조절 상태는 당뇨병 환자의 치주치료를 성공시키는 데 있어서 필수적이기 때문에 내원할 때마다 당화혈색소(HbA1c) 등의 수치를 파악해야 한다.

Tip ▶ HbA1c

당뇨병 검사항목의 하나로 과거 1~2개월간의 혈당조절 상태를 나타낸다. 기준치는 4.0~6.0%이며 당뇨병의 심도에 따라 수치는 증가한다.

2) 골다공증

골다공증 환자는 골밀도가 낮아 세균의 침습을 받기 쉬우므로 골다공증이 아닌 사람에 비해 BOP가 높아 치주질환의 진행이 빠른 경향이 있다. 또한 정상적인 하악골은 방사선 사진상에서 피질골(치밀골)이 희고 명료한 선상으로 보이지만 골다공증 환자에서는 명료하지 않아 피질골을 판별하기 어려운 소견을 나타낸다(그림 12-8).

파노라마 방사선사진을 관찰하여 의심되는 환자에 대해서는 내과 검진을 받도록 해야 한다. 골다공증의 큰 원인은 여성호르몬인 에스트로겐의 부족이며, 에스트로겐의 부족으로 인해 파골세포가 자극을 받아 골밀도가 저하되기 때문에 폐경 후의 여성은 특히 주의가 필요하다. 또한 고령자에서는 부갑상선호르몬의 증가에 의해 활성형 비타민 D가 저하되는 경향이 있기 때문에 골흡수가 증가하거나 골형성이 억제되기 쉽다. 그 외에 칼슘부족, 햇빛부족, 운동부족, 젊은 시절의 지나친 다이어트 등이 원인이 된다.

지도의 포인트는 골다공증 환자의 신체강화를 목적으로 한 식생활지도와 운동요법이다.

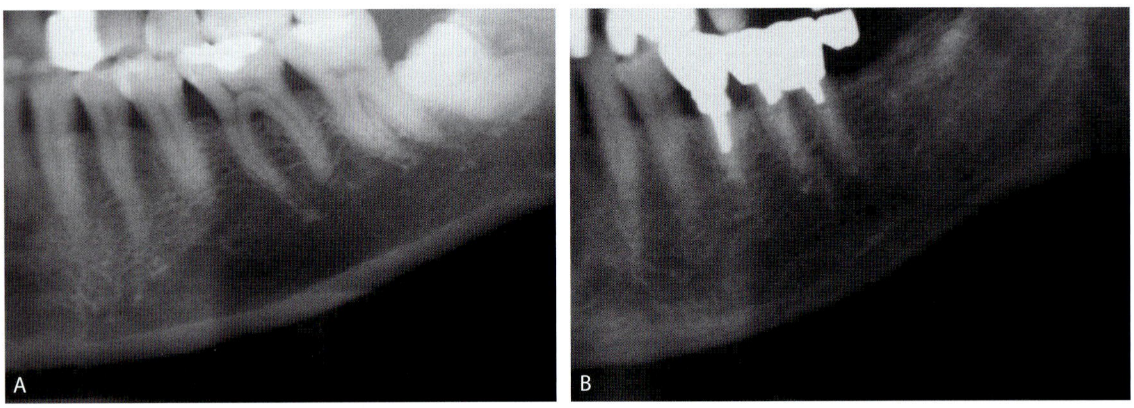

그림 12-8 **골다공증 환자의 방사선 사진**

A : 정상상 B : 골다공증 환자(하악공의 뒤쪽, 하악각 앞쪽의 피질골이 명료하지 않음)

(1) 식생활지도

녹황색야채, 어패류, 된장국, 우유 또는 비타민 D나 칼슘을 충분히 섭취하게 하고 균형잡힌 식사를 하도록 지도한다. 또 대두 이소플라본의 화학구조는 에스트로겐의 구조와 유사해서 동일한 작용을 하기 때문에 특히 에스트로겐 부족이 원인인 경우는 대두 제품을 많이 섭취하도록 지도한다. 또 인이나 식물섬유 등은 칼슘의 섭취를 저해하기 때문에 이것을 많이 함유한 식품을 섭취하는 경우는 칼슘을 많이 섭취할 필요가 있다.

(2) 운동요법

치과위생사가 실시하는 경우는 강화적인 체조가 아니라 일광욕을 겸해 30분 정도의 산책을 권한다. 일광욕에 의해 체내에 비타민 D가 만들어지면 칼슘의 흡수가 촉진되고, 칼슘을 뼈에 결합시키기 위해서는 적절한 운동이 필요하다는 것을 설명한다.

3) 고혈압

고혈압은 동맥압이 비정상적으로 높은 상태를 말하는데 성인의 '수축기혈압이 140mmHg 이상이거나 확장기혈압이 90mmHg 이상인 경우'를 고혈압으로 정의한다. 고혈압이 있어도 오랫동안 증상을 느끼지 못하는 경우가 많지만 결국 신장이나 심장, 뇌, 눈과 같은 신체의 주요 기관이 손상되어 생명을 위협할 수 있다.

고혈압은 뚜렷한 원인을 알 수 없는 본태성 고혈압과 원인이 확실한 이차성 고혈압으로 나뉘는데 고혈압 환자의 약 90%는 본태성 고혈압이다.

고혈압 자체로 인한 구강증상은 거의 없으나 심한 고혈압 환자는 과도한 출혈을 보이는 경우가 간혹 있을 수 있다. 또, 고혈압 치료에 복용하는 약 중에서 노바스크(Norvasc)나 아달라트(Adalat) 같은 칼슘길항제는 부작용으로 약물성 치은비대증을 유발한다고 보고되어 있다.

약물성 치은비대증에서는 치면세균막이나 치석에 의한 염증이 악화인자가 되어 치주조직이 섬유성으로 비후되고 치간유두가 증식하여 치관부를 덮는 경우가 많다(그림 12-9). 또한 치은비대에 의해 치은낭이 발생하기 때문에 칫솔질에 의한 치면세균막 조절이 저하되어 치은염증이 심해짐으로써 치주낭이 형성되는 등의 악순환이 반복되는 경우도 많다.

증상을 개선시키려면 치은연하 치면세균막이나 치석의 제거 및 꼼꼼한 칫솔질이 필수적이다.

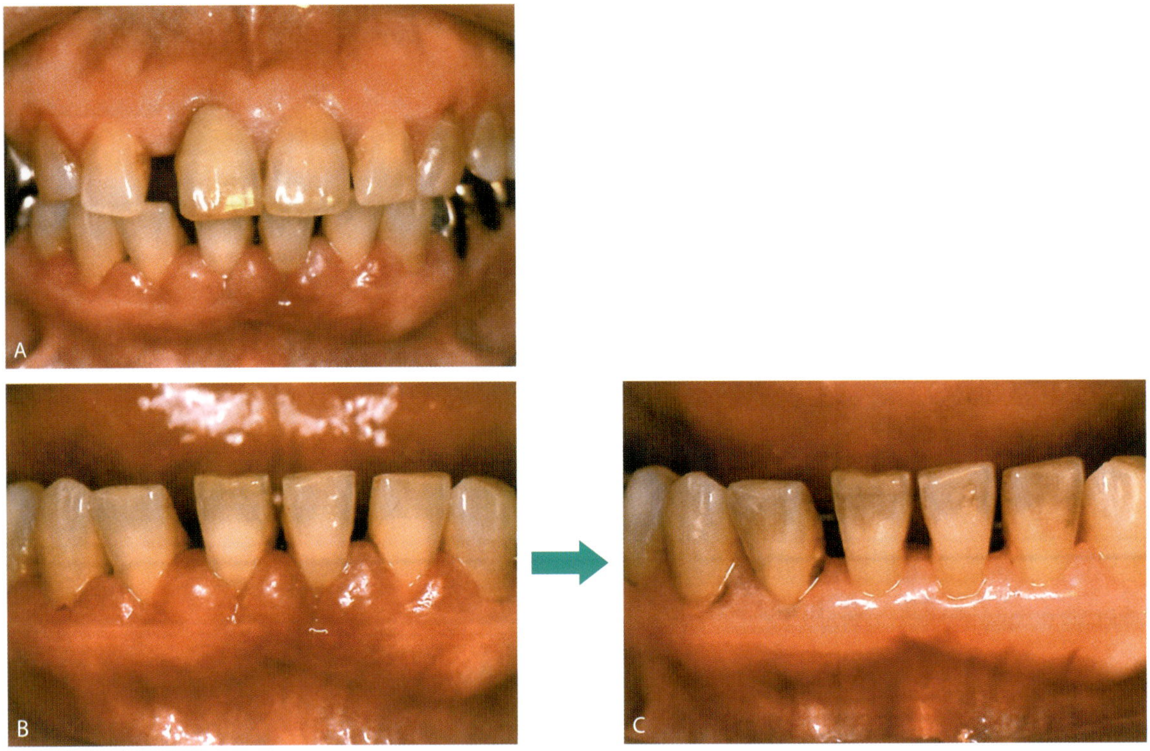

그림 12-9 고혈압 환자의 치주치료

A : 초진 시, 니페디핀 복용으로 인한 치은비대 상태 B : 치주치료 1주일 후, 혈압강하제 변경 C : 2년 후

4) 간염

간염 환자에 대해서는 항균제 등의 약물투여량이나 출혈경향이 있는지 확인해야 한다. B형이나 C형 간염바이러스 보균자에서는 바늘에 찔리는 사고 등의 교차감염에 주의한다. 특히 C형 간염바이러스에 감염되어 있다는 것을 자각하지 못하는 사람이 적지 않다. 따라서 가급적 표준주의지침(standard precaution)을 기본으로 해서 치료에 임한다.

5) 결핵

결핵은 활동성 결핵 환자로부터 치과의료종사자에게 감염되거나 또는 치과의료종사자를 통해서 다른 사람에게 감염될 가능성이 있다. 배균 중인 결핵 환자에 대해서는 긴급 치료만 실시한다. 이때 장갑, 마스크, 가운을 착용한다. 진구성 결핵 환자는 적절한 치료를 실시하며 정기적인 검사에 의해 재발되지 않았다는 것을 확인한 다음에 통상적인 치료를 실시할 수 있다. 결핵 이환이 의심되는 경우에는 치료를 연기한다.

결핵 증상으로는 구강내 종양, 경부나 악하의 림프절종창 등이 있다.

6) 동맥경화증

동맥경화증 환자는 불안, 긴장 등의 정신적 스트레스로 과호흡이나 두근거림, 혈압상승이 일어나 심장기능의 불균형을 초래하는 경우가 있다. 따라서 치료 시에는 말을 걸어 불안을 제거하고 치료에 동반되는 통증이나 불쾌감이 최소화 될 수 있도록 한다. 관혈적 치료는 제한이 있는 경우도 많기 때문에 적극적인 치주치료를 시행하지 않고 구강위생상태의 개선과 증상의 완화를 중심으로 하는 경우가 많아 치과위생사의 역할이 중요하다.

치주질환을 치료하고 국소의 염증을 조절하는 것은 협심증이나 심근경색의 과거병력을 가지고 있는 환자에게는 전신 건강에도 도움이 된다는 것을 설명하여 동기유발이 향상되게 한다.

7) 흡인성 폐렴

고령자는 기침반사의 기능이 저하되어 있기 때문에 구강 내 세균을 잘못 삼켜 폐렴이 합병되기 쉬운 상태가 된다. 최근의 연구에 의하면 고령자에게 구강위생관리를 실시하여 구강 내 세균 수를 감소시킴으로써 폐렴의 발병률이 감소되었다는 보고가 있다.

8) 구호흡

오랜 기간에 걸쳐 구호흡을 하는 경우는 구강 내가 건조하여 치면세균막이 부착하기 쉽고 또한 세균에 대한 저항력이 약화되어 있다. 치은에 구호흡선이나 긴장능선(tension ridge)이 나타나는 경우는 구근 트레이닝이나 구순폐쇄훈련 등을 실시할 필요가 있다. 코질환이 원인으로 의심되는 경우는 이비인후과 검진을 권장한다.

9) 생활습관에 관한 지도

(1) 흡연

흡연은 담배연기의 열로 인한 물리적 자극과 니코틴 등 유해물질의 화학적 자극에 의해 치은의 혈류부족과 치은조직의 섬유화(각화)를 일으킨다(그림 12-10). 따라서 치주질환의 발견을 어렵게 하고 치유가 늦어지므로 치주질환을 악화시키는 결과를 초래한다. 또한 흡연자의 치은은 면역기능이 저하되어 있기 때문에 염증증상이 잘 나타나지 않고 probe에 의한 검사에서도 출혈이 그다지 나타나지 않기 때문에 발견했을 때에는 중증 치주질환까지 진행되어 있는 경우가 있다. 구강 내 관찰에서는 흡연자의 구강 내 특징인 치은의 멜라닌 색소침착 등을 간과하지 않도록 하고, 문진 등에 의해 흡연 여부를 확인한다. 특히 젊은 여성인 경우에는 흡연한다는 말을 하지 않는 경우도 있기 때문에 주의 깊게 관찰해야 한다.

흡연은 다양한 질환의 위험인자로 금연지도는 치주질환 때문만이 아니라 환자의 삶의 질 향상을 위해서 시행한다. 금연 지도는 행동과 의식 변화에 대한 지도가 중심이 된다. 행동변화를 일으키고 그것을 유지시키기 위해서는 5개의 단계를 거치는데 각 단계별로 지도한다. 무리하게 금연을 강요하면 역효과가 나타날 수 있으므로 초조해하지 말고 천천히 기다리면서 지도하는 것이 중요하다(표 12-1).

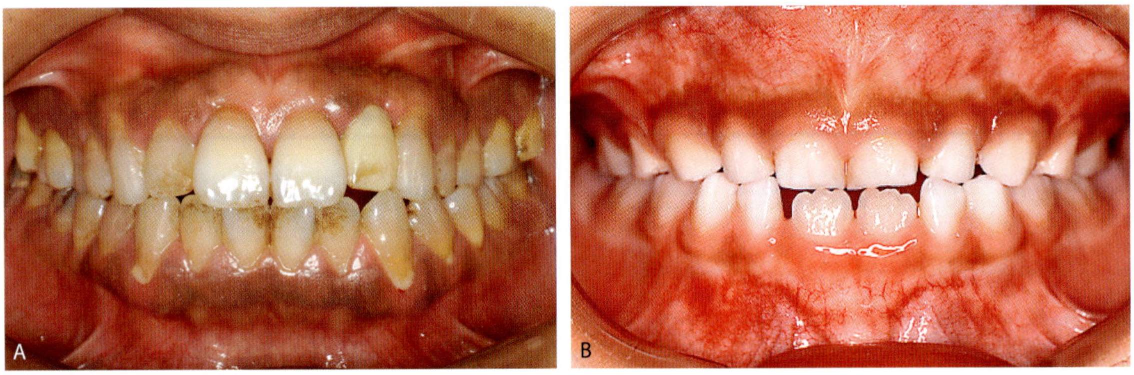

그림 12-10 **흡연에 의한 치은의 변화**

A : 31세 남성(흡연력 13년) B : 6세 남아, 간접 흡연에 의한 치은의 색소침착

(2) 스트레스

과도한 스트레스는 면역반응을 약화시켜 치주질환을 악화시키기 때문에 문진이나 의사소통에 의해 스트레스의 원인을 파악하여 이야기 상대가 되거나 적절한 운동이나 양치질 등을 기분전환의 수단으로 권장한다. 경우에 따라서는 성격검사를 활용하거나 카운슬러와 연계하도록 한다.

표 12-1 **금연단계와 지도요점**

금연단계	상태	지도요점
무관심기	금연에 전혀 관심이 없다.	• 금연에 대한 의지를 확인한다. • 흡연이 치주질환에 나쁜 영향을 준다는 것을 알려주고 금연의 장점과 자신의 흡연습관에 대해서 생각하게 한다. • 담배나 니코틴 의존도를 평가한다.
관심기	금연에 관심이 있지만 금연을 하려고는 생각하지 않는다.	• 금연에 대한 자신감을 더욱 강하게 갖게 하는 것을 목표로 한다. • 간접흡연의 해를 설명하여 금연이 가족건강을 지키는 것으로 이어진다는 것을 강조한다.
준비기	앞으로 1개월 이내에 금연하려고 생각하고 있다.	• 금연에 대한 구체적인 목표를 함께 생각한다. • 가족이나 직장에 대한 결의표명으로서 금연선언서를 작성한다. • 금연개시일을 정한다.
행동기	금연을 시작하고 나서 6개월 이내	• 이탈증상을 극복하기 위해 양치질을 함으로써 기분전환이 된다는 것을 알게 한다. • 담배가 생각날 때에는 무설탕껌이나 자일리톨껌을 씹도록 지도한다.
유지기	금연을 시작하고 나서 6개월 이상	• 행동기와 동일하게 지도를 계속한다. • 재발예방과 유지를 위해서 칭찬으로 용기를 북돋아 준다. • 금연의지가 꺾이려고 할 때에는 금연에 대한 장점을 제시하여 새로운 인식을 가지고 계속할 수 있도록 지도한다.

Chapter 13

치주조직의 유지관리

학습목표

1. 보조적 치주치료의 목적을 설명할 수 있다.
2. 보조적 치주치료의 적용순서를 설명할 수 있다.
3. 보조적 치주치료의 계획을 수립할 수 있다.

1 유지관리의 중요성과 의의

유지관리(maintenance)란 치주치료 등으로 회복된 건강한 치주조직 및 구강 내 상태를 장기적으로 유지할 수 있도록 관리하는 것을 말한다.

치주치료로 구강 내 환경이 개선된다고 해도 유지관리가 지속되지 않는다면 건강한 치주조직을 장기간 유지하는 것은 어려워진다. 치주치료로 이상적인 구강 내 환경을 만들었다고 해도 환자 자신의 구강위생관리만으로는 치면세균막을 완전히 제거하기가 어려우므로 구강을 건강한 상태로 유지하기 위해서는 치과의료진의 도움이 필요하다. 관리하기 힘든 부위에 대한 구강위생관리나 전문가 치료가 필요하다. 최근에는 유지관리를 SPT(supportive periodontal therapy)라고 하여, 환자 개개인의 건강상태나 환자를 둘러싼 환경에 맞게 지원하여 환자로 하여금 적극적으로 유지하도록 하고 있다.

유지관리의 중요한 내용의 하나로는 시간의 흐름에 따라 전신적 건강상태의 변화를 관찰하는 것이다. 유지관리기에 당뇨병, 비만, 고혈압, 고지혈증과 같은 만성 질환이 발생하는 환자도 있다. 또한 각각의 만성 질환이 가볍다고 해도 두 가지 이상의 질환이 중복된 상태가 되면 허혈성 심장질환의 발병률이 높아진다는 것을 알아두어야 한다. 환자가 당뇨병이나 고혈압 등의 전신질환을 가지고 있는 경우는 조절상태나 약물의 변경(종류, 양) 등에 대해서 치과 치료 전에 상세하게 문진을 시행해야 한다.

(1) 유지관리의 의의

① 치주조직의 건강유지
② 치주질환 재발의 조기발견과 치료
③ 치주치료 후의 예후 판정
④ 환자교육과 동기부여의 강화
⑤ 전신상태나 생활습관 확인

(2) 유지관리의 목적

① 치은퇴축 방지
② 치조골흡수 방지
③ 치주염증 조절
④ 구강위생상태의 평가와 재강조
⑤ 이상적인 구강건강 유지

(3) 유지관리의 순서

올바른 치주치료는 다음과 같은 단계로 진행된다(그림 13-1).

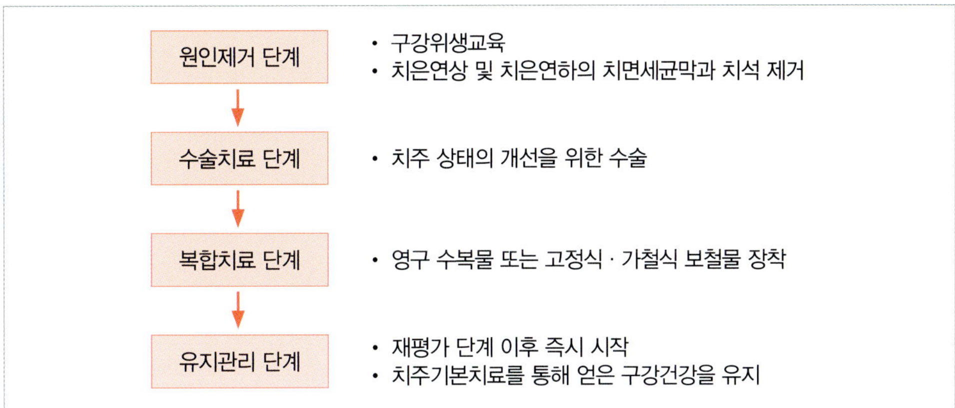

그림 13-1 **치주치료의 4단계**

2 유지관리로 이행하는 시기

1) 이행하는 조건

유지관리로 이행하는 임상적인 조건은 다음과 같다. 치주질환 전문외래에서는 세균검사 결과를 유지관리로 이행하는 조건에 포함하는 경우도 있다.

(1) 이상적인 기준 (표 13-1)

① 치주조직의 형태적 안정

치주낭은 4mm 이하, BOP는 20% 이하, 치아동요는 없고 치열 및 교합회복이 예상되고 있다. 또 방사선 사진상에서는 치조백선의 명료화와 연속성, 그리고 균일한 치주인대공간이 존재하고 있다.

② 전신상태의 안정

환자의 전신적 건강상태(감염성 증가 등)가 안정되어 있어야 한다.

표 13-1 유지관리로 이행할 때의 이상적 기준

분류	이상적 기준
전신상태	전신질환의 조절이 되어 있음
교합	안정되어 있음
치열	안정되어 있음
치아동요	생리적인 범위 내(0.2mm 이내)로, 장기적으로 부착상실을 동반하지 않을 정도의 동요
치주낭	4mm 이내
치은출혈	BOP 20% 이하
치은상태	발적, 종창 등의 염증소견 없음
구강위생상태	양호(PCR 20% 이하)
방사선상	치조백선의 명료화, 균일한 치주인대공간이 존재함

(2) 합리적 이행

치아보존에 대한 강한 의지, 시간적 제약, 금전적 이유, 신체적 이유(관혈적 치료가 어려운 경우)로 깊은 치주낭, 동요치아, 치열부정, 부적합 보철물 등이 남아 있는 상태라도 병태가 안정되어 있으면 유지관리로 이행하는 경우가 있다. 위험인자를 남기고 유지관리로 이행하면 위험이 있는 부위에 치주질환이 재발할 가능성이 높기 때문에 환자에게는 충분한 설명을 하여 이해시킬 필요가 있다.

환자의 가정환경, 사회적 배경 등에 따라서도 유지관리로 이행할 시기와 조건은 모두 다르므로 일괄적으로 결정해서는 안 된다. 다시 말해, 앞에서 말한 이상적인 유지관리 기준의 항목을 모두 충족시키는 것을 절대조건으로 하는 것이 아니라 제한된 조건 속에서 치과의사와 치과위생사가 유지관리를 통해서 최대한으로 치료효과를 얻을 수 있도록 환자를 유도하는 것이 중요하다.

3 유지관리의 내용

(1) 치주조직 검사

유지관리에 이르기까지의 오랜 기간을 통해서 환자 개개인의 상황(구강위생이 불충분한 부위나 어려운 부위, 성격, 생활습관을 종합적으로 파악한 것)을 이해하고 검사하는 것이 중요하다(그림 13-2).

(2) 환자교육

유지관리기의 환자교육에서 중요한 것은 '치아를 남기기 위해서 유지관리를 계속한다'는 국한된 생각이 아니라 '전신건강을 위해서 유지관리를 계속한다'는 전신을 위한 구강기능의 유지라는 생각이다. 또한, 유지관리기에 있는 환자는 치주치료가 끝났다고 생각하는 경우도 많다. 따라서 위험인자가 남아 있는 부위나 구강위생이 불충분한 부위 등을 반복해서 지적하여 환자에게 자신의 구강 내 상태를 이해시키고 동기부여를 다시 강화시킬 필요가 있다(그림 13-3).

(3) 치주치료

치주치료의 어떤 시기에서도 치료에 대한 기본적인 생각은 변함이 없다. 즉, 감염원의 제거와 기능회복이다. 유지관리기에 있는 환자는 개개인에 따라 정도의 차이는 있어도 감염원의 제거와 기능회복을 달성한 상태이다. 따라서 그 구강 내 환경을 오랜 기간에 걸쳐 유지하는 것이 하나의 목표가 된다.

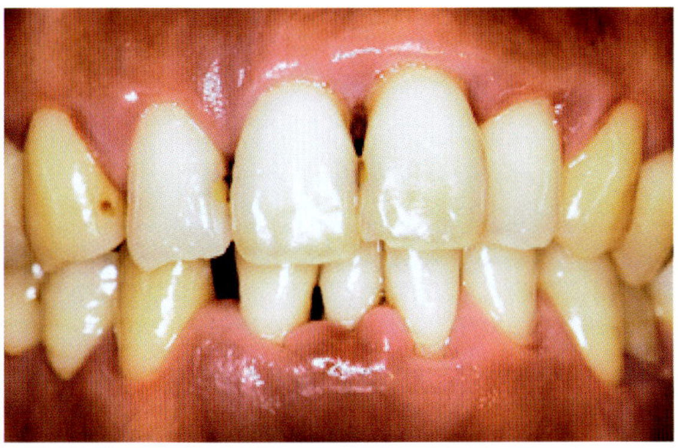

그림 13-2 초진 시의 구강 내 사진

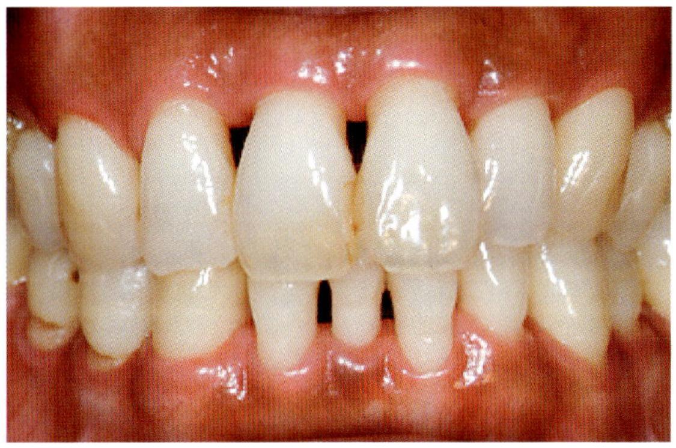

그림 13-3 유지관리 시의 구강 내 사진

(4) 임플란트 치아의 유지관리

임플란트 치료를 받은 환자들은 임플란트주위염(periimplantitis)에 의해 치조골 소실이 커져, 자연치아를 가지고 있는 환자들보다 치조골 소실을 수반하는 치면세균막 관련 치은염이 더 많이 발생하는 경향이 있다. 따라서 건강한 치주조직 및 임플란트를 위해서는 임플란트 식립 부위에 대한 유지관리를 잘 해야 한다. 임플란트 환자의 유지 술식은 자연치아의 유지관리와 유사하지만 몇 가지 차이점이 있다.

첫째, 수술 후 치유기간 동안에 치면세균막 조절을 계속 시행해야 한다.

둘째, 임플란트 주변부 치석 제거에 금속 기구를 사용해서는 안 된다(그림 13-4).

셋째, 산화불소계 약물을 사용해서는 안 된다.

넷째, 세균검사를 자주 시행해야 한다.

전문가 치료를 받는 간격은 임시보철물의 단계부터 각 환자의 자가치료 능력을 파악해서 결정해야 한다. 또한, 임플란트주위염은 세균의 존재와 연관이 있기 때문에 치주낭이 있는 임플란트의 치은연하 치면세균막은 반드시 제거해야 한다.

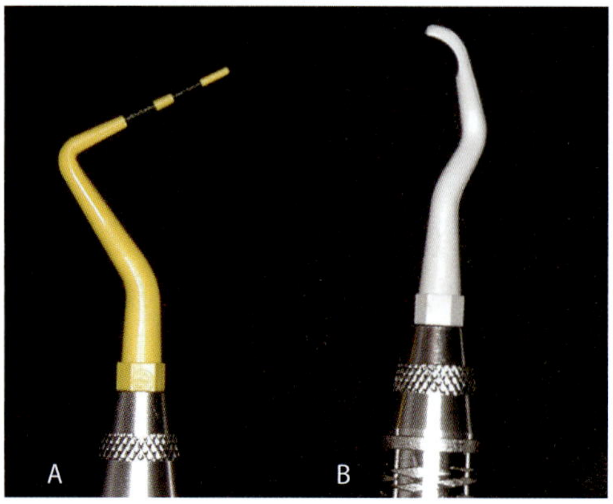

그림 13-4 **임플란트용 플라스틱제 기구**

A : 임플란트 전용 치주낭 측정기(probe) B : 임플란트 전용 치석제거기(scaler)

4 유지관리 시의 정기검진

유지관리 시의 정기검진 간격은 치주질환의 진행 정도나 환자의 자가치료 능력 등에 따라 달라지기 때문에 획일적으로 결정할 수는 없다.

일반적으로는 치면세균막 조절이 양호하고 예후에 문제가 없는 경우는 치료 후 1년 이내에는 3개월마다 정기검진을 실시한다. 이 상태에서 1년 이상 경과한 환자는 6개월에서 1년 단위로 정기검진을 실시한다. 그러나 치주질환의 재발이나 진행의 위험이 큰 환자의 경우는 1개월 단위로 정기검진을 실시하며 철저한 관리가 필요한 경우도 있다.

Index

찾아보기

- 한글
- 영어

한글

ㅌ

ㅍ

ㅎ

영어

저자진

- **최성호** 교수 연세대학교 치주과학교실
- **윤정호** 교수 인하대학교 치주과학교실
- **이중석** 교수 연세대학교 치주과학교실
- **임현창** 교수 연세대학교 치주과학교실
- **김란영** 교수 제주관광대학교 치위생과
- **김일신** 교수 호남대학교 치위생학과
- **김지영** 교수 경남정보대학교 치위생과
- **김희경** 교수 대원대학교 치위생과
- **문원숙** 교수 경남정보대학교 치위생과
- **박보람** 교수 대전과학기술대학교 치위생과
- **박소영** 교수 동서대학교 치위생학과
- **복혜정** 교수 부산여자대학교 치위생과
- **엄 숙** 교수 대구과학대학교 치위생과
- **유은미** 교수 한양여자대학교 치위생과
- **이동은** 교수 울산과학대학교 치위생학과
- **이명주** 교수 마산대학교 치위생과
- **이수옥** 교수 충북보건과학대학교 치위생과
- **이영수** 교수 선문대학교 치위생학과
- **정임희** 교수 을지대학교 치위생학과
- **최미숙** 교수 안동과학대학교 치위생과
- **황혜림** 교수 서라벌대학교 치위생과

PERIODONTOLOGY
for DENTAL HYGIENIST

치주학

2014년 8월 12일 초판 발행
2016년 3월 2일 2판 발행
2019년 2월 15일 3판 발행
2023년 2월 20일 4판 발행
2024년 7월 20일 4판 2쇄
2025년 8월 20일 4판 3쇄

공 저 최성호 · 윤정호 · 이중석 · 임현창 · 김란영 · 김일신 · 김지영
김희경 · 문원숙 · 박보람 · 박소영 · 복혜정 · 엄 숙 · 이동은
유은미 · 이명주 · 이수옥 · 이영수 · 정임희 · 최미숙 · 황혜림

발 행 인 최경희 · 배영환
발 행 처 도서출판 의학교육
등록번호 제2013-114호
주 소 서울시 영등포구 영중로 138-1(영등포동 8가 80-2) 드림프라자 B 901호
Tel 02) 2637-4806, 4863 Fax 02) 2637-4807
홈페이지 www.medipub.co.kr
E - mail okpress1208@naver.com
정 가 43,000 원
I S B N 979-11-6127-131-6 93510